気分障害の臨床を語る

変わること、変わらないこと

神庭重信
坂元　薫
樋口輝彦
［著］

創元社

はじめに

二〇年前のことになるが、樋口輝彦、坂元薫、神庭重信の三人で横浜のホテルに泊まり込み、二日にわたり気分障害を語り合った。その鼎談録に、エビデンスをレビューした総説を挟み込んでできたのが、『気分障害の臨床――エビデンスと経験』（星和書店、一九九九）であった。「エビデンス」と「経験」をともに臨床に生かす統合力は、治療者が工夫を繰り返して培うしかない。そこで、気分障害を専門としながらも、異なる研修を受け、研究領域の異なる三者の言葉としてこの試みを世に問うことにした。幸い、このような企画が目新しかったこともあり、前書は好評を得ることができた。今回、再び三人が集まり、この間の出来事を振り返り、改めてエビデンスと経験を語り合った。

ちなみに、当時は精神医療においてもエビデンスが重視されだし、臨床研究の科学的厳密さと高い倫理性が求められだした頃である。しかも臨床研究の方法論はその後格段の進歩を見せ、エビデンスのレベルが議論されるようになった。こうして積み上げられたエビデンスをもとに、基本的な治療の枠組みとしての治療ガイドラインが作られるようになった。

しかし言うまでもなく、実臨床では患者の抱える問題は多様性を極める。一方、エビデンスは研究ごとに特定の対象に対して統制された介入を行って得られる。したがって、エビデンスを、そっくりそのまま当てはめられる局面は限定される。エビデンスは新たに作られているが、すべての可能な状況に対してすべての可能な治療を組み合わせて、それぞれの有効性を評価することは不可能である。したがってエビデンスをどう臨床に生かすか、エビデンスのない局面をどう乗り切るのかは、一人ひとり異なる患者を前にする臨床の現場で、それぞれの治療者の経験をもってするしかない。

一方で、年月を経て、疾病構造が変わり、診断分類が変わり、治療法が変わろうとも、精神疾患（ここでは気分障害）を抱える患者と精神科医との関係の中で変わらないこと、変わってはいけないことがある。数値化できない、一見科学的ではない経験の中に、真実が含まれることもある。変わらない精神科医の経験があるならば、それは一定程度の妥当性を持っていると言えるのではなかろうか。そこで本書では、新たな鼎談とともに、前回の鼎談録から今にも通じる経験を残して前半に掲載することにした。

気分障害の臨床が、かつてどのように行われていたのか、それはどのように変わってきたのかを辿ることで、現在の気分障害の臨床の姿、今も残されている問題を知っていただくことができると思う。著者三人の気分障害の経験譚が、読者の臨床の技を高めるための一助となることを願っている。

著者を代表して

神庭　重信

二〇一八年一〇月

気分障害の臨床を語る　目次

第二章　躁うつ病の概念における歴史的変遷と今日の診断基準　66

第三章　気分障害のコモビディティ　82

第四章　特殊な気分障害　95

第五章　気分障害と性格　112

第Ⅱ部　新しい気分障害の臨床——さらに二〇年後の臨床現場に向けて

第Ⅰ部

気分障害の診断と治療——一九九九年の討論

第一章　気分障害の診断と治療の要点

三者三様の立場から気分障害を語る

神庭　まず本書の意図について説明させてください。気分障害の患者の治療に経験豊かで、しかも研究領域としては異なる先生方にお集まりいただき、それぞれの領域の最近の進歩を紹介していただきながら、意見を交換していこうということです。気分障害の進歩を広く網羅するにとどまらず、重要な問題についてディスカッションを加えることによって、単に論文の羅列とは違って、筆者の考えが明確になるだろうし、なによりも論文では伝えにくい臨床の技にも触れることができるだろうと思います。

お一人は、臨床生化学的研究、生体リズムの研究、最近では画像解析を用いた気分障害の研究を進めてこられている樋口輝彦先生です。厚生省（現、厚生労働省）の気分障害研究班のリーダーとして、日本の気分障害研究の牽引役をつとめていらっしゃいます。もう一人は、ドイツ精神病理学に造詣が深く、しかも心理社会的な領域の研究やさらには季節性感情障害の研究でも知られる坂元薫先生です。私は、気分障害の神経化学的・分子生物学的な研究、そして臨床的には気分障害の薬物療法に関心を持っています。

導入として、このほぼ同年代の三人で、三者三様の立場から気分障害について勝手気ま

＊一九九九年当時

まに語ろう、というのがこの座談会の目的です。精神科医になられてそれぞれ違うトレーニングをこれまで受けてこられたと思いますが、まず、自己紹介を兼ねて、その中で気分障害についてどのようなことを教わってこられたか、あるいは自分なりに経験してこられたかということをお聞きしたいと思います。

樋口　私はこの中でいちばん年上ですが、大学を卒業したのが昭和四七（一九七二）年で、そのまま大学の医局に入って研修を始めました。私の時代は、お二人の先生方には想像を絶するような大学紛争の過激な時代で、卒後教育と言っても今ほど恵まれた環境ではなかった。しかも私の場合は病棟での研修もできないような状況だったものですから、もっぱら外来研修ということで、毎日新患の予診をとって、それを指導医の先生のところへ持っていって、診断と治療方針を決めるということの繰り返しを二年間くらいやっていました。その中で徐々に適当な症例を選んで再来患者を担当するようになりました。今から思い起こしてみると、どこの大学も同じかもしれませんが、ウエイトが精神分裂病（当時の呼称、以下では統合失調症）におかれていて、症例検討会が週に一回ずつあって、それぞれ適当な症例を提示するのですが、それの七〜八割は統合失調症関連の症例だったと思うんです。相対的に見ると、気分障害に関するディスカッションというのは少なかったように思います。それは一つには私がいた所では、たまたま指導医にあたる先生の多くが、統合失調症にかなり関心を持っておられた。気分障害を専門的にやっている先生は比較的少なかったということも影響しているのかもしれません。

ＤＳＭ–Ⅲが出てくるのが一九八〇年です。それ以前の時代なものですから、「躁うつ病」あるいは「うつ病」と呼んでいた時期です。当時は二分法です。内因性のうつ病と抑うつ神経症の二分法で教科書も書かれていたし、私たちが指導を受けたときももっぱらそのディスカッションでした。これははたして内因性のうつ病であるか、それとも神経症の範疇のものであるかということが大きなディスカッションのテーマだったというふうに思います。当時の時代背景として象徴的なことを言いますと、リチウム（lithium）が使われ始めておりましたが、まだ、リチウムの血中濃度をいつでもどこでも測れるという時代ではなかった。*ですから大学の中検で、特別にお願いして血中濃度を測定してもらう。あるいは特殊な測定装置を持っている検査機関に依頼すると一～二週間くらいかかってデータが返ってくるという時代でした。したがって躁うつ病の治療という面でもリチウムがまだそれほど普遍的な治療法というところまでは行っていませんでした。

ＤＳＭ-Ⅳの現れる前ですから、統合失調症概念が非常に広く、気分障害は相対的に非常に狭い概念で規定されていた。その中でも特に私たちの大学は統合失調症をうんと広くとる傾向にあったものですから、気分に調和しない精神病像を伴う感情病はほとんど統合失調症圏として捉えられていたと思いますし、統合失調感情障害というふうに言われているものもほとんど統合失調症圏内に位置づけられていたと思います。

その中で教育を受けて、内因性のうつ病か抑うつ神経症かというディスカッションが二分法で行われていて、二年くらいして研修を終えた頃から、再来を担当して診ているうちに、どうもそんなにクリアに分かれないぞと思い始めました。これが内因性のうつ病でこれが抑うつ神経症だというふうにいかない症例が出てきて、それがまれではなく、けっこう多いんです。そこで、はたと考えるようになったんです。これはそんなにクリアに分けてしまえるものかと。その基準はいったい何なのか。教科書にはクリアに書かれて分かれているんです。例えば症状が比較的軽度であるとか日内変動がないとか、自律神経系の症状が出ないということで神経症性だということを言っている。わかったようでいて実際患

*今日では添付文書の使用上の注意に、リチウム開始（増量）時には一週間に一度を目処に、維持期には二～三カ月に一度を目処に測定すること、と記載されている。

者さんを診ると、そういうふうにはいかないということを経験したわけです。

当時はどちらかと言うと統合失調症に関するトレーニングが主で、うつ病になると、例えば治療方針と言っても「抗うつ薬を使いなさい」ということくらいで、うつ病に対する治療的な関わりとかうつ病の患者さんの状況因の話というところまで細かく立ち入って指導を受けるということがなかったように記憶しています。うつ病は抗うつ薬で治るんだと教えられていたものですから、そう思って抗うつ薬を使っているんですけれども治らないうつ病がある。そうするとうつ病というのはそんなに簡単な病気とは言えないように思えてくる。それから今でも鮮明に覚えているのは、その当時精神科の単科の病院に行ったときに、重症のうつ病の患者さんが入院していて薬物が全然効かない。ところがＥＣＴを施行すると二～三回ですっかり人が変わったように元気になってしまう。これは大変な治療法があるんだと思いました。ＥＣＴに対してそれまで持っていたイメージは暗かったんですけれども、実際の効果を目の当たりにして強烈な印象を受けたわけです。

そうこうしていてだいぶ年月を経てからの話ですが、自分が診ているうつ病はうつ病のごく一部にすぎないことに気がつきました。それはどちらかと言うと精神科で、しかも大学病院とか単科の病院で診るわけですから、今で言えば重症のうつ病を診ていたことになるわけですけれども、そのうちに場所が変わって、大学病院でも都心のほうの病院になると軽症例が集まってくるようになってきていました。他の所から紹介されて送られてくるケースなどを診ていますと、これもうつ病なのかと。うつ病というのは非常に幅の広い病気で、スペクトラムの広い病気だということを認識するようになったのはかなり経ってからです。特にだんだんクリニックなどができるようになって、クリニックをやっている先生が診るうつ病というのはどういうものかという話を聞いたり、実際目の当たりにしたりすると、自分は今までごく一部の重症例をもってうつ病を考えていたんだなということを認識するようになりました。

それで、うつ病は抗うつ薬ですべて解決できるものではないということと、抗うつ薬で良くなってもまた再発するということ。どうもいたちごっこをする病気であるということがわかりました。うつ病の予防ということに関心が持たれるようになったのはこの一〇年でしょうか。うつ病に限らず双極性の場合も、予防とか再発の防止に関わるいろんな要因が検討されてきました。薬物療法以外の状況的なもの、心理社会的なファクターというのが意味を持って非常に大きなウエイトを占めているということを認識するようになったわけです。

坂元　私は樋口先生とちょうど一〇年違いまして昭和五七（一九八二）年の卒業で、自分が出た大学とは別の大学の医局にすぐ入りました。私たちの頃は紛争なんていつの時代のことかという感じで、すんなりと臨床に明け暮れる日々でした。少なくとも研修医の間は研究のことなど考えるな、臨床をやりなさいということでした。これは今でも正しかったと思います。二年の間に下手にあれこれと手を出して中途半端な研究の真似事をやっても意味がないのではないか。そうではなくて、医者になったいちばん最初に新鮮な目でどれだけ臨床例を診て、自分で苦労して治療するか、もちろんうまく行く例だけではないと思いますが。そういった臨床に携わることが非常に大事だと今でも思っていますし、そういう機会には恵まれたと思っています。

私のいた大学は非常にベッドが多くて約一二〇床ありました。大学病院としてはかなり大きなものではないかと思います。急性期の患者さんも多く、慢性期や神経症圏の人もいてかなり幅広い患者さんが入って来る。都心の病院ですので患者さんの層が多彩だということから、かなり臨床経験が積めたと思います。

状態像を把握することの重要性

坂元　一つお話ししておかなければいけないのは、私のいた大学は精神病理学的な考え方がよその大学とはかなり異なった点があったのではないかということです。単一精神病的な見方が当時はかなり濃厚でした。樋口先生のお話にも出ましたけれども、統合失調症と躁うつ病を二つの対立するものとして二者択一的に鑑別しようというのではなくて、内因性精神病を一つのものとして捉えていこうということでした。ですから教授回診などについて行きますと、温度板というのがありまして、そこには診断が略語で書いてあるのですけれども、ほとんどSという診断、つまりSchizophreniaという診断がないんですね。では何になるのかと言いますと、躁うつ病という診断になることが多かったと思います。

統合失調症という診断がつきますと、状態像がその後どう変化していくかをあまり見ない傾向が一部にあるように思います。統合失調症の人が抑うつ状態になったり、躁的な状態になったりしたとしてもあまりそちらのほうに目が向かないで、どうしても幻覚とか妄想とかあるいは抑うつとは違った意味での陰性症状のほうばかりに目が行って、精神病の示す状態像の変化が見落とされがちになるということがあると思うんです。統合失調症の人を一〇年、二〇年と見ていれば同じ状態が続くはずがない。かなり躁うつ病的な状態像を途中で交えることもあると思うんですけれども、そういった病像変遷が軽視されてしまう。診断にとらわれずに、患者さんが呈してくるさまざまな状態像をきちんとその場その場で把握していこうという見方ができるようになったのではないかと思います。それが単一精神病という見方の一つの利点ではないかなと思いました。

　それから当時、私たちが考えていた躁うつ病圏の広さですが、これには現代の気分障害をどう見るかということも関係してくると思うんです。気分障害の本質とは何ですか、基本的な症状とは何ですかと聞かれれば、誰でもそれは気分の異常である、あるいは感情症状つまり抑うつ気分であるとか爽快気分、高揚気分であると考えると思うのですが、私が教わった当時の考え方はそれと違ってもう少し生命的な層に注目していました。つまり気分障害の基本症状は、発動性の低下とか亢進のほうに重点が置かれていたのです。私が入局するかなり以前には、生体リズムの研究が行われていた時期もありまして、うつ病ではリズムが遅れるとか躁病では逆であるといった知見が得られていました。気分というのはそれに乗ってくるものであって、基本的な症状は発動性の低下、あるいは亢進であるという観点から見ますと、当然躁うつ病圏となる症例が増えてくると思うのですが、私たちが躁うつ病と診断名をつけても、他所へ行きますとなかなかその診断がアクセプトされないという時期がありました。

　そんな中でポープ*とリピンスキー**の一九七〇年代後半の論文***を抄読会で読んだ記憶があります。内因性精神病の診断にとって大事なものは統合失調症の陽性症状ではなくて、感情病の症状である、つまりそちらの症状のほうがpathognomonic（特徴的）であるから、感情病の症状がきちんとあればたとえ統合失調症症状があっても感情病である、という結論の論文だったと思います。そういったものが私たちの考え方に近いこともあって、非常に勇気づけられた覚えがあります。

* Pope HG Jr.
** Lipinski JF Jr.
*** Diagnosis in schizophrenia and manic-depressive illness: A reassessment of the specificity of 'schizophrenic' symptoms in the light of current research. Arch Gen Psychiatry 35(7): 811-28, 1978

ドイツにおける躁うつ病概念

坂元　そんな二年間が私の出発点だったわけですが、そうこうしているうちに、三年目が終わって、精神病理学の本場のドイツへ行って修業をしてきたいなと思うようになりまして、ボン大学のフーバー教授*のところへ行ったんです。フーバーは精神病理学では非常に有名なクルト・シュナイダー**の直接のお弟子さんと言われているだけあって、そのままシュナイダーの精神病理学を継承している人です。そこでの考え方は私が三年間訓練を受けた場所での考え方とほとんど対極をなしているもので、当時の日本の平均的な大学よりもさらに統合失調症の範囲が広く、したがって躁うつ病はかなり範囲の狭いものでした。向こうで臨床もしてきたわけですが、私たちが考えている躁うつ病圏がかなり広いということは重々承知の上でしたので、臨床診断に関してはまずは伝統的な考え方に従っていくつもりでした。それでも、私が一般的な躁うつ病と考えていたものでも、まだまだボン大学の躁うつ病圏を上回るものがありました。

フーバー教授の回診は、患者さんを一つの部屋に呼んで、まず主任教授が診察をする、そして患者さんが病室に戻ってから、担当の病棟医に主任教授がいろいろと質問をしていく、そして七～八名の病棟医も加わって討論するという形で行われていました。私も病棟医のはしくれで、はじめは試験のようなことをやられました。精神病理学的に今の患者さんはどういう所見か、君はどのように診断するか、治療方針は、というようなことを繰り返し繰り返し訊かれました。私が担当することになった例で二〇歳ぐらいの男性でしたが、躁病と思われる例がありました。私は当時、躁病に非常に関心を持っていましたの

* Huber G
** Kurt Schneider

で、意気込んで躁病だと診断していろいろと所見を述べたわけです。ところがフーバーには、「reine Manie（純粋な躁病）ではない」と言われてしまいました。迫害妄想があると、たとえそれがかなり誇大的なものであってもどうしても統合失調症圏のほうに入ってしまうんですね。そういうわけでその例には「maniforme Schizophrenie（躁型統合失調症）」という診断がつきました。このように診断に関しては、非常に広い躁うつ病圏と非常に狭い躁うつ病圏という二つの対極的な訓練を受ける時期が三年と二年という具合にありましたので、自分の中ではバランスがそれなりにとれたのではないかなと思っています。

私がドイツに行ったのは一九八五年です。DSM-Ⅲが日本に入ったのが一九八一年で、私が入局したのは一九八二年ですから、私が入局した頃はちょうど「診断学の黒船」が来たという頃でした。そういう影響も多少は受けながらドイツに行ったわけですが、ドイツではほとんど、少なくともボンの教室ではDSM-Ⅲは相手にされていませんでした。ボンの教室にはケーラー***という米国人の医者がいたのですが、彼がDSM-Ⅲをドイツ語に翻訳していて、ドイツではある程度使われるようになっていたのですが、フーバーは頑としてああいったものは使わないと言っていました。純粋にドイツ精神病理学をたたき込まれて帰ってきたわけです。

一九八七年に帰国して改めて操作的診断基準に日々の臨床でも接するようになって、早や一〇年経ったわけですけれども、最近の操作的診断基準の傾向を見ますと、躁うつ病圏が非常に広いですね。樋口先生が先ほどおっしゃいましたが、気分に調和しない精神病像を伴うものまで双極性気分障害、つまり躁うつ病に入っているという事態になっています。ドイツに行く前のことですが、躁病なんだけれども極期に妄想や幻覚を出したり、軽い意識障害病像を出すこともある錯乱性躁病に関心を持っていて、症例を集めて学会で発

*** Koehler K

表したりしたこともあるんですけれども、統合失調症ではないですかというふうに言われてしまって、それ以上なかなか議論が発展しなかったという経験があります。それが今の操作的診断基準に当てはめれば何の問題もなく双極性障害になってしまう。私たちが以前から言っていてなかなか理解されなかったことが、操作的診断基準という形だとすんなりと受け入れられてしまうということに少し戸惑いを感じています。

私たちの従来の考えは躁うつ病圏が広い、特にうつ病圏が広い考え方なんですが、その広さというのは統合失調症のほうに広いだけでなく、神経症圏のほうへもかなり広いものがありました。それに関しては、私自身でも、かなり広すぎるのではないかという気がしていましたし、さらにドイツに行って、その辺を調整されて帰ってきた身にとって、気分変調症までが気分障害に入っているということは、私が見ても広すぎるのではないかという気がしていました。

ところが、抗うつ薬への反応性があるとか、長期的に見てみて、大うつ病（major depression）になる例がある、つまり二重うつ病（double depression）*にもなっていく、それだけではなくて双極性障害にもなっていく連続性があるということが実証されてきています。やはりこうしたことを昔からずっと言っていて、ほとんどアクセプトされなかった考えが、こうした形で受け入れられていくのを目の当たりにして少し複雑な気持ちにさせられているところでもあります。

先日も学会がありまして、緊張病像を伴う躁うつ病、うつ病に関する発表があったのですが、十数年前にそんな発表をしようものなら、統合失調症を躁うつ病と誤診するのは基本的な誤りであるということを指摘されて終わりかねないわけですが、そうした症例が堂々と双極性障害あるいはうつ病であると言われると、むしろ私たちのほうがちょっと面

*気分変調症に大うつ病が重なって現れる状態。

食らってしまいます。そういう症例を診て以前から本当に気分障害と思っていましたかと逆に質問したい衝動にかられた次第です。しかしちゃんとエビデンスに基づいた診断基準が出来てきて広く認められているということは、臨床的にも気分障害に入れたほうが妥当であるということになっているのだと思います。それが結果的に私たちの広い躁うつ病とそれほど違わないとすると、私が受けた研修は実態と大きくずれていたわけではなかったという気持ちを最近強くしているところです。

ＤＳＭ診断の功と罪

樋口　一つだけ質問していいですか。ＤＳＭ診断というのを先生の大学では適用されているんですか。

坂元　しています。

樋口　そういう場合に従来の単一精神病とのからみとして使いわけというやり方でお使いになっているのか、どこかで整合性をつけていらっしゃるのか。

坂元　先ほどの私の話の中で大事な部分が欠落していたと思うのですが、単一精神病的な見方という伝統はあることにはあるのですが、この一〇年間で私たちの医局でも診断がだんだんと通常の二分法に沿った形になってきていて、現在では統合失調症や躁うつ病の診断も他大学とそう大きくは違わないと思います。以前のように統合失調症がないというようなことはまったくありません。他大学と同様のほぼ通常の診断をしていると言っていいのではないでしょうか。

ただそうは言っても、躁うつ病と統合失調症はクリアカットに分かれるものではなくて、中間領域はばかにならないほど大きいと思います。そこの診断をどうするかというのは、これは大学や学派を問わず難しい点だと思いますけれども、その点について一時期は「統合失調感情障害」という診断が私たちの医局では多用されていました。その中でも特に典型的なものは「非定型精神病」とつけることもありますが、本当に典型的な非定型精神病というのはそれほど多くはないのでないかと思います。そういった症例を無理に躁うつ病圏で診断しようという考え方もそれほど強いものではないんです。外来の初診で操作的診断基準で診断をつけることはそれほど多くはないんですけれども、入院例の場合には全例、操作的診断基準も適用します。DSM-Ⅲ、DSM-Ⅲ-R、DSM-Ⅳ、ICD-10、横断面的診断に関してはRDC（Research Diagnostic Criteria）までつけるんです。それと臨床診断を独立してつける。臨床診断→統合失調症、操作的診断→双極性障害ということもありうるわけですが、どうしても操作的なきちんとしたものがあるとそちらにひきずられやすい傾向があるのは否めないと思います。

樋口　でもDSM-Ⅲは、先生がトレーニングを受けられた頃の診断基準に近いわけでしょう。そういう点では違和感がなく使えるというところがあるのではないですか。

坂元　たしかにそうですね。むしろ抵抗なく使えるでしょう。逆にお聞きしたいのは、今お話ししたように、臨床的に見て統合失調症でも、操作を適用すると双極性障害になるという症例の診断を先生方はどうされているんですか。

樋口　それは先生方と裏返しのような関係で持っていると思います。私たちが従来の概念で捉えてきた基準と、DSM-Ⅲとの基準とがマッチしないところはどうするかと言うと、そこは使い分けですね。例えば医療統計をとったり、研究のためのデータベースをとったりするのと、治療のために実際にその症例と関わる場合とで違うこともあります。必ずしもピタッと一致はしない。特にわれわれのようにDSM–Ⅲ以前に教育を受けてきて、DSM–Ⅲが出てきた後になってそれを取り入れなければならなくなった世代には大なり小なりそういうものがあると思います。

坂元　先ほどの話にもありました気分に調和しない精神病像を伴う双極性障害がまさしく当てはまるでしょうね。そういう症例の場合に二重帳簿するわけですか。臨床的に頭では統合失調症と思いながら書類上は気分障害というように。

樋口　それだけではなくて今までは統合失調症の中に位置づけられていて、治療的にも統合失調症に準じた形で治療していたものが、ひょっとするとこれは躁うつ病の圏内のものではないだろうかと思って、治療的にも今までは神経遮断薬*一辺倒だったのが、リチウムを使ってみようと思う。それは、躁・うつの感情の波のようなものを持っているからそういうふうに考えることができる。それまで感情の波に重きを置かなかったのを、そちらに光を当てると見方が変わって、それに対してリチウムを使用してみようという発想が出てきて、やってみるとたしかに治療効果が上がっていく。今までおそらくneuroleptics（神経弛緩薬**）でもある程度治療はできていたはずなんです。ただそれは予防的な意味がなくて、だから再発を繰り返して追いかけっこになる。だからそういう面で、ただ二重帳簿というのではなく、治療的観点から場合によっては従来診断に則したほうが良いということもあるし、またその逆もあるのではないでしょうか。

神庭　僕は精神科医のトレーニングの初期をアメリカのメイヨ・クリニックで受けました。一九八四年から一九八七年でしたが、DSM–Ⅲが出てきたのが一九八〇年ですから、ちょうど広く精神科医が使い始めた時期でした。当時、年配の先生たちは従来診断とDSM–Ⅲとを使い分けていたように思います。従来の診断と今の操作的診断はどう違うのか

＊／＊＊ともに抗精神病薬のこと。

という議論を盛んにしていた時期です。

ところが僕らと同世代あるいはそれ以降の精神科医は、人によっては学生時代からすでにＤＳＭ–Ⅲで教育を受けてきていましたから、彼らには従来診断は馴染みが薄いんです。操作的に項目がいくつあればこれは統合失調症だということで診断に関しては深い議論に至らない。私は二年間弱日本にいて鑑別診断をやかましく教えられたほうでしたから、単純な診断法に則った仲間の議論をもどかしく感じたことは確かです。この傾向は年々強くなってきました。医療保険の病名やＦＤＡ*の適応病名がＤＳＭ–Ⅲで統一されたことも速やかに行き渡った一つの大きな原因だと思いますが、理由の一部には、根拠のない診断論議は何も生んでこなかったし、これからも生まないだろうというアメリカ流のプラグマティズムも影響していただろうと思います。つまり、終わりのない議論よりは新しい枠組みをはめた臨床単位が、疫学的にどういう状態にあるのか、いかなる治療に反応して、どういう治療経過をたどっていくのか。あるいは生物学的な側面でどういう異常が特徴的に見いだせるのか、ということを明らかにする道具としての診断基準、すなわち決まり事が必要なのだという考えが強かったように思います。それらの知見を加えながら、改訂していけば良い。私としては、まずは、今後世界中で盛んに行われる研究の成果を比較検討できるような診断一致率の高い診断基準を持つことも必要だろう、と理解しました。だから物足りなさと、新しい流れが生まれるのではないかという希望を同時に感じた記憶があります。

* Food and Drug Administration
アメリカ食品医薬品局。

躁うつ病は気分障害か

神庭　話は戻りますが、気分障害という名称が与えられていますが、本当に気分の障害が主病像と捉えていいのかということが先ほど坂元先生からご指摘されました。気分障害として括られている障害群はすべて、躁やうつの気分の障害が主病像なのかと言うと、必ずしもそうとも思えないことが実際には少なくないと思います。発動性や精神運動性が主として障害されていて、症状としては睡眠や食欲に障害が現れるけれども、本人は「気分は特に滅入っていない。ただ意欲が出てこない。疲れきっている。思うように活動できないので滅入ってくる」と答える人がいる。つまり、気分の変化に不釣り合いに意欲低下の目立つ人がいる。例えば、季節性感情障害の方で、冬季は何しろ体や頭が思うように動かなくなると言います。そして双極性障害で長く続いた軽躁状態からうつ転したとき、あるいはたまに執着気質の人が過剰適応の後に破綻してうつ病になったときなどには、抑うつ気分よりもむしろ無気力、エネルギーの低下が顕著に現れてくることもあるのではないかなと思っています。一方軽躁状態で、気分は爽快ではないんだけれども、何となく動きだけが多いという人はごくまれなようです。ところがその爽快気分もひどくなってくると不機嫌になってくる。躁病が悪化するときには、けっして爽快気分がただ単純に強まっているだけではない。躁の中に生まれる不機嫌や易怒性を捉えることができるのでしょうか。

気分変調症も気分の障害が基盤と言い切れないような場合もあるんです。気分変調症の人の中には状況の受け止め方、認知のあり方が、うつ病を引き起こしているなと考えられることも多いと思います。実際、認知療法の効果が盛んに言われています。つまり認知が最初にゆがんでいるから二次的にうつになるんだということです。ですから、気分の障害ではなくて、むしろ認知の障害にこそ疾患の本質があるという考え方なんです。つまり「神経症レベル」です。どうですか。

坂元　先ほどもお話ししたのですが、私たちは発動性の低下に注目していたわけですけれども、さまざまな身体症状を伴うということも重要ではないかと思います。睡眠、覚醒リズムの問題やそのほかさまざまな自律神経症状が出てくる。そういったものが、気分がプライマリーで身体症状がセカンダリーに出てくるというのは考えにくいのではないかと思います。ただ気分の面だけでなくもう少し深い層で、気分障害の本質を見る必要があるのではないかと考えていますがいかがですか。

樋口　証拠があまりはっきりあるわけではないんだけれども、あまりにも広く捉えられて気分障害と一括されているものは将来相当分かれるのではないかと思うんです。生物学の立場から言うと、うつ病は全般性にエネルギー・ポテンシャルが低下している状態と言えるわけです。思考の面でも気分の面でも同時に落ちていて、身体的なエネルギーも全部落ちているという一群がある。また認知のレベルの問題がプライマリーにあって、ある意味では気分の変化は二次的と思えるものもある。身体疾患がベースにあってもいいわけですし、喪失体験に伴ってくる抑うつもあるだろうし、そういう気分はセカンダリーにいくらでも変化し得る。一方、気分がプライマリーで、そのほかの要素すべて、思考や行動や生命感情や、そういったものすべての減退を巻き込んで起こってくるうつ病があると思うんです。

話は変わりますが、気分障害は気分の変化が基本的ではあるけれども、それは患者さんに必ずしも自覚されていない場合も多いと思うんです。だからよく、うつ病の患者さんにどんな気分ですかという質問をしても「私は気分が沈み込んでいるんです」という答えが返ってくる例というのは必ずしも多くない。たいていは、「元気がないんです」「億劫なんです」とか、意欲や行動の言葉として発せられている。しかしその背景には抑うつ気分は存在している。だから気分障害と言うから気分が悪いのだと考えてしまいがちだけれども、必ずしもそういうことを自覚されていないことが多い。そういうことを感じます。

坂元　それは私も非常に強く感じています。どの教科書を見てもどの本を見ても、気分障害は、気分の問題が第一だとありますね。ですからうつ病の場合は、症状でも抑うつ気分がなければいけない。これがなければうつ病とは診断しませんとまで書いてある本もありました。ただ実際にそうかと思って患者さんに「気分はどうですか、憂うつですか」と聞いても、はっきりした答えが返ってこないことも少なくないですね。ですからそういう頭で臨床をやっていますと、臨床例の多くがうつ病ではなくなってしまう。逆に性格に問題があるような人が、こちらが聞きもしないのに、すごく憂うつであると言ったりする。表情を見るとどこが憂うつなのかと思えるぐらいに、憂うつそうには見えないんだけれども、とても憂うつだと言う人もいますね。診断基準でも抑うつ気分はうつ病の必須基準のA項目に入っていますね。はたしてそれでいいのかどうかということを痛切に感じています。これは教育上も重要な問題だと思います。

神庭　難しい問題ですね。DSM-ⅣのA項目のもう一つはアンヘドニア*です。この症状はあまり僕らの教育の中で気分障害と密接なものとして教えられてきていなかった。日本の精神医学事典にも項目がない**。あるいは統合失調症の陰性症状として用いられることもある。ところがアメリカの精神医学事典には取り上げられていて、「気分障害や一部の性格障害で見られる症状で、QOLを損なう、意欲を損なう、負の動機づけや気分の低下、あるいは絶望感に影響を与え、自殺にも関与する」などと説明されています。アンヘドニアはたしかに多くの人に共通して見られる症状ではないかと思います。あるいは精神運動制止がA項目であってもよいのではないでしょうか。

*快感や喜びを感じられない状態。

**一九九三年刊行の『新版精神医学事典』（弘文堂）にはなかったが、二〇一一年刊行の『現代精神医学事典』（弘文堂）には項目が立てられている。

話は変わりますが、私の卒業は坂元先生より数年早いのですけれども、精神科医になりまして二年弱は日本にいました。大学でのトレーニングは一年です。精神分析の大きなグループ*と精神薬理を研究する大きなグループ**がありました。大学では脳波を読んだり、ハンマー（打腱器）の使い方を教わったりはしましたが、精神医学の教育をしっかりと受けたという記憶があまりありません。むしろ各人の自由に任されているような雰囲気があったと思います。それだけにオーベン（指導医）の影響が強かったと思います。しかも当時の精神医学全体の傾向でもあったと思いますが、そのオーベンが属している研究グループ同士が必ずしも協調的でなく、今日ではかなり変わってきているようですが、当時はそういった棲み分けがなされていました。ですから、あるオーベンの考え方と他のオーベンの考え方とがまったく食い違っていて、しかも治療法は言うまでもなく診断ですらそうですから、他の医学をなさっている先生方が知ったらあきれるだろうな、という感じでした。

私の場合、大変に印象深い気分障害の患者さんと出会ったのが、その後気分障害に惹かれたきっかけではないかと思っています。研修医一年目に初めて受けもった病棟の患者さんの一人が非常に重い躁病の患者さんだったんです。本来なら開放病棟で十分診られる方ではなかったかもしれませんが、それこそ四六時中つきっきりで診たという経験がありました。当然病棟管理上、抗精神病薬を比較的多くの量で出さざるを得なかったのですが、体の大きな人で、ふらふらになりながらも病室から病室を歩きまわっては他患に話しかけて、いっこうに高揚した気分がおさまらないのです。体のほうはふらふらなんです。

あるときリチウムを出してみようということになって、そうしたらびっくりするほど気分の高揚がおさまってきて、今度は抗精神病薬の有害作用が出てきて、ろれつは回らなくなるし、転びそうになるしで、慌てて抗精神病薬を切ってリチウムだけの治療にしたとい

*小此木啓吾
**伊藤斉、八木剛平

う経過をたどったこともあって、そのときの印象が非常に強かったのです。一価の陽イオンにすぎないリチウムがあの激しい精神症状をこうも良くするのはなぜかと非常に強く魅せられまして、いつの日にかリチウムの研究をしてみたいと思っていました。

それから、うつ病との関わりでは、大学病院へは、他所で良くならないうつ病の患者さんばかりが入ってきます。ベッドが空くまでに数週間かかりますから、その間に外来で抗うつ薬で治るうつ病は治ってしまい入院してこない。ですから、病棟は抗うつ薬をどう変えてみてもビクともしないような人ばかりなんです。したがって、うつ病というのは治りにくい病気だというのが僕の最初の印象でした。しかも話を聞いてみると、長い抑うつのために夫婦関係はもとより、配偶者と本人の両親との関係、本人と子どもとの関係など家族関係がさまざまにこじれていることが多かった。職場での本人の立場や信頼にも不都合が生じますし、本人も自信を失っている。復帰にもいろんな障害が待ち受けているのが普通です。職を失い、失業保険も切れて生活保護をうけなければならない方もいます。離婚の危機を迎えるわけです。もつれた糸を一本一本ほぐしていくのに、大変なエネルギーを必要とする難しい場合ばかりだったんです。ですから、これはやっかいな病気で、主治医のエネルギーをものすごく吸いとる病気だと思ったのがうつ病だったんです。

ところが、アメリカでトレーニングを受けていた病院ではそんなに長いこと待たせないで入院できるようになっており、急性期の比較的重いうつ病の人が入ってくる。そうすると抗うつ薬が面白いようによく効くんです。種類を考えたり、有害作用をモニターしながら薬の半減期を考えて分割投与の回数を決定したりした。アメリカでは心疾患を合併している人が多いので、薬によっては心電図を見ながら投与量を決めたりしていると、まるで自分が内科医になったような感じでうつ病を治療できた。薬で良くならないならＥＣＴという切り札が待っていて、あの当時でも平均毎日一人がＥＣＴ治療を受けていたように思います。これが非常によく効くんです。ＥＣＴを好きでない医師も少なくないと思いますが、好き嫌いで治療法を決定してよいものなのか。合理的な判断が大切ではないのかと感じました。

うつ病は誤解されている

神庭　うつ病には二つの側面があるということを身をもって勉強したわけですが、その違いが何によるのかがまた興味の対象となってしまったわけです。一般的に世間の理解は、啓発書にもよく書かれていることですが、極端な場合「うつは風邪みたいなもので、ほっといても治る」というものや、よくても「今は薬で良くなる」ということが多いと思うんです。一般読者に対する啓発書としては、僕は多少ならば楽観的な書き方をしているのは全面的に否定されるべきことではないと思うんです。最近は患者さんや家族のうつ病についての知識も増えてきていていいことだと思うんですけれども、区別して考えなければならないのは、これからトレーニングを受けていく精神科の若い先生たちがこれを鵜呑みにしてうつ病というのは薬を出しさえすれば治る病気なんだ、ほっといても治るような軽い病気なんだというように考えている場合もけっして少なくない、ということです。ＷＨＯが行った、国際的経過研究で、うつ病の一〇年経過を調べたところ、その四分の一は一回きりで治る、しかし半分は再発する。そして残りの四分の一は慢性うつ病であったり自殺という転帰をとることが示されています。これらの事実にもっと注目してほしいと思います。ところがベテランの精神科医ですら、その治療の大変さや患者や家族が被る問題の深刻さに気づいていないのではないかと思える発言をすることがあります。この点に関していかがでしょうか。

樋口　私が初期研修をやっていた頃は、うつ病は軽んじられていて、統合失調症は深刻な病気であると考えられていました。たしかに統合失調症は一般的に予後が悪い比率が高いですし、欠陥状態に陥るというようなことがあります。それに比べると気分障害というのは、ほっといても良くなって、繰り返すことはあるけれども、また良くなるんだというように、経過に関して言えば軽く見られる傾向があったように思います。

実際、そのように自然治癒のような格好で良くなっていくケースももちろんあるけれども、うつ病の患者さんを診ていくうちに、先ほど神庭先生のお話に出てきたケースのように、本人の社会的立場、社会生活がかなり障害されていく。良くなって正常な社会生活ができる機能を回復したとしても、ある期間うつ状態で過ごすだけでその人の社会的な立場というのは相当厳しいものになる。時代が進めば進むほどその傾向は強くなってきていると思うんです。そういう観点から見ると、うつ病というのはそう簡単に考えていくことができない病気であるということになるわけです*。

それからうつ病の中には簡単に良くならないケースがある。難治性のうつ病が二割、あるいは三割と言われますけれども、従来のうつ病の治療法、それは薬物療法に限らず、精神療法、行動療法、ECTも含めてそういうものにもなかなか反応してくれないうつ病があって、そのケースはかなり慢性的なうつ状態を余儀なくされている。そのために本人も家族も非常に悩んでしまうというケースがあるんです。そういうことを例にとっても、うつ病という病気が非常に深刻な問題を抱えていることがわかります。統合失調症とは違った意味でですが、社会生活をしていく上で相当ハンディを負っている。それも働き盛りの

*うつ病の障害の大きいことがDALY（WHO、二〇〇四）により浮かび上がった（一七一～一七二頁参照）。

年齢に至ってなおエピソードを繰り返していくがために、なかなか仕事が全うできない。休職を重ねて最終的に退職をしていかざるを得ない。かなり深刻な問題を抱えているし、そういう年齢層であるがゆえに、企業の中で大きな問題になっているように思います。

坂元　うつ病が治りやすいというのは相対的な問題で、統合失調症と比較すればそう言えると思うのですが、実際にうつ病の臨床に携わってみて、けっしてそう安易なものではないというのは経験を重ねれば重ねるほど、そういう印象が強くなります。漠然とした印象ですが、うつ病がどうも二極化しているような気もします。簡単に治る群とかなり長期化する群がくっきり分かれるような印象があります。以前は、そんな軽症例が大学病院にはあまり来なかったからかもしれません。かなり容易に薬に反応して良くなったり、あるいはなかには一カ月の休養が必要という診断書を渡して、一〜二週間休んだらずいぶんと良くなって、ほぼ通常の勤務に戻れるようになったという例があります。

逆にあまり簡単に良くなりすぎると、本当にうつ病だったのかなと思うくらい軽いうつ病があるかと思えば、難治例も少なくないですね。大学病院の病棟にいますと、どうしてもそういう例を担当することが多くなりますので、若い人がうつ病は治りやすいという気持ちで臨床に携わってみても、二年も臨床をやれば、実際はそうではないことが容易にわかるのではないのかという気がしています。

難治例にもいくつかのタイプがあるように思います。まずは、本質的な病気のプロセスが重症で長引くタイプのものですね。もう一つは職場の問題、家庭の問題など、遷延させるような要因がかなり大きなウエイトを占めているもの。もう一つは病気が長く続いているために、そういう状況も悪くなる、状況が悪いためにうつ病もまた良くならないという悪循環的な色彩が強いものとに分けられるのではないかと思います。

難治性うつ病への対応

坂元　難治例に対するときにわれわれが費すエネルギーは大変なものではないかと思います。うつ病が長く続けば、当然われわれもなぜ治らないのかと思いますが、それ以上に患者さんや家族の方がなぜ治らないのかと苛立ちを強くすることも少なくありません。患者さんや家族にも初診時に通常であれば三〜四カ月で治りますとだいたいの目安は言いますけれども、そういうことを患者さんのほうはよく覚えていて、自分は一年も経つのにどうして少しも良くならないのかということになります。

笠原嘉《よみし》先生の『軽症うつ病——「ゆううつ」の精神病理』*という本が出まして、五年続いた例、八年続いた例というのがありますけれども、そのように長く続く患者さんに接する場合、もちろん薬物療法だけで済ますというわけにはいかないでしょうし、さまざまな精神療法や家庭環境の調節が必要だと思いますけれども、そのときに八年間どう持ちこたえるか、どうつき合っていくのかというのがとても大事な問題ですね。その点はいかがでしょうか。

統合失調症の場合にも、自殺の危険はありますけれども、気分障害、特にうつ病の場合にいちばん考えなければいけないのは自殺です。そのうち治りますよというふうには済まされない。いつ何時自殺という問題が生じてくるかわからないということもあります。薬物療法はほぼすべて試した、なかにはECTもやった、それでもなおかつ良くならない。夫婦間の状況も当然良くならない。夫婦間の状況もあまり良くないという患者さんにどのように接していったらよいのでしょうか。

*講談社現代新書、一九九六

神庭　僕の経験を述べさせていただくと、まずそれは医者の態度として二つ大事なことがあるように思います。第一には治りにくいこの患者さんと自分はずっとつき合っていくと腹を決めること。できればこの人は自分から離れていって他の主治医の所に行ってほしいとか、外来に来なくなってくれれば楽だろうなという気持ちは起こってきても不思議ではありません。忙しい外来であれこれと相談を持ち込んだり、一週、二週と待てずに外来に来る、あるいは電話をかけてくる患者さんというのはあまり歓迎できないわけですから、どこかで陰性感情が生まれると思います。その負の感情を自分自身で認識すること。そして自分の発言や態度に負の感情（逆転移）が出ていないかということをチェックしていくことが大切だと思います。

第二番目には、あくまで主治医は楽観的でなければならないと思うんです。五年続いている患者さんも、何かのはずみで来年には治るかもしれない、来年の夏までに治らなかったら再来年の春にはきっと治るだろう、というぐらいの気持ちで向かうことです。あるいはそのうちには、画期的な治療法が出てくるだろうという楽観的な姿勢を常に持ち続ける。けっして、正しくない情報を伝えたり患者さんの問題を過小評価するということではありません。これといった決め手がない場合にも、経験を生かしてあれこれこまめに相談にのるということ。一言で言ってしまえば、医師・患者関係を粘り強く持ち続け、良い関係を長く築くこと*が大事な姿勢だと思うんです。このときは逆転移に注意することが大切になります。当たり前のことだよ、と言われそうですが。

正直言って、自分自身では十分に役立てなかったのではないかと思う患者さんがいました。その患者さんはエリートコースを進んで超一流企業に入った、本来なら将来の重役を約束されていた人でした。ところが、途中である職場に配属になったときに上司に恵まれ

*帚木蓬生『ネガティブ・ケイパビリティ――答えの出ない事態に耐える力』朝日選書、二〇一七

ず、不遇に立たされたときからうつ病になられて、これまで六〜七年つき合っているんです。

結局僕はその人を本来のエリートコースに戻すことができずに、彼はずるずると窓際に追いやられていった。幸いなことに奥様は最後まで彼を見捨てずに寄り添い支えていて、僕も力は及ばないながらどんなことでも相談にのることだけはけっしてやめなかったんです。今度僕が職場を移ることになったとき、「今日が最後ですが、長い間治療を受けに来られていないながら、力不足で申し訳ありませんでしたね」という話をしたら、診察室を出てしばらくしてまた戻ってこられて、手紙と菓子折をくださいました。その手紙には、「先生がいたからこれまで自殺しないでこれたのです」と書いてありました。僕にしてみれば、その人にとって何一ついいことができなかったなと、気分障害を専門だととても言えないようなお粗末な結果に終わってしまったと悔いていたのに、それでもその人にとってはそれほどまでに心の支えになっていたのかということを伝えてもらえて、ひどく勉強になった経験がありました。

私はお別れする患者さんには、年賀状をくださいとお願いしています。一行でいいので、その後のご様子を知らせてもらうわけです。何年も治らなかった方から頂いたある年の年賀状に、「キリスト教の洗礼をうけ、教会で知り合った方と結婚。仕事に就くこともできました。九回の裏に逆転ホームランを打ったような気持ちです」とありました。

樋口　どなたも長期にわたって改善しないケースを数例は持っていると思うんです。一つのタイプはその都度治療法を求める。薬一つについてもこの薬がだめだったら次に何かありませんかと、いつもこちらが求められるわけです。最初のうちはこれでやってみましょう、あれでやってみましょうとやっていますが、そのうちに手立てがなくなり、手詰まりになってきて考えざるを得ない。こちらにもっと力量があれば薬物療法を転換して別の治療法へと、例えば精神療法を主体にした治療法をやるといった方向へもっていけるんでしょうけれども。

とにかく話をよく聞くということと、患者さんの要望にできるだけ応えて、とっかえひっかえやってきてはいるんだけれども、そういうタイプの人は途中でドロップアウトするんです。どうしてわかるかと言うと、それまでの病歴を聞くとたいていあちこちに行って、とことん試してもらって、だけどけっして心気症の人のように次から次へ渡り歩いているわけではなくて、ある期間、数年間はじっくり通っているんだけれども、最後に移ってくるんです。そういうケースは神庭先生が言われたものに近いかもしれないんだけれども、面接に来て、相変わらずですと言って、世間話をして、まだとても社会復帰は難しい、意欲がわきません、まだまだ調子が出ませんということを毎回のように繰り返していくだけです。それでも、そういうつながりがあって、通院してそこそこ日常生活を不十分ながらもやれている。そこである程度の安定を得られているというケースはたしかにあるんです。われわれの側から言うと、非常に無力感にさいなまれて、毎回同じことを繰り返して何をやっているんだろうと思うのですが、それはそれなりに患者さんにとっては意味のある治療関係であるのだということは私もよくわかる気がするんです。だからこちらもあまりあせらず、腰を据えていくということが大事なんだなというふうに思いますね。

自殺された苦い経験

神庭　逆に長い治療関係に至らずに途中で患者さんが自殺してしまったということも痛い思

い出としてあると思うんです。僕が知っている人で、二十数年間精神科医をやっていて一度も死なれたことがないという人がいまして、それが不思議でしょうがないんです。患者さんに自殺されたことのない人というのはリスキーな患者さんを診ない人か、あるいは患者さんがその人をリスキーと思って避けているのか、どちらかの人ではないかと思うんです（笑）。自殺される、これは精神科医の宿命ではないかと思うんです。本来人にはあまり言いたくない部分かもしれませんけれども、人の手痛い経験は勉強になると思いますので、おうかがいできればと思うのですが。

樋口　私も自殺された症例は何例かあるのですが、今でもときどき思い出すんですよね。そのときに何が足りなかったのかということまで思い出します。思い出すということは自分にとってはつらいけれども、逆に言うと他の同じような患者さんはいるわけですから、そういう人にフィードバックする意味で自分に問い直す、いいきっかけかなと思ってはいるんです。

比較的新しいケースで言うと、あとから考えると自殺のサインがあったんだと思うんですが、そのときは見落としていました。この人は非常に気の毒だったんだけれども、家族のサポートが得られなかったんです。小さい子どもを抱えている若い三〇代の主婦のケースで、うつになって入院したんです。入院したときのエピソードはうつの症状は重くはなくて、比較的病棟の中でも明るくなってきて、他の患者さんとの交流などもできてきて、ずいぶん順調に回復しているなと思っていたんですけれども、退院して二カ月くらいでまた再燃してきたんです。そしたら今度は前よりもうんとうつの状態が重くなっていた。私はこれは入院したほうがいいと本人に伝えたんですけれども、次の外来に来たときにはご主人が絶対に入院はだめだと言うんです。奥さんの実家が今生活しているところから離れているので、本人の希望に沿って、実家の近くに引っ越しをするから、そしたら実家の近くで安心できるだろうから、その代わり入院はさせないという話になったんです。実家の近くに移るのにもまだ相当時間があるし、どうも毎回外来に来る度に落ち込んでいる様子がわかるんです。どうしたらいいかと思ったんだけれども、ご主人に直接連絡をとることをしないうちにある日外来の帰りに自殺されてしまいました。

あとから考えると、毎回来る面接のときの様子がだんだん落ち込んでいく。その前は自分の思いや落ち込み方などをこちらに訴えることができていた人があまり何も言わなくなってきたんです。そういうことをあとから考えると、サインだったと思うんですが……よく成書に書かれているような自殺のサインをどこで見抜くかとか、リスクはどういうものがあるかとか、本人に必ず聞いてみるとか家族の人たちからも家庭の中での状況を聞いてみて自殺願望に近いようなものが表現されていないかどうかを知るとか、過去にそういう企図があった場合は要注意であるということは頭の中ではわかっているつもりでも、いざ自分の目の前の患者にできているかと言うと、押さえていない場合があるなというのは反省としてありますね。

神庭　死なれるのではないかなと、こちらが不安になる人に死なれたという経験はむしろ少ない。むしろ自殺したと聞いてびっくりするような例が多いような気がするんですけれども。先生がおっしゃったように診察場面だけではなくて、その人の生活の全体像が理解できにくかったり、本人が面接場面で訴えないとそれでよしとしてしまうようなところがあったりしがちです。本人に自殺のことを聞くとそれが誘因になって自殺されてしまうのではないかという不安もありますけれども、そういうことはないので、はっきりと尋ねたほうがいい。

坂元　神庭先生がおっしゃったように、非常に自殺しそうで怖いなと感じるような人に、不思議と自殺されたことはないですね。ある人の場合は、背筋が寒くなるような危ないときがあったんですけれども、むしろ本当に自殺されたのはそれからだいぶ経ってから。こちらが怖いという感じが薄れた頃、目がちょっと他に向きかけたときに死なれてしまった。

その人は五〇歳代前半だったと思いますけれども、双極性障害だったんです。そもそも入院するきっかけになったのが自殺企図でした。家でガス自殺を図ったんだけれども、妙なことで爆発してしまって大火傷を負って、形成外科の熱傷ユニットに入って、そのときにリエゾンで往診して、それからのつき合いなんです。最初に診たときは、軽躁状態でわりと楽観的だったんです。易怒的にもなっていて、熱傷ユニットに赤ん坊がいて泣いたりするのをうるさいと怒鳴ったり、熱傷の処置が大変でオーバーに文句を言ったりしていました。一カ月ほどして熱傷のほうはだいぶいいから形成外科はもう出て行ってくださいということになりましたが、軽躁からほぼ安定しかかっていた人に精神科に転科させる必要もないと判断して、まだ熱傷もある程度形成外科的な処置も必要だということもあったので形成外科のある関連病院に移ってもらいました。そこの心療内科へ私が週に一回出張していたのですが、そこに移った頃からだんだん落ち始めたんです。そこは精神科病棟のない総合病院ですから、普通の対応しかできないわけなんですけれども、何とか身体科的には退院することができました。でも退院してからうつ状態がだんだん深くなってきて、結局は私たちの精神科に入院することになり、それからうつが一年以上続きました。双極性ですから躁転するくらい抗うつ薬は効くわけですね。今までの病歴を見ると自殺企図が三回くらいあって衝動的にもなりやすい人のようなので、注意したのは不用意に抗うつ薬を使うとそういう面をあおってしまうのではないかということで、リチウムに加えて非常に慎重にマイルドな抗うつ薬を使って様子を見ていました。でもなかなか良くならないでずっと遷延している。本人は結婚をしたこともあるのですが、躁エピソードのときの浪費とかいろんな問題行動があって離婚ということになってしまって、今は一人暮らしで、養育費を払っていたりして入院費の支払いも苦しい状況でした。貯金がいくらくらいしかないということを毎日聞かされると、こちらもなるほど彼は苦しい状況にあるんだなと思ってしまう。本人は以前タクシーの運転手さんをされていたこともあって、また働きたいと言うんですね。

一年ほどしてようやくうつ状態もだんだん軽くなってきてはいて、こちらも経済的なことを考えると、そろそろ働かせるのも悪くはないなと思ってはいたんです。ところがその間にも、時に自殺をすごく暗示するような非常に険しいいやな表情をするんです。本人ははっきりと死にたいとは言わないのですけれども、生きていても仕方がないということをほのめかすんですね。そうしたときにこちらは非常にヒヤッとするんですけれども、一カ月ぐらいするとスッとそういう状態がなくなって、こちらから見ても働けそうだなという感じで、本人も職安（現、ハローワーク）に行きたいと言う。いきなり職安もなんだから少し作業療法をやってだんだん仕事に就いていきましょうかという話になったんです。ただそれには本人も意欲がまだいま一つだというので、少し押し出してあげようと思ってクロミプラミン二五ミリグラムの点滴を始めたんです。それを始めて三日目くらいから本人が早く点滴を打ってほしいとせがむんです。こちらはそれは意欲が出てきたんだと思っていた。

その翌日のことです。そのときには単独外出を認めていましたので、作業療法に行くと言って一人で病棟から出たのですが、しばらくして作業療法室の方から彼が来ないということで気がついたんです。二日経ったときに、山梨県のある湖のほとりで車の中で排気ガス自殺をしているところを発見されました。あとでわかったのですが、そこはずっと以前に家族旅行をしたところでした。非常に反省させられる面としては、危ないという時期を越えたときに、こちらもいいだろうと思って押し出そうとした矢先に、結果的には自殺の後押しをしたと言われても仕方がないようなことをしてしまったことです。

もう一人の方は外来で診ていて、自殺のサインも濃厚にある方でした。五〇歳代の企業戦士でしたが、配置転換でその人にとって非常に不利な職場に追いやられてしまった。それから焦燥性のうつ状態*になって、奥さんが困って連れて来られたんですが、鎮静系の抗うつ薬やレボメプロマジンを一カ月ほど使ってある程度焦燥性のうつ状態は改善されてきたのですが、自殺を匂わせるような非常に直接的なサインがありました。普段はあまり料理などしない人が台所で包丁を見ていたりするんです。これほど濃厚なサインもないと思いますが。これは何がなんでも絶対に入院だと奥さんに言って、奥さんももちろんその気になってくれたのですが、ご主人のお姉さんに何でも相談しないと物事が決められないというご家族なんですね。それで入院の相談をしたところ、「とんでもない。うちの弟を精神科になんて入れないでちょうだい」ということなんです。その家に出入りしている御用聞きの知り合いが精神科に入ったらかえって悪くなって帰ってきたとか、他にも精神科に入ったら変な薬を飲まされて有害作用ばかり出た人がいるなどといって猛反対するのですね。精神科医の話よりも身近な御用聞きの人の話を鵜呑みにしてしまうんですね。こちらが非常に強く勧めたにもかかわらず、そういうことがあって、もう少し様子を見ますかと言っていた矢先に自宅で首をつって自殺してしまった。そのときに奥さんがお姉さんの反対を押し切ってでも入院させればよかったと泣きながら連絡してきました。今でも悔やま

*自殺とつながりやすい「焦燥」については一九二頁も参照。

れる例です。

もう一人は、六〇歳代の女性ですが、やはり焦燥性のうつ病で数カ月入院した方でした。非常に強い焦燥感があったのですが、何とかかなり良くなって退院された。けれども、数カ月で再発してしまいました。その方の場合は、母ひとり子ひとりの家庭で、息子さんが非常に勤勉な好青年で、ある建設会社に勤めていました。かなりハードな仕事をしているのに、経済的なことだけでなくお母さんの身の回りのことを見ながら、会社で一日頑張っている。息子さんがうつになってもおかしくないような状況でした。再発したときに再入院を勧めたんですが、親戚からいろいろ横槍が入りました。精神科なんて二度と入るところではないとか、この間も良くなったと言いながら再発したではないかなどとかなり猛烈な反対で、息子さんもなかなか入院に踏み切れない。本人も入院はもうごめんだと言います。でも息子さんが疲れて会社から帰ってくるとああだこうだと言って寝かさない。朝早くから起きて、つらいのよと騒いでいるのですが、何とか外来で治療を続けました。そういうひどい状態からそこそこ脱したかなと思いきや、また増悪するということを繰り返すんです。こちらは息子さんがいつつぶれやしないかひどく心配でした。

今から思っても痛恨としか言いようがないのですが、外来でもいろいろ言うので、もう少し息子さんのことも考えるようにと少したしなめたんです。そうこうして数週間経ったある日、息子さんが翌朝会社で発表会があるので、徹夜で準備しなくてはいけないというので、早めに帰宅した。それでもお母さんが例によってつらい、苦しいというので、さすがの息子さんもいい加減にしてくれと言ったというのです。ところが、その夜中に行方不明になってしまって、近くを流れている川に入水自殺してしまったんです。

家族力動を視野に入れて治療しようとするあまり、患者さんにとっていちばんしてはいけないことにこちらが加担してしまった。それが直接の引き金だったのかどうかはわかりませんが、それがまったく関係なかったとは思えません。もう一つの問題は、入院は絶対に必要だと思いながらも、親戚の猛反対、あるいは本人の強い拒否に屈してしまったことです。ただそれを押し切って入院させて自殺を防げたかどうかという問題はあると思いますが。しばらくしてお宅に焼香にうかがったのですが、息子さんが、「私のことを考えて母にいろいろ言ってくれた先生に感謝しています」と言ってはくれたのですが、「夜になると胸が痛くなるほど悲しいんですよ」という彼の言葉は絶対に忘れることはできません。

難治性の陰に器質性あり

坂元　もう一つは結果的には、自殺は何とか防げた例なんですけれども、初診時に二〇歳代の後半の人で非常に優秀な方で、超一流大学を出て、超一流企業に勤めているという人です。大学時代に一度抑うつエピソードがありました。半年くらいで特に治療もしないで治ったということでした。会社に勤めて数年したところで、配置転換でうつ状態になった。それが一年くらい続いたんです。そのときには精神科ではなくてカウンセラーにかかっていました。非常に優秀な人なので、上司にも期待されていてなんとその上司が毎日自宅まで迎えに来るんです。本人は仕事をする自信がなくて会社に行きたくないという状態だったのですが、上司の迎えによって何とか会社へは行きますが、会社へ行ってもずっと机に伏せているような状態が続きました。でも一年ほどで何とか乗り切った。その後は、すっかり良くなって、私のところに来たのはその三年後です。そのときもやはり職場の配置転換があってうつ状態になった。それでカウンセラーに私を紹介されて来ました。

典型的なうつ病なんですけれども、本人は、自分は神経症だと言うんです。神経症的な性格であって、職場の配置転換などで逃避してしまう逃避型抑うつだとも言うんです。精神科関係の本はだいたい読破していて詳しいんですね。先生は、うつ病が治ったらそんな悩みはなくなるよと気休めに言うけれども、自分の場合は根がもっと深いということをずっと主張していました。こちらは分析するつもりはまったくないんですけれども、自分から親子関係はこうだったああだったとか、エディプス・コンプレックスだというようなことをずっと言うんですね。でも非常に律儀で几帳面な人で、来院の日時の約束なども実にきちっと守ってくれる。典型的なメランコリー親和型という印象を受けました。ところが、三カ月くらいして、正月休みが明けて明日から出勤というときに自殺企図されてしまいました。二カ月分の睡眠薬を大量服薬したんです。それまでも自殺のことは何回か話題に出ていて、自殺しないという約束をしてくれていたにもかかわらず、実は睡眠薬を密かにずっと貯めていたことにショックを受けました。自殺することでつらい状況から逃れられることが唯一の生き甲斐になっていたとも言っていました。

その自殺企図が契機で、結局は入院することになったんですが、それまで本人が社内で置かれた立場を考えて入院を強く勧めなかったことを後悔しました。だいたいそういうエリートサラリーマンの置かれた立場を聞けば、強引には勧められないですね。本当は勧めなくてはいけないと思っても、社内の立場もなくなるし出世コースからはずれてしまって、自分の一生から見たらとんでもないと言われれば、なるほどと思ってしまう。でも、ここでなるほどと思ってはいけないんだということを痛感しました。その後はこれが教訓になっています。

しかし実は、もっと大きな失敗がずっと先に待ち受けていました。閉鎖病棟に入院したんですが、まだ希死念慮が強くて、教授回診のときにも、絶対にチャンスを見つけて死ぬと言うんです。教授もあの人は危ないと。そう言われなくてもこちらもすごく危ないと思っている人ですから、外出なども禁止にしていました。抗うつ薬を下手に使って、希死念慮を強めてもいけないと*、レボメプロマジンなどでむしろ鎮静主体の治療をしていたんですけれど、二カ月半くらいしたところでスッと良くなったんです。軽躁転したんですね。「今までいろいろ言って申し訳ありませんでした、自分はやっぱり神経症でも、逃避型抑うつでもありませんね」ということになりました。今まで自分の弱点をあぁだこうだとよくもそこまで思いつくものだというくらい言って「死ぬしかない、一家心中だ」と言っていた人が、真っ赤なスポーツシャツを着て競馬新聞を読みながら、「せっかく精神科に入院したから記念撮影でもしますか」というようなことを言ったりするわけです。

ゾテピン一〇〇ミリを使って、二カ月くらいでその軽躁状態がかなり軽くなったところで、試しに一週間くらい病院から出勤してもらいました。滑り出しも好調でしたので退院としました。ところが退院して一〇日目頃、本人からパニックのような声で出勤がどうも早過ぎたようですと電話をかけてきました。うつ転してしまったんです。結局仕事もできないということで、また休職ということになったわけです。それから半年の間外来で、あれこれ薬を変えてみたんですけれどもだめで、本人も非常に絶望的になって、また一家心中の話が出て、奥さんにもどう死んだらいいかとか、自分が死んだらどうなるかということをくどくどと話をする。奥さんもよく耐えてくれましたが、結局それ以上は耐えがたいというので、再入院となりました。

考えられるかぎりの薬は全部使いました。それでＥＣＴも考えたのですが、なかなかご

＊ＳＳＲＩによる自殺念慮の賦活が大きな問題となった（二二七〜二二八頁参照）。実は三環系の時代から注意すべき副作用として認識されていた。

本人からの了解が得られない。こちらもそれ以上に積極的に勧めなかったという問題もあるのですが、双極性なので前回の入院のときのようにどこかでポンとあがってくれるのではないか、いつかは反応してくれるのではないかという気持ちがあったのですね。結局一年半の入院。エリートで期待されている人なんだけれども、これ以上休職が続くと会社のほうも危ないよという話がちらほら聞こえてくるようになって、改善を見ないままやむをえず退院ということになったんです。それで外来通院になったのですが、それはそれは大変で、週に二回外来に来てもらったんですが、彼にとっては、ほとんど地獄のような日々でした。

出版社でパソコンのシステムを作ったりする仕事なのですが、モニターを見てただ呆然としているというような状態が続く。自殺もほのめかして傍から見ても自殺が危ぶまれる。でもまたすぐに入院というわけにいかない。なぜかこちらもそういう気になっていたんですね。合計すると二年くらい入院していますし、休職期間も二年半を越えています。もう一度入院したら今度こそ退職かもしれない。本人は退職したら何もやるあてがないと言うんですね。超一流の大学出身というのだけが自分の肩書で、それ以上何か特に能力があるわけではないと言うわけです。そういう認知のゆがみを二年間も聞かされていると、こちらも本人の言うこともあながち間違いではないなという気にもなってしまうわけです。

それでも数カ月して、本当に自殺も危ないので退職もやむを得ないからもう一度入院しようと勧めているときに、本人が足が痛いと言い出しました。整形外科で診てもらったんですが、大腿骨頭壊死でした。ステロイドを使っていませんかと言われましたが、そんなもの使っていませんから、本態性の大腿骨頭壊死ですかねと、人工骨頭置換手術になったんです。それで整形外科への入院になったんですけれども、手術を受けたあとかなりの痛みが続いて、本人はうつも苦しかったけれども、この痛みはもっと苦しい、この痛みから考えたらうつはちっぽけなものだと言ってくれて、ああこれでうつから抜け出たかなと私も少し楽な気分になりました。でも数週間したらまたうつに戻ってしまいました。

退院して外来通院を続けたわけですが、半年くらいしてまたまた自殺が危ぶまれるようになってきました。また入院させてECTか、MAOI*を使うしかないかと思っていたら、本人が今度は逆の足が痛いと言うんです。もう一度整形外科に診てもらったら、逆の足も大腿骨頭壊死だと言うんです。これは文字通り踏んだり蹴ったりだなと。合計すると三年くらいうつが続いていて、その上にたび重なる整形外科の入院、手術と。こちらが聞いても真っ暗な気分になるようなことなんですが、ともかくまた手術をしようということになりました。

ところが、整形外科の入院時検査で肝機能障害があったのです。といってもGOTが四〇くらいですから、普通だったらそのくらいは運動不足か脂肪肝ということになるんですけれども、消化器センターで診てもらうことになって、エコーをとったんです。そしたら肝臓のところからちょっとずれて何か映っていた。副腎腫瘍だったんです。つまりクッシング（下垂体性ACTH分泌亢進症**）だったんですね。そこですべてがわかった。精神科入院中のデータを全部見返してみたら、コルチゾールも二回測っているんですが、正常上限なんです。それから甲状腺ホルモンのT3、T4が少し低くて正常下限の程度なんです。そういうことはよくあることですね、リチウムも使っていましたし。増強療法（augmentation therapy***）だと言って、甲状腺ホルモンを出していましたから、それでいいと思っていたんです。そこでクッシングだということがわかって、オペの順番を変えましょうと、最初に

*Monoamine oxidase inhibitor モノアミン酸化酵素阻害薬。MAO阻害薬とも呼ばれる。日本では保険適応はないが、難治性うつ病や不安障害の治療に用いられ、ことに非定型うつ病では反応性が高い。現在は、パーキンソン病の治療薬としても用いられる。

**副腎皮質ホルモンが過剰に分泌され、抑うつ状態やうつ病と紛らわしい症状を引き起こす。

***オーグメンテーション療法とも。その疾患に対する治療薬に、本来はその疾患に単独では使用されない治療薬を追加して効果を増強しようとする。一四八頁も参照。

クッシングのオペをして、次に大腿骨頭壊死のオペをしたんです。

樋口　臨床症状は出てこなかったの？

坂元　はい。ただあとから見れば、顔面の面皰《めんぽう》がありましたが、それ以外はないんです。顔がちょっと丸くなったかなというくらいですか。うつで二〜三年もあまり会社にも行かないで家でゴロゴロしていればそういうこともあるかなと。本人も体重が増えたと言っていましたが、うつのときにはよくあることですから。それで、クッシングの手術をしてから、大腿骨頭壊死の手術をしたわけです。その術後、軽躁状態が二〜三カ月続きましたが、その後はほとんど問題ないです。それから三年以上経ちます。今は半年に一度くらい来てもらっているという症例です。これはちょっと診断的に難しいですね。大学生のときから全部クッシングというわけにはいかないと思います。少なくとも最初の二回の抑うつエピソードはクッシングとは関係ないのではないかと思うんです。三回目の抑うつエピソードのときに一度躁転していますが、その後の抑うつエピソードは二年も遷延して、これはクッシングが原因だったのではないかと思うんです。これに気がつくのがあと一〜二カ月遅れていたら、彼を自殺に追い込んでいた可能性は非常に高いのではないかと思います。

クッシングということがわかってから、むしろ彼に慰められているんです。先生のことを恨んではいないと。副腎の腫瘍なんていうこんなちっぽけなできもののためにこんなに自分が何年にもわたって苦しんで、死ぬことを毎日考えて、あれだけ自分が左右されたとは思いたくない。自分としてはもっと高度なものだと思いたいと。でも、クッシングを見逃していたら本当に自殺につながった。当時私は学生の講義で、器質因を見逃してはいけないということをくどいほど言っていました。そう言っているそばから、自分が当時いちばん力を入れて治療していた人の重大な器質因を見逃していたということで、非常に痛恨の思いがしています。

情報が名医を作る

神庭　お二人の症例を聞いてみると、教科書に出てくる項目をいくつもピックアップできますね。

まず自殺から言うとうつ病の患者さんが自殺しやすい時期というのは、うつ病が悪くなっていくときと治っていくときですね。樋口先生の最初の症例は外来でどんどん悪くなっていく、この時期に自殺されたということになるのでしょうし、坂元先生の二例は良くなって復帰するとき、つまり患者さんを少し前へ押し出す時期ですね。休ませる時と復帰させる時の治療が気分障害の治療の中で特に難しいと思うんです。しかもそこには自殺の可能性が潜んでいるということだと思います。

それから教科書的には心理社会的サポートの乏しい人、家族なり会社なり地域社会なりですね。過去に自殺企図のある人、家族に自殺歴のある人、中高年という年齢、そしてアルコール依存症というのもあります。

気分障害の亜型で言うと、坂元先生の場合のように、双極性障害は自殺企図率が高い。それも躁エピソードから抑うつエピソードにうつ転したときが危ないと言われますし、躁病とうつ病の症状（特に焦燥）が混在している混合状態にも多い。同様にラピッドサイクラー（rapid cycler）*は自殺企図が高いですね。さらに器質因（症状性含む）や外因が絡むと難治なことがあり、逆に難治な場合には器質因や外因を疑うことが大切です。

*気分障害のうち過去一二カ月間に少なくとも四回の大うつ病、躁病、混合性、または軽躁病エピソードの基準を満たすもの、あるいはその患者群を言う。

お二人の症例にはなかったですが、微小妄想精神病性うつ病が自殺企図率が高いと言われています。そういう意味では僕がこれからお話ししたいのは精神病性うつ病の患者さんなんです。

手短に言いますと、患者さんは五〇歳代のジャーナリストでした。奥さんと大学生の息子さん、高校生のお嬢さんがいらした。大学から教職の誘いがあり、そちらに移る段になってうつ病になられたんです。その方の訴えは、「自分には教職に就くだけの能力がないんだ」と。「生徒に何も教えることがない」と思い悩まれていて、そのことだけを診察室で訴えるんです。物腰静かで焦燥も認められないし、淡々と悩みを訴えられていた。比較的睡眠もよくとれていたし、食欲もあったんです。症状項目だけで重症度を測るならば、軽症うつ病（mild depression）でしょう。ただアナンカスティックで、こちらがいくら働きかけても考え方が変わらなかった。毎週のように来られては同じことを訴えて帰っていった。ところがあるとき、外来にぷっつりと来なくなって、それから数カ月ぐらいして奥さんから電話がかかってきまして、ご主人が亡くなられたことを伝えられ、その間の事情を私に聞きたいと言うんです。お会いしてわかったことですが、奥さんは毎回診察室の近くまでは同行されていたんですけれども、ご主人に止められて診察室の中までは入れなかったらしい。僕は診察室でのたかだか一五分か二〇分での様子しか判断の材料に入れていなかったんですが、実はそのあとで聞いてみたら、家ではそれこそ毎日のように電車の駅まで行って、どこからどういうふうに飛び込めば確実に死ねるか下見に行っていたということを伝えられて愕然としたわけです。

その経験で痛いほどわかったのは、けっしてこの診察室で得られる情報、それも短時間の診察だけで安易に判断してはいけないということ、こう言えば当たり前だと切り返されるかもしれないけれど、忙しい外来ではついそうなりがちなわけです。また、統合失調症では家族から様子を聞くことを当然としていても、うつ病では本人との面接に偏りがちになるのかもしれません。精神疾患では客観的な重症度のマーカーや自殺を予見する指標はまだ確立していないわけですから、患者さんから語られることだけで判断しないで、情報の乏しい人ほど積極的に情報量を増やす努力が求められるのだなと痛感しました。もちろん患者さんのプライバシーに注意する必要はあるわけですけども。今から考えてみれば、彼は妄想と言えるほどの固定した観念を持っていたわけです。精神疾患の重症度は、症状の数というように単純には規定できません。症状の訴えの多い患者はそれだけで重症うつ病ということになってしまいます。広く情報を集めないと思わぬ失敗をするものだと思います。

治療への導入に際して重要なこと――嫌がる患者や家族への対応

神庭　もう一つ大事な問題が指摘されたと思います。それは、いつどう復帰するかという復帰時の問題と、精神科治療導入時の問題です。まず、精神科治療への導入について話をさらに進めてみたいと思います。例えば、精神科病棟に入院させてまで、治療しなければ治らないのか、精神科医の間でさえ、いまだにそれほど受けのよくないＥＣＴについて説明し、時間をかけて納得させてまで治療しないとこの人は治らないのかと判断する際に、がんや心疾患のように生死に関わる病気ではありませんし、主観的な苦痛や家族関係や職場での立場に与える影響の大きさについては、とかく私たちは過小評価しがちではないかと思います。それから患者さんや家族が持つ精神疾患への偏見や誤解をやむを得ないとして認めてしまうという、坂元先生の例のようなことはよくあると思います。家族から、精神科に入院させたらこの人は一生浮かばれませんよと言われると返事に詰まりますよね。あるいは本人がうつ病性の妄想で、自分は入院なんかしても治らない、ＥＣＴなんかで治りっこないですよと、そんなことはしなくてもいいんだということに、ついのってしまうということもあるかもしれない。

はっきりと妄想でなくても、患者さんの置かれた状況では抑うつ気分が起きても当然だろうと思ってしまうために判断を誤ることもけっして少なくない。例えば、極端な話が、エリートコースをはずれて離婚され、子どもを連れていかれた上に、病弱な両親を面倒みながら、人のよさがあだとなりだまされて何千万円という借金を抱えてしまったという状況で、その人が「借金を返すためだけの何の楽しみもない残された人生など価値がない」と語ったとしましょう。たしかに状況から納得できる訴えではあるわけですが、それを医者が、生きているより死んだほうが楽だろうなと無意識に認めてしまうということが起こるのではないか。精神的な自殺幇助です。それを患者さんは敏感に察知して、自分などは死んだほうがいいんだという確信を強めてしまい実際に自殺行為に出ることもあるのではないか。しかし事実はうつ病性の認知障害で色濃く縁どられているだけなのかもしれないわけです。逆転のチャンスはある。だから患者さんの訴える自殺の理由、根拠は絶対に認めてはいけないということは今日のコンセンサスで、教科書にも書かれていることだと思うんです。まず患者さんに治療を受けさせる。生活上の困難が実際にあるとしても、ソーシャルワークで介入できることは多いはずです。

うつ病の人は、人によっては自分は重くない。あるいは自分は治らないと思っている人もいますね。それから家族が精神科の治療に抵抗を持っている場合もあります。そういう場合に必要な服薬や入院あるいはＥＣＴの導入に関してどのようにして説明と同意を得るかという点、皆さんのコツを少しここで話していただければと思います。

樋口　そうですね、特にうつ病の中でもかなり頑固なタイプのうつ病の患者で精神病症状などを伴って、場合によってはコタール症候群*のような症状を伴ってくる人などのケースは、自分の病気自体を否認して、治療してもそんなもので治るわけがないとそこは大変頑固です。私も一例経験があって、これは絶対に入院は無理かなと思って接したケースがあるのですが、五〇歳代後半のケースでした。五五歳で定年になって退職して、それが一つのきっかけになってうつ状態になった。しかも胃の調子が悪いとか食欲がわかない、眠れないという身体の症状を持っていて、そのために自分はがんではないかという妄想に近いものを持っていたケースですが、頑として精神科の入院は拒否です。病気の説明をして、これはうつ病というもので、うつ状態があってこれはきちんと治療すれば必ず治る性質のものなのだから、入院して治療したらどうかということをいくら言っても頑として聞き入れないケースでした。

　これはいくら時間をかけてもだめかなと思ったんですけれども、ついて来た四〜五歳違いの弟という人がかなりこちらの入院の必要性を理解して、積極的に関与してくれたこと、それから奥さんも協調してくれて。じゃあもう少し時間をかけて家族と一緒によく話し合ってくださいということで、いったん外来の診察を打ち切ったんです。外来を終わって、廊下で三人で話をしている姿を見ながら、私は食事に出かけて、戻ってくると、やっぱり二人の家族がこんこんと説得をしていた。不承不承ではあるんだけれども、本人が治らないと思うけれども家族がここまで言うのだったらしょうがないということで入院したんです。

＊Cotard's syndrome　一八九〇年にフランスの精神科医コタールが記載。否定妄想を中心に、永罰妄想、不死妄想などが展開する症候群。退行期うつ病に多く、妄想から逃れるためにしばしば自殺企図が見られる。

そういう人だから逆に非常に治療の反応は良かった。そのときは貧困妄想はある、自分はがんではないかという疾病妄想、心気的になっている、だから何も食べられない。身体に病気があるんだから食べても栄養にならないとか、そういう調子だったんですが、これはずいぶん良くなりました。良くなってみると、病識がきちんと出てくれたから、あとは退院してもきちんと通院を続けることができて、経過としては非常に良かったんです。そういう場合に必ずしも医者の説得そのものが通用しない、家族の説得のほうが力を持っていることがあるという経験がありますので、私も折にふれてそういうやり方で、まずはこちらが医者としての説明と入院の必要性は説明しますけれども、それがすんなりいかない場合は家族に任せます。ただ家族も先ほどのように入院なんてとんでもないという家族だとこれは困ってなかなか入院という手段にたどりつけないことが多くなってしまうんですけれども、キーパーソンになる人を何とか見つけだすというのが方法としてはいいのではないかと思っています。

坂元　精神病性のうつ病の話になったわけですが、まず初心にかえってうつ病一般の治療導入に関するポイントについておさらいをしておきたいと思います。それは、病気であることをきちんと説明することにつきるわけです。これを内科医が聞くと、病気だと思うから病院に来た人にあえて病気だと告知してそれを説明するのかと不思議がるかもしれませんね。でもここでいかにうまくその患者に合わせた説明ができるかによって、その後の治療の展開、信頼関係が大きく左右されるように思います。うつ病の人で、はじめから「自分でも必ず良くなると思います」と言う人はいません。それどころか病気と認めたがらない人もいるし、家族からは、「この人は弱い人で、逃げているんです。怠けているんです」というふうに言われてしまうことさえあります。

そうした人たちに対して、最初の段階できちんと病気の説明をすること、それも一般的に言われているようなこころの病であるという説明ではなくて、身体的なベースを持った病気であると説明することが非常に大切です。「脳の風邪ひき」、そんなたとえをしてもいいかもしれません。病気であるから十分な休養と服薬が非常に大事なんだということを本人と家族にきちんと説明する。患者にとってちゃんとした病気であるということを認められるという効果はすごく大きいと思いますし、家族にとっても効果は大きいと思います。これはどの教科書を見ても必ず書いてあることですが、こうした基本中の基本が、実際の臨床場面でどれだけ徹底されているかというのは気になるところです。例えば軽症うつ病の場合に、精神科医のほうもちゃんとしたうつ病と認めない場合がありますね。適応障害であるとか心因反応や神経症であると言って、医者のほうもきちんとうつ病と診断しない場合さえもあるのではないかとちょっと気になるところです。

ただそういう説明をいくらしても本人が納得しないケースがあるのも確かです。先ほどから話題になっているように、精神病性のうつ病の場合などです。病識がないという点では躁病と同じですね。そういった場合には、家族の治療意欲をどのように高めるかということが大事になってくると思います。ただ躁病であればむしろ家族のほうが困って入院を希望してくる場合が多いのでそれほどの問題はないと思いますが、うつ病の場合は、自殺の危険性を精神科医が的確に評価して、入院が必要な理由を十分説明することが必要になってきます。

問題なのは、先ほどの自殺例にもあったのですが、家族が入院、あるいは精神科治療を拒否する場合ですね。自殺の可能性が高いと思ってもそこで措置入院に踏み切れる精神科医はそう多くはないと思いますね。ただ私の一五年間の経験で、家族と患者の両方に反対されてしまってそれが自殺に結び付いてしまったというのは先ほどお話しした例だけです。それ以外はどんな家族でもそこまでくれば入院の必要性を説明すれば普通は納得されるのではないかなと思います。

神庭　お二人の話は僕の印象と一致しているんですけれども、うつ病の患者さんは判断能力が低下しますよね。ですから本人まかせで「入院しますかどうしますか」と言ってもなかなか答えが出てこない。けれども、そこは主治医の判断で入院治療が必要だと思えば強く説得して、あるいは家族からも本人を説得してもらい、医者や家族がそこまで言うなら入院してみるかというところまで持っていく必要が多くの場合あると思います。最後まで半信半疑ながら入院してくるというケースがほとんどだと思うんです。重い人の場合は、入院すれば良くなるぞと思えるような楽観的なものがそれほど期待できるわけがないのですから。かつて入院して良くなった経験のある人は違うけど。

社会復帰のタイミングをどう見極めるか

樋口　あと一つは入院も含めての問題なんですが、うつ病の人で比較的社会的な地位が高くて、年齢としては四〇歳代後半から五〇歳代の人で、ここから先はもう一歩頑張ればもう一つ地位が上がるというレベルの方が、ご自身はくたびれている、いいかげん休養したいと思っている。ところが家族、特に奥さんが頑張り続けることがある。

例えば娘がいる。「娘のこれからの結婚のことを考えてくださいよ」と言って、ご主人にものすごく詰め寄るんです。ご主人は入院したいと言っているのにそれをさせない。そんなことをしたら娘の結婚への影響はどうなるんですかという調子で言い合っている家族があるんです。それがいちばん気の毒でしたね。本人はくたびれている。そういう場合に奥さんを説得するのはものすごく大変なことで、奥さんは命がけ、今までの人生のすべてをそこにかけてきたようなところがある。

もう一つは、同じようにある社会的な地位を得ている人で、入院までしなくても自宅休養でもある期間思い切って休む必要がある。その人は発病したときには一週間くらい休んだんですけれども、一週間の休養で何とか細々ながら通院しながら会社に戻ってきて、家族も本人も良かったと言っていたんですが、半年くらいしてまた再発した。今度はかなり落ち込みが強くて、これは休んだほうがいいと判断して、ただその場合は本人も家族も両方とも躊躇があるわけです。そういうある程度の地位にいる人だから、何カ月という単位で休むとそのポジションを人にゆだねなければならない。そうすると必然的にそのあとのポジションが保証されないというきわどいぎりぎりのところに立っているような人です。

これは、こちらもだいぶ判断を迷ったんです。普通だったら、最低一カ月、場合によっては二カ月は休まなければだめではないかなと思って、場合によっては入院して治療したほうが早いと思えるケースだった。だけどぎりぎりの判断で、その人の一生がかかっているということで、家族の判断を含めて、それでは小きざみでいいから休みをとることにした。二週間とって、あと二週間という診断書を出したら、これ以上休むのであれば、代わりの人を本社から派遣すると言われた。そしたら本人は四週間経ったところで、まだ本調子ではないけれども、出社したいと言うんです。これはある意味では賭けのようなものでした。だいぶこちらも迷ったけれども、その人の一生のことを考えて、「では行ってごらんなさい」と。その代わり、最低限のことだけやって、アフターファイブのおつき合いは一切なしで帰って、休んで、土曜、日曜も一切仕事はしないという条件をつけて、それでやって乗り越えたんです。一つ間違うと逆の方向へ行く可能性も十分持っていた。こういうケース、社会的な立場とか、それから先のその人の見通しとかがからんでいるケースはその辺の判断が難しいように思うんですけれども。先生方はどのように対応されていますか。

神庭　難しいですね。今樋口先生が指摘されたことは患者さんを押すかあるいは押し止めるかという問題で、気分障害だけではなく、精神疾患の治療で最も難しい判断の一つだと思うんです。ある程度マニュアル化できる急性期の治療に比べて、これは一律にはなかなか言えないはるかに難しい問題ですね。樋口先生が症例に挙げたような社会的立場も含めて、判断しなければならない問題が数多くあるわけですし、綱渡り的な治療がうまく行くときもありますし、裏目に出て、結局入院になってしまい遷延化させてしまうこともある。気分障害の経過は変化に富むし、患者の人生も多様で流動的ですからケースバイケースで悩みながら生活だけでなく人生の質*を一緒に考えて治療していかなければいけない。今までの自分の経験と知識とを生かして、しかもエネルギーを出さないとうまく行かない。不謹慎かもしれませんが、ある意味では、うつ病の治療の醍醐味でもある。

若い頃は薬の量を加減したら良くなったとか、新しい薬に代えたら良くなったとか、そういう一見医学的なところで喜んだりしますけれども、その人の人生全体を視野に入れた病気の治療がいちばん難しいのでしょう。企業のメンタルヘルスの指導を担当していますと、外部の先生がいとも簡単に「復帰可能、制限勤務が望ましい」式の診断書を提出されますが、患者さんやその家族そして職場の管理者に話を聞いて総合的に判断してみるとまだ復帰は早そうだと思える。そして案の定再発する、という場合が少なくない。その主治医の先生はどうも職場の環境をまったくご存じないままに判断を下しているわけです。こ

*クオリティ・オブ・ライフは「生活の質」と訳されているが、生活の質はもちろんのこと、「人生の質」を治療の視野に入れることが大切。

の点について坂元先生のご意見はいかがですか。

坂元　たしかに職場の環境を十分に把握した上で復帰の判断を下しているのでなく、患者さんの話だけから職場の環境を推測して復帰の判断をしている場合もあるとは思います。でも私の経験では、休職が数カ月を越えて長期化しますと、人事の担当者や職場の上長から病状の問い合わせや復帰の相談がある場合が少なくありませんので、そのときに職場環境についてはだいたいのことは把握できることが多いように思います。しかしそうしたことを把握した上でもやはり復帰のタイミングの見極めは難しい場合が多いように思います。例えば、うつ病が遷延傾向にあるけれども抑うつ自体はそれほど深くはない。しかし抑制がどうもすっきりととれなくてなかなか会社に復帰できないという場合ですね。**

気の長い精神科医だとうつ病が一年続いてその間休職することになっても、統合失調症に比べれば短いということであまり長いと思わない人もいるかもしれませんが、普通であれば、そろそろ押さなくてはいけないと思うんですね。そっと押す場合もありますし、かなり強く押す場合もあります。難しいケースは、復帰の話が出ると、いろいろ症状が増えてしまう場合ですね。こちらが職場に復帰させようと思っていろいろやると、なかにはヒステリー症状に転換したりする人がいます。今どきそんな古典的な症状を出すのかと思うくらい古典的な転換症状を出す人もいますし、解離してしまう人もいる。また実際に心身症的にひどい下痢が続いたりという身体的な防衛をする人もいますね。それこそ原則はないという気がします。マニュアル的に何カ月経ったらこうしましょう、一年を越えたらこれはこう接する、というのがないところが難しい反面、神庭先生がおっしゃったようにむしろうつ病治療の醍醐味ですね。それこそ精神科医の力の見せどころだという気もしています。これこそ経験を積まなければ、何ともならないところではないかと思います。

**うつ病では、気分の改善が見られた後も、精神運動制止が長く続くことが多い。

うつ病が遷延するにつれて当然ながら患者さんをとりまく状況も悪化してきます。その場合に私が陥りやすい点はどうも共感しすぎてしまうことなんですね。先ほどの自殺例でもあったんですけれども、本人や家族の話を聞けば聞くほど、状況の悪さに共感してしまい、何とか早期に復帰させてあげないといけないというふうになってしまうんです。なぜそう焦るのかと思われるかもしれませんけれども、患者さんとの距離が非常に近いと、どうしてもそうなってしまう。先ほどお話ししたようにこれが自殺につながってしまうようなこともあって、悪い意味ではなくて楽観的にならなければならないなと思うようになりました。

患者さんの言っている状況の悪さは精神病性うつ病の症状あるいは認知のゆがみで否定的に捉えているだけかもしれませんが、けっして妄想ではなくて誰が聞いても状況があまりにも悪いというときもあると思います。そのときにせめて医者くらいは楽観的に、うつ病は基本的には治るべきだということで、つき合っていかなければならない。これで医者までが巻き込まれて、一緒になって背中を押すというのは患者さんにとってはまったく出口、つまり退路がなくて救いようのないことになりかねないと思います。

こんなことを言いますと、若い先生に患者さんに共感するなというふうに捉えられてしまっても困るのですが。おそらく若くて元気な先生が非常に熱意をもって治療をするときに、共感的に接しすぎて、熱心に治療をすればするほど、かえって遷延したり、話を聞けば聞くほど事態が複雑になるようなケースもあるのではないかなという気がします。患者さんの話を聞けば聞くほどそれだけ効果がある、面談の回数を増やせば増やすほどいいということがもちろん当たっている面もあるとは思いますけれども、必ずしもそうではないのではないかなという気がしています。

家族の感情表出と躁うつ病の遷延化

坂元　ところで話は少し変わりますが、先ほどから家族の話が出てきているのですが、樋口先生の例にあったようにあと一歩上がれば役員、役員になれば定年も延びたり、娘さんの結婚式で専務というのと、部長というのでは大違いだという話もよく聞くのですが、それはまだ家族の中であてにされているだけいいのかなという気がします。以前私たちの病棟で入院が長期化したうつ病の夫婦関係について調べたことがあります。そこで特に目立ったのは、男性患者の配偶者に共感性に乏しく、拒絶的で批判的、つまりHigh Expressed Emotion*というのですか、そういう人が少なくないことでした。ただこれはどうも、うつ病が長くなったり、再発を繰り返すことで配偶者の態度がそのように変化してしまったという面もあるようで、こうした変化と遷延化とが悪循環になっているようにも感じました。またそういうケースを見ますと、元来夫婦関係が良かったのに、ご主人のうつ病が長くなったために、批判的になったり距離が遠くなるということではなくて、よくよく夫婦の歴史を見返してみると、どこかで夫婦関係の脆弱性が見え隠れしているということもあります。

ですから男性例で少し長くなりそうなケースあるいは重くなりそうなケースの場合には、はじめから治療戦略の中に夫婦関係も十分に視野に入れておかなければいけないですね。この夫婦の場合は危ないなと感じる点があれば、奥さんに対するこまめなサポートを精神科医が十分にしないといけないですね。そうしないとだんだん悪循環に陥りがちだという印象が強いんです。

*高い感情表出。本人に対する家族の感情表出に、批判、敵意、過度の感情的巻き込まれなどが強く見られる状況。

その反面、奥さんが病気になった場合に、それまでご主人が企業戦士であまり家庭を顧みなかったような人が、奥さんの初めてのエピソードではそうでもないんですけれども、二回目、三回目のエピソードになるとだんだん治療に協力的になってくるような変化が見られたのが対照的に感じました。でもなかには非常にかいがいしいご主人がいて、毎日のように面会に来て、それこそ背中がかゆいと言えばかいてあげるような、そこまで面倒をみるようなご主人の場合に、むしろ予後は良くないんですね。私たちが調べた三〇例の中に二〜三例そういうご主人がいたんですが、六〜七年の経過のうちに自殺してしまったというようなケースもありました。結果的にはご主人の優しさが奥さんの退行を促して遷延化の要因になったり、優しすぎるご主人にとっては奥さんの攻撃に耐えるのは荷が重すぎたのかもしれません。

特に中高年の人の場合、配偶者との関係、あるいはご本人の病前性格だけでなくて配偶者の性格特徴や、元来の夫婦関係の脆弱さといったものまで把握しておいて、配偶者の態度の変化にも気配りをすることがすごく大事ではないかなと思います。

再発をどう予防するか

樋口　再発の予防のことですが、なかには特に双極性の患者さんでなかなか病識が出ないケースがありますね。抑うつエピソードのときはけっこうしっかり病識が出るのに、躁転すると病識が悪くなる。私が今持っているケースでもそうなんですけれども、繰り返して、抑うつエピソードになると過去を振り返ることができる。躁のエピソードのときも含めてあのときは自分は調子が高い、今は落ちていると言うんだけれども、次に軽躁エピソードになるともう過去のことは全部ちゃらになってしまう。そういうケースをどうやって予防の軌道に乗せるかということが大きな問題だと思うんです。私のケースではご本人に病識がなくて、（軽躁のときでしたが）治療関係を終わらせたいと言われる。その背景を聞くと、特に企業の診療所などで診ているケースですけれども、そこにつながっていること自体が自分の出世の妨げになっているんだと。だから終わりにしたい。しかも自分は今ベストコンディションであると。周りから見ると、（軽躁であるため）あちこちに迷惑をかけるし大変なんです。それで、上司の人からいろいろ文句が来るというケースです。

このケースではとことん話をしたんです。全部経過を本人と一緒に紙に書くことにして、これは本人の認知を高めるのに役立つのではないかと思うのですが、経過を書く。このときはこうだったでしょうと事実をいくつか挙げるとそれは認めざるを得ない。抑うつエピソードになったときには自分でもわかるから。それを繰り返して……。ある期間その人はリチウムを使っていました。それで三年間ピタッと躁うつのエピソードが予防されていたんです。それも経過に書くわけですよ。最近リチウムをやめた。その結果今の自分をどう思いますかと言ったら、今はベストコンディションだと言うんですけれども、過去にこういう時期があってリチウムを飲んだ時期はこうだったというそれは認めざるを得ない。彼自身も一歩歩み寄ってくれたんです。リチウムは飲むと言うんです。ただ定期的な通院は間隔をあけてほしいと。それでいいということにしました。リチウムを飲み始めるときだけ血中濃度を調べなければいけないからそれだけは来てくれと。それが定常状態に入ったらあとは三カ月に一回でいいからという約束をして、やっと予防の軌道に乗り始めた。

予防に関しての難しさの第一は、このケースのような双極性の人の予防という点ですが、もう一つは単極性でも見ていると、これは統合失調症で言われる履歴現象と同じだなと思います。同じようなモメントを契機にして繰り返して落ち込んでいくというタイプの人がいる。だけどその人は契機になっている状況因というものになかなか気づかない。状況を周りで動かすことができる場合、例えば、会社で言えば配置を変えることによって動かすことができるようなものであれば、動かし得るのでしょうけれども、ご本人がそれに気がつかない限りは何ともできないという性質のものも結構あるわけで、これはどうやってその人に状況因であることを気づいてもらうかというのが大きな課題だと思います。

神庭　双極性の再発を繰り返す人を見ていると、たしかに軽躁エピソードでの治療が鍵だと思っています。そのときにだいたい治療遵守が損なわれて、長く続いたり、躁エピソードへと悪化したり、そのあと抑うつエピソードになってまた躁転してということを繰り返してしまう。抑うつエピソードはつらいからこちらのアドバイスをよく聞いてくださって、薬もこちらが必要だと思うまで飲んでくれますし、無理もしないように努めてくれますよね。その治療関係が壊れるのは軽躁エピソードが多いと思います。樋口先生が指摘されたように軽躁エピソードは思ったより病識が損なわれている。そしてこれが本来の自分であり、治療は必要ないし、医者の忠告も意味がないと考えてしまう。

坂元　私の場合には双極性の再発予防は、やはり薬物療法がメインですが、それでも私は以前から躁病の誘発状況に関心を持っていることもあって、躁病の再発予防のためにその辺を患者さんと話し合うことが多いですね。それだけではなくて、病前性格と状況因の関連性についても取り上げるようにしています。

ただそういうことはいい状態ではないと話し合えないので、寛解期を利用して十分に話し合うことにしています。まずその人にとって誘発状況となりうることを明らかにして、なるべくそうした事態に陥らないように努める。ただそうした誘発状況には不測の事態や不可避の出来事も少なくないですね。例えば近親者が突然亡くなったということもあるでしょうし、配置転換や転勤をいやだと言ったら会社にいられない場合もあるでしょうし、仕事量が多くなっても断れないこともあるでしょう。ですから、そうした状況をただ避けるだけでなく、どういった症状が再発の徴候なのかということを十分に話し合っておくことも大事ですね。

睡眠短縮など一般的な徴候だけではなくて、その人のそれまでのエピソード経過に即して振り返ってみることも必要です。前回の躁エピソードはまずこういうことから始まった。そして次にこうなったということをきちんと話し合う。それによってまた一つでもそういう徴候があったらすぐ、受診日以外でも早めに来てもらうということですね。つまり単に再発予防ということではなくて、再発の初期の徴候を見逃さないということが大事ではないかと思います。

それから単極性の場合ですが、はたして長期にわたって薬物療法を続けていいものかどうか。そのほうがよいとする研究のほうが多いようですけれども、ＱＯＬを考えると、抗うつ薬を五年も六年も急性期の量の半分近く続けるというのはどんなものかなと思います。双極性に比べれば単極性のほうが再発の頻度が低い。間隔も周期も平均値をとれば長い。それだけ双極性の予防に比べてロスが大きいのではないか。それを考えると単極性の場合にもやはり誘発状況や再発の徴候を十分に教えておくことが大事だと思います。

うつ病の人に、良くなっても通院しなくてはいけない、薬もある程度期間が過ぎても半分くらいの量は続けなくてはいけないということをあまりにも強調し過ぎますと、かえってドロップアウトしてしまう。むしろ逆にうつ病は完全寛解して何年も通い続けるほうが不思議な気がするくらいです。あまり教科書的に押しつけようというのではなくて、あるところで引くのもいいのではないかと私は思います。ここでいったん薬は中断しましょうと。しかしあなたの場合にはこういう状況でうつになりやすい傾向があるし、なった場合にはまずこういう症状が出るのではないか。その場合にはすぐに来なさいと言うほうが、より現実的な気がしています。

なぜそんなことを言うかというと、うつ病に最初になった場合に八割の人が一般内科医にかかる。これは当然だと思うのですけれども、一度うつ病で精神科で治療を受けた人が再発したときに、何と半分の人が精神科ではなくて、一般内科にかかってしまうというデータがあるんですね。このデータは、再発をめぐる心理教育（サイコエデュケーション）がまだまだ不十分であることをよく表しています。* たまたまかかった内科の先生がうつ病だと診断をされて精神科、あるいは心療内科のほうに回してくれればいいのですが、そこで自律神経失調症ということで抗不安薬だけで治療したりごく少量の抗うつ薬だけで治療されるということは問題ではないかと思います。そういうことも含めて通院継続を無理に強く勧めるよりは、ある程度のところで引いて、その代わり再発について十分な心理教育を行うということのほうがいいような面も少なくないと思います。

神庭　これまでの話で重要だと思うのは、家族と患者さんとの関係に注意を払うこと、そして再発に関しては初期の徴候を見逃さないということ、つまりごく初期に治療場面に来てもらえるように十分な心理教育が重要だということですね。軽躁病もごく初期であれば、最近また短時間睡眠でも活力に溢れてきた、気が大きくなり浪費傾向、多弁、易怒性が現れてきたというようにそれぞれの患者に特徴的な再発徴候が自覚できる時期があって、そのときに適切な治療を受けることが重要だと思いますね。ですから寛解期に十分に心理教

＊日本うつ病学会ホームページから、双極性障害について患者・家族向けに書かれた「躁うつ病（双極性障害）とつき合うために」をダウンロードして手渡すのも一法。

育をしていく。それは患者さん自身に対してもそうですし、むしろ家族に対しての心理教育がさらに重要かもしれません。そして身近に生活している家族から症状が現れたときに連絡を受けるというようなことを徹底しておくのも一つの手だと思います。

双極性障害は慢性の病気で長期の維持療法が必要であるという事実はわりと広く認められてきていると思うんですけれども、大うつ病に関してはごく最近まではどちらかと言うと、再発はむしろ少数派で、長期の再発予防治療と結び付けて考えられてはこなかったと思うんです。ところが大うつ病もその約半分は再発する。そしてその一部ですが、再発を高頻度に繰り返すような場合には数年にわたる抗うつ薬の維持療法が必要であって、それも急性期症状に用いた治療量を減らさないほうがいいと言われます。

しかしこの治療指針の基となった研究の対象群というのは激しく再発を繰り返す高頻度再発性のうつ病ですから、坂元先生がおっしゃるように、初回のうつ病の患者さんに一律に長期の維持療法を導入する必要はないと思います。また、再発歴があっても、その再発が徐々に起きるタイプならば、心理教育が生きて、ひどくなる前に治療に来てくれることも期待できます。ただ急速に悪くなってしまう人の場合は、初期徴候に気づくということを期待しにくいわけですし、再発すると非常に重くなるような場合には、どちらかと言うと維持療法で慎重に対応すべきではないかと思います。ですからケースバイケースで治療法を選んでいくというのは重要なことだと思います。

樋口　そういう議論がされるようになってきた背景には抗うつ薬自体がだいぶ変わってきたということも関連していると思うんです。三環系抗うつ薬だけの時代だったらたぶん長期的、予防的に抗うつ薬を、それも投与量も変えないで飲みなさいというのはなかなか受け入れがたいものがあったと思います。ＳＳＲＩが登場してきて、さらに使いやすくなるでしょう。維持投与ができて、三環系のような有害作用が少なくて、しかも予防効果がある抗うつ薬の存在というのは非常に大きな意味を持つと思います。

高齢者のうつ病の診断と治療の要点

神庭　話は変わりますが、若年で発症したうつ病が、いつまでも再発を繰り返す場合があります。特に双極性障害では、かなりの高齢になっても再発を繰り返すことがありますね。年をとると、抗うつ薬による有害作用、なかでも起立性低血圧やせん妄、心臓の伝導障害などですが、強く現れるようになってきて、あるいは身体合併症を抱えてくるために、効果が期待できる量まで抗うつ薬を増量できないで困ることが少なくありません。またとかく、ＭＲＩで小梗塞が多く見られると、器質因に説明を求めがちで、器質性なら治せないということで、治療が中途半端に終わることも懸念されます。あるいは、その方の環境がうつ病を説明できるような場合には、環境への配慮が大切なことは論を俟たないわけですが、それにも限度があるとなると、治療からはそう多くを期待できないのではないかと思いがちでしょう。

すなわち、なかなか治らない高齢者のうつ病は、高齢者をとりまく環境あるいは器質性変化（老化現象）などのせいにされてしまい、若年者の場合のように、積極的な治療が行われにくいのではないかということです。もちろん治療はリスクとベネフィットを考慮して決めるものですが、リスクの点では、抗うつ薬よりも設備の整った施設におけるＥＣＴのほうが安全であると思われますが、このような躊躇のせいでしょうか、under use の印象を受けます。

しかし、実際には、判断は困難を極めます。その方を長く診ていると、うつ病と思えていたのが、徐々に痴呆症（現、認知症）がはっきりしてくる場合もありますね。高齢者が急速に増加していますから、今後さらに重要な問題になるだろうと予想されます。先生方は、高齢者の気分障害の診断と治療について、どのような点に注意されていますか。特にまた、広島大学の藤川徳美先生や山脇成人先生らが、精力的に研究を進められている血管性うつ病（vascular depression）*についてのご意見もお聞かせください。MRIで小梗塞が多い患者さんでは、抗うつ薬の中枢神経系の有害作用が出やすい傾向があるという彼らの意見には同感です。脳機能の脆弱性が見てとれます。

ところが、器質性変化や身体疾患と精神症状との因果関係は難しくありませんか。例えば、うつ病の患者さんではごく軽度の甲状腺機能の低下はよく認められますが、それと精神症状との因果関係を証明することは困難です。同じことがMRIの所見についても言えます。検査が精度を増せば増すほど、私たちには、いろいろな〝異常〟所見が認められるようになります。画像所見で〝異常〟であることと、臨床的に〝異常〟であることとは違います。

樋口　神庭先生がおっしゃる通り、高齢者のうつ病の治療は制約が多く、難治性と判断できる以前の段階でありながら難治と決め込んでしまう場合も少なくないと思います。そして、悪く言えば理屈合わせのために身体疾患や神経疾患（脳血管障害）あるいは環境因、性格因を持ち出す場合もあると思います。たしかに薬物療法には高齢者の場合、増量に限度があるわけで、私もECTはぜひ試みるべきと思います。少ない経験ですが、薬物に反応せず、かつ限度の量まで増量できず、これ以上の改善は期待できないかと半ば諦めかけた高齢のうつ病患者が最後にECTで劇的改善を示した例を経験しており、今後わが国も

*脳血管障害後に出現するうつ病。脳の脆弱性が見られる血管性うつ病の場合は、副作用が惹起されやすいため、抗うつ薬は少量から開始するなど留意が必要。

十分な効果判定の仕方、安全性の確認、運用基準の整備をはかって実施すべきではないでしょうか。

因果関係の話ですが、因果関係を証明するのは至難のことと思います。この議論はSLE（全身性エリテマトーデス）の精神症状をどう説明するかと同じような性質の議論であろうと思います。臨床的には原疾患の治療と並行して精神症状が改善、消褪すれば一応関係ありとみなしているわけですが、その場合でも因果関係を云々するのには慎重でなければならないと思います。ましてや、器質的な原因が除去できない場合には、せいぜい修飾因子としての位置づけが精一杯ではないでしょうか。

坂元　高齢者のうつ病の診断に関してですが、二つ注意すべき点を挙げるとするとまず一点は、他の年代のうつ病に比べて、高齢者のうつ病では抑うつ気分よりも身体症状の訴えの比重が増すことだろうと思います。身体的愁訴を説明する身体疾患の検索が必要なことはもちろんですが、身体疾患が否定された場合に、安易に不定愁訴、神経症、心気症、ヒステリーなどという診断に飛びつかないような注意が必要だと思います。老年期では、一見神経症的に見える身体的愁訴の陰に抑うつ症状が隠れていることが少なくないわけですが、抑うつ気分などの抑うつ症状はなかなか自分から訴えませんね。それどころか、通り一遍の問診では抑うつ症状を否定することとさえあるようにも思います。

もう一点は、病像が非定型的なことが少なくないことです。*つまり、精神運動抑制があまり目立たないで、不安・焦燥が強く、心気・罪業・貧困などの妄想形成傾向も多いことです。それだけに自殺の危険性も高くなります。妄想が前景に立つ場合には、抑制が目立たず奇妙でグロテスクな色彩を帯びた妄想内容をむしろ多弁に訴えたり興奮・焦燥・自殺企図を伴うこともあるので、妄想性障害や認知症と誤診することのないようにしないとい

*退行期メランコリー（Kraepelin E）では、微小妄想、焦燥、自己価値感低下、自殺念慮、匿病などを特徴とする（古茶大樹）。

けませんね。

先日入院例で経験した六八歳の方ですが、「（膀胱炎の治療のために服用していた）抗生薬の飲み過ぎで生態系が狂ってしまってもう手遅れ。延命処置はしないでほしい」と訴えて、すべての医療行為を拒否した方がいました。終日まったく力無く臥床しているのですが、「不治の病」であるという心気妄想的確信を話し出すと止まらないんですね。そういう躁性要素の混入も目立っていたので、本当にうつ病なのか皆で討論したこともあります。拒食も長く続きましたので、身体期に衰弱も目立ってきてこのままいくと生命的にも危ないということになってしまいました。そこでご本人には睡眠療法と説明し何とか同意を得て、先ほどから問題になっているECTをやったのですが、これが劇的に効きました。四回目ぐらいからあれほど強固だった心気妄想も消え始めて、七回終了したところでは「あのときはおかしかった、助けていただいて本当に有り難うございました」と感謝までされてしまいました。その例では、ECTはまさに救命的な治療と言ってもよいわけですね。

それから因果関係、つまりうつ状態の成因診断に関してですが、身体疾患の罹病と精神症状発現との時間的関連が明瞭で器質因性と断定できる症例もあるのももちろん確かです。しかしそれよりも器質因、内因、そして種々の喪失体験に代表される心理社会的要因のどれか一つだけで発症を説明することが困難な症例が少なくないことが高齢者のうつ病の特徴ではないかと思っています。ですから成因診断的には、三者択一を目指すのではなく、むしろ症例ごとに各要因の関与の比重配分を検討するという多元的な見方のほうが病態の理解や治療的接近により意義を有するように思うのですが、いかがでしょうか。例えばMRIで小梗塞が多数認められる患者さんの場合、それを単に無症候性脳梗塞に伴う器質性うつ状態と捉えるだけではなくて、器質因によってある程度規定されたストレス耐性の減弱化や負荷的な発病準備状況をまず背景に考えるわけです。そして、老年期特有の喪失体験などの心理社会的誘因や場合によっては身体疾患への罹患や手術が心理社会的誘因となって「弱い内因」を震撼させ発症へと至るというような多元的な見方によって病態を理解して、それを治療的にも生かしていくことが大事ではないかと考えています。

最後に予後に関してなんですが、老年期のうつ病と言うといかにも予後が悪そうで、私などもややもすると治療的悲観論に傾きそうになるのですが、老年期うつ病が他の年代のうつ病に比べて転帰が不良だという先入見を否定したエビデンスもちゃんとあるんですね。ですからこうした先入見にとらわれないような自戒が高齢者のうつ病の治療では何よりも大切だと感じています。

神庭　今日は短い時間で触れることのできなかった問題も数多くありましたが、気分障害をめぐっていくつかの重要なテーマについてご意見をうかがえて楽しかったです。トレーニングを受けた場所も専門領域も皆異なるのに、不思議なぐらい共通した考え方を持って治療しておられるのを知って、安心もしました。とかく精神科の治療のクオリティは客観的数値で評価できないし、サイエンスよりもアートの領域が多いために唯我独尊に陥りやすいわけでしょう。ですから、気分障害の場合もいかようにも治療ができる。一律お仕着せのような治療もできるし、お節介に近い精神療法だってしかねないわけです。経験を軽視することなく、かといって独善的な経験主義に陥ることなく、エビデンスを十分に臨床に活用することを重要視して治療することが基本でしょう。

気分障害だけを取り上げてもまだ未知の部分が多く、手さぐりで治療せざるを得ないことが多く、皆さん現場では相当苦労しているなという印象を持ちました。今後、さらにエビデンスに立脚した治療ガイドライン*を作っていけるように各領域での研究を押し進めていただきたいと思います。と同時に、いかに科学が進歩しても欠かせないのが、経験と技ですね。これは医療において、そして特に精神科においては重要であり続けるだろうと思います。今から、一〇年、二〇年経った時点で、どのようなエビデンスを得られ、またどのような経験と技を身につけられたかを、もう一度集まってお聞きしたいなと思いました。

*日本うつ病学会は、大うつ病（二〇一二）と双極性障害（二〇一一）の治療ガイドラインを作成した。

第二章　躁うつ病の概念における歴史的変遷と今日の診断基準

精神科における診断の意味

神庭　このように躁うつ病の概念と診断は長い歴史を持ち、さまざまに変遷してきたことがわかりますが[*]、そもそも精神科の診断というのは何のためにあるかということです。診断は、一致率が高いことは必要条件ではあっても、それだけでは意味がない。なぜ分類するのかと言うと、少なくとも、治療法の選択につながるべきだし、治療予後、経過の予測とつながるべきであり、さらに望めば、特定の病態に対応しているべきなのでしょう。そういうものにつながる診断を作っていこうという流れの第一歩が今日の国際診断基準ではないかと思います。

それから現在は病因は不明なのだから、その解決は将来のことであり、すでに病因が決まっているかのような診断名は排除しようという流れがありますね。神経症がそれに該当します。内因性うつ病もメランコリアの特徴を伴う大うつ病となってしまい、何を意味しているのか正確にはわからない診断名がひねり出されたのだろうと思います。

はたして、今日の診断が、治療反応性の予測や治療法の選択につながるような特性を具備しているかどうかという検証が十分行われていない。前に述べたように、そもそも横

*前書『気分障害の臨床』五一〜七〇頁参照。

断的精神病理的評価、それもかなりおおざっぱな症状の数合わせだけで、これらの条件を備えた診断に至れるのかは疑問です。その人の病前性格、適応度、誘因を含む環境因子の評価があって、そこに横断的症状が加わってこそ、診断はより意味あるものになるだろうし、それに遺伝子情報、画像、臨床生化学的特徴などの情報が加わって初めて、より正確な治療反応性や転帰を予想できるのだろうと思います。するとおいそれと診断ができないことになるので、臨床的にはまず大まかな分類も必要でしょうから、現状からもう少し練り上げた程度のところで妥協するのが現実的なのでしょうか。

坂元　精神科の診断は何のためにあるかということなんですが、ちょうどそのことについて、二〜三年前に精神科の先生を対象にアンケート調査をやったことがあります。あらたまって、精神科の診断は何のためにあるのかと聞かれると、それだけで驚かれた先生もいたようなんです。

まず診断の目的としていくつかこちらから挙げてみました。例えば、「診断が治療の方針の決定に貢献する」。もう一つは「診断は状態像を把握するためのものである」。それから「経過と転帰を予測する」という目的もあると思います。それと「医療者間のコミュニケーションのため」です。

診断がなければ患者さんの話をするときに、いちいち横断病像、症状、生活史をすべて話してこういう人というのでは、とてもたまりませんので、診断には、当然コミュニケーションとしての役割があります。それと「診断をつけることによって病態生理をきちんと理解する」ということもあります。診断名によってある特定の均質な群を抽出してそれによって病態生理を理解しようということです。それから大事になってくるのは、「家族や患者さんへの説明のための診断」ですね。きちんと診断がついていなければ、どういう病気ですかと聞かれて、説明できないということになってしまう。

そういうように目的がいくつかあると思うんですが、その中で、「先生方は精神科診断の目的としてどれがいちばん重要と考えますか」と聞いたんですが、いちばん多かったのが、「治療方針決定のため」、それと「経過と転帰予測のため」です。続いて「状態像の把握のため」とその三つの回答が多くて、それとかなり差がついて「コミュニケーション」や「患者、家族への説明」なんです。これは精神科に限らずどんな医学でもそうだと思いますが、診断というのは、治療方針の決定と、どんな経過をたどるのか、どんな転帰になるのかということをきちんと把握するためにつけるんだということになりました。

これは私たちの予想通りなんですが、精神科診断の問題点は何かと聞いてみましたら、何と「診断をつけても治療に貢献しない」という回答がいちばん多かったんです。治療に貢献することがいちばん大切な目的だという回答が最も多い反面、実際それが治療に貢献していないという回答もいちばん多かったんですね。ここに臨床の現場にいる精神科医のジレンマを感じました。

さらに「精神疾患には、最終的な診断がつけられないものが多い」のではないかというものもありました。身体疾患と違って、病因が明らかでないものは厳密には疾患診断とは言えないんです。症状、状態像と経過をセットにした臨床単位の名前としてはかろうじていいのかもしれませんが。

それに関連して、統合失調症か、気分障害かという中間領域をめぐる鑑別が問題になると思うんです。そういったときにどう診断をつけるか。「統合失調感情障害」とつけるか、「非定型精神病」とつけるか、あるいは「類循環性精神病（zykloide Psychose）」とつけるか、フランス風に「急性錯乱（bouffée délirante）」とつけるか、いろいろあると思います。

そういう中間領域の診断をする意義についてもそのアンケートで聞いてみたんですが、八割の先生は中間領域の診断をきちんとつけることに意義があるという回答なんですが、二割の先生はあまり意味がないと。例えば統合失調感情障害と診断をつけても統合失調症とつけても、躁病とつけても治療はほとんど変わりはなく、いずれも抗精神病薬が効くという意見もありました。

さらには、無理して線引きをすることによって、ある一つの臨床単位に無理して押さえ込もうとすると、そこから少しはずれているような精神病理学的な現象をどうしても切り捨てざるを得ないんです。本当はきっちりすべての症状を把握していかなければならないのに、そういった理念型からちょっとはずれるような部分は見えなくなってしまう。あるいはあえてそれを切り捨てて理念型に押さえ込もうとするような不自然な動きが出てきてしまう。それは患者さんを治療していく上で、はたしていいのかという意見もあって、これはなるほどと思わせるような意見でした。

気分障害であっても、長く経過を見ていますと、統合失調症の症状が出てくる症例がありますね。圧倒的に気分障害なんだけれども、その中にシュナイダーの一級症状*が出てくると、先生によっては統合失調症というほうに考えが行って、経過、転帰に対する見方がややもすると悲観的になる。それまでは気分障害として積極的に気分安定薬を使っていたのに、精神病症状がかなり優勢になってくる、病像にも残遺状態や欠陥状態が出てきますと、気分安定薬を使う勢いが、医者のほうでも落ちてしまう。そういった意味で、無理に一つの類型に当てはめようとすることがかえって、治療に弊害をもたらすことがあるのではないかと考えさせられたわけですが、診断と概念の問題に関係して、診断の目的ということでアンケートの結果をご紹介させていただきました。

*統合失調症を他の精神障害から鑑別するのに、シュナイダーは主として統合失調症の急性期や増悪期に見られる基本的な以下の症状を一級症状とした。
(1)思考化声
(2)対話形式の幻聴
(3)自分の行為を批判する幻聴
(4)思考奪取および思考への被影響体験
(5)身体への被影響体験
(6)思考伝播
(7)妄想知覚
(8)感情・欲動・意思における作為体験・影響体験。
(天野直二:精神医学における創造性について、信州医誌 63(1): 3-7, 2015 参照)

従来診断と操作的診断の二重構造

樋口　診断と疾病概念の問題を神庭先生がまとめられたんですけれど[*]、おそらく神庭先生も、坂元先生もDSM-Ⅲ以後の世代ですよね。私はDSM-Ⅲが現れる前に精神科医になっていましたから、DSM-Ⅲが出てきたことによって、概念の混乱を経験した世代なんです。

DSM-Ⅲ以前というのは、従来診断であって、感情障害そのものの範囲は極めて狭かった。それに比べて統合失調症のほうが広くて、私が研修医の時代には、今考えると、感情障害に入るんではないか、あるいは統合失調感情病に入るのではないかと思われるものがみんな統合失調症に入っていたんです。そういう時代の中でDSM-Ⅲが出てきて、ずいぶん感情障害の概念が広がった。特に精神病性の特徴を伴うようなものを含めて、感情病の中に入れていくということに対して相当抵抗を感じてきた世代なんです。今の話の中に診断が必ずしも治療に直結しないということがありましたが、私も研修医の時代に、疾患診断は大きな治療法選択の基準としてあるんだけれども、精神疾患の場合は「状態像診断が治療法を選択する上で重要だ」と教えられたんです。その時代はまだ操作的な基準はなかったので、常に状態像診断を重視して、たとえ、最終的な疾患診断がすぐにはつかなくても、状態像で治療法を選択できるというふうに教えられてきたんです。

状態像を捉えるというトレーニングは比較的昔の人たちはよくやったものですが、今日の操作的な診断基準では状態像はあまり表に出てこない。私のようにDSM-Ⅲ以前を経験した人間は、状態像をまずきちんと捉えることと、診断をするときには、総合的な診断

*前書『気分障害の臨床』五一〜七〇頁参照。

をするというふうに訓練されてきているんです。例えば病前性格もきちんとおさえましょう、家族歴、生活歴もおさえましょう。現病歴、身体疾患の病歴なども、全部総合して判断しましょうと。それから状態像を基にして治療法の選択をする。だから精神病性の特徴を伴う抑うつ状態という場合には、精神病性の特徴に対しては抗精神病薬を選択する。うつ状態を持っているから基本的には抗うつ薬を使うべきであるという、ある意味では漢方の薬物選択に近いものがあったわけです。操作的診断基準が出てからはそれは共通言語として、世界的なやりとりをする上で、あるいは統計的なデータをきちんとそろえていく上で重要という認識でした。ですから二重構造をわれわれはまだ持っているところがあるんです。それはそれで私自身は自己矛盾を起こしてはいないつもりです。それらをうまく使い分けているつもりでいます。

もう一つはDSM-Ⅲ、DSM-Ⅲ-R、DSM-Ⅳの流れを見てくると、その都度揺れていると思うんです。まだ固まっていないし、これが基準であるというところへ行っていない。気分変調症などの位置づけもDSM-ⅢとDSM-Ⅳではずいぶん変わってきたわけです。治療反応性をメランコリアの中に入れるか入れないかとか。非定型うつ病を規定したのはDSM-Ⅳになってからですし、そういうふうに、DSM-Ⅲでいったんがらっと変更したんだけれども、新たに作った基準が現実に合うのか合わないのか実際の症例に照らし合わせていく作業が必要になってきた。逆に過去に意味があると思われたものでDSM-Ⅲで除かれたものを再度現実に診断基準の中に反映していく意味があるのではないかと再検討されるなど、照合の過程があってまだ動いているような気がするんです。だからあまりこれを絶対視するのも問題だろうと思うし、われわれの臨床の現場ではそれと照らし合わせながら、どこが合わないのか、どこを変更すれば現実のものと合っていくのかという視点から修正を加えるべきだと思います。

坂元 今の樋口先生のお話に関して、また先ほどのアンケートの話に戻らせていただきますが、外来の初診で患者さんを診るときに、難しい例では、診断をどこまでつけるか。状態像診断にとどめるか、あるいは、疾患診断までつけるか、つまり単にうつ状態だけでなく、抑うつ神経症であるとか、内因性うつ病であるとつけるか、あるいは妄想幻覚状態でとめずに、統合失調感情病、統合失調症、あるいは躁病で精神病像を伴うものというところまでつけるかどうかということを聞いてみたんですが、状態像診断にとどめるという先生も半分くらいいるんです。

樋口 それは初診の一回きりの場合ですか。

坂元 そういう設定で聞いてみたんですが。最初はうつ状態、幻覚妄想状態などの状態像評価にとどめて、あとは経過を見て疾患診断をつけるという先生が五五％でした。

樋口 それは世代は調べていますか。

坂元 世代間の差は特にありませんでした。これに答えてくださった先生は年配の方が多くて、平均精神科経験年数は二二年。きら星のごとく大家がずらっといます。そして三五％が疾患診断までつけるということです。

たしかに当面の治療ということから考えると、状態像診断だけでもいいという気がします。ただそれでも本当は、器質性か非器質性かという鑑別はしなければいけないと思うんですが。おそらく回答された方の頭の中では器質性は否定された上で、非器質性の中で神経症性（neurotic）か内因性（endogenous）のものかということなのかもしれませんが。そのときに状態像診断にとどめただけではさしあたりの治療はできても、経過や転帰の予測は不十分にならざるを得ないと思うんです。そういう意味では状態像診断にとどめるのは、私は問題があるのではないかと思いまして、初診では、なるべく疾患診断までつけるようにしています。ただ疾患診断と言っても、操作的診断基準、例えばＤＳＭ−Ⅳを横に置いておいて、基準の項目を数えてつけた。それで疾患診断をつけたことになるのかという疑問も出てくるのですが。ＤＳＭの中でも気分変調症の診断基準にはかなり経過も入っています。今までの経過が二年以上続いていなければこの診断はつけられないわけですから、かなり縦断的な診断にもなっていると思うんですが、私が一つ問題だと思うのは、大うつ病なんです。期間の設定が二週間以上となっていますね。二週間というのはその人の人生から見れば点でしかない。そのときだけ見て、症状がある程度満たされていれば、診断をつけるというのはこれは疾患診断ではなくて状態像診断をしているにすぎないのではないかという気が強くするわけです。

そこで伝統的診断では病前性格、生活史、ライフイベントなどを総合的に判断するということになるんですが、ＤＳＭでも二軸で性格を見て、三軸で身体的な問題を見て、四軸でライフイベントを見て、五軸で社会適応を見るということになりますが*、それがどれほど一軸の診断に反映されるのか。ＤＳＭを重視される先生は、多軸診断がいいんだと、総合的に見るのがいいんだとおっしゃいますけど、二軸がこうだから、三軸がこうだから一軸はこうすると、そこで一軸診断が変わってくるということは考えにくいと思うんです。そういう意味では疾患診断をやっているつもりが、実は、状態像診断にとどまっているのではないかという気がします。ですから大うつ病の場合にはかなりいろんなものが入っているのではないか。従来診断で言う、内因性うつ病は中心に入ってくると思いますが、反応性のもの、神経症性のもの、軽い非定型のうつ病などまでそこに入ってくる可能性はあると思います。そういう点を考えると、少なくともうつ病に関しては少し物足りないとい

＊ＤＳＭ−５は多軸診断方式をとらない。

う感じがしています。

診断の信頼性と妥当性

神庭　先ほども述べましたが、ＤＳＭやＩＣＤは、まず診断で一致率（信頼性）を上げようというところに重点が置かれています。これによりコミュニケーションの道具はできました。しかしこれが最終目的では困ります。ところがここに幻想が生まれやすい。一致率を上げていけば、いずれどこかで診断の生物医学的妥当性が証明されるという幻想です。その診断が妥当かどうかは、最終的には、治療効果を含めた転帰や生物学的研究に求められているんだと思うのです。しかし妥当性がこれまで一つとして証明されてきていない。

ですが、いずれ妥当性は証明されるはずのものであって、なかなか証明されないのは、今はそれを証明するための方法論がないだけだと考えて、方法論の問題でけりをつけようとしている。一致率が高くない限りはどんな精密な科学を持ってきても妥当性は証明できないではないか、ということで納得していると思うんです。しかし現在の診断基準で研究を続ければ方法論が追いつき、いずれその妥当性は証明されるとの考えは幻想です。もしかしたら将来そういうことが起こり得るかもしれないけれど、ネガティブデータの山を作るだけではないか。むしろこの可能性のほうが高い。

生物医学的研究結果を現在の診断カテゴリーに当てはめるから、ポジティブデータとネガティブデータが出てくる。しかし、ある患者である変化が正確に認められたのならば、それは厳然たる事実なわけです*。その事実がその患者でどういう意味を持つのかが実は問題なので、恣意的なカテゴリーでどうかではないはずです。しかしそれを症状レベル、そ

*その後、エンドフェノタイプで分類する試みや層別解析が取り組まれている。また米国ＮＩＭＨは、ＤＳＭ／ＩＣＤに代わる生物医学的研究のための分類としてResearch Domain Criteria（RDoC）を提唱した（二〇〇八）。しかしRDoC分類の妥当性が検証されているわけではない。

れも今日のようにかなりおおざっぱな症状の捉え方をしている限り、いつまで経っても生物医学的事実はわかってこないような気がします。

樋口　状態像診断にとどめなさいということを私が主張しているのではなくて、疾患診断のできるものはすべきだと思うんです。疾患診断をした上でも状態像診断をきちんとしていることによって、例えば薬物選択のおさえ方が変わってくるはずなんです。例えばうつ病であって、不安焦燥を伴ううつ状態である場合と抑制を伴ううつ状態である場合とで選択が違ってくるだろうという意味です。だからすべてが状態像診断で良い、疾患診断をする意味がないと言っているわけではないんです。

神庭　私が感じるのは、特別なスクールに属している人を除いて、ある程度の臨床経験を積んだ人同士が話し合っていて、診断があまりに合わずに困るというのはそれほどないような気がするんです。むしろ各カテゴリーに属する個々のバリエーションが大きいのではないか。それぞれの患者さんに対してどう治療するかという話になったときに、これがだいぶ違うような気がするんです。

樋口　それが何から生まれてくるのかということですね。

坂元　ＤＳＭで気分障害の範囲が広がったという点についてですが、軽いほうにも重いほうにも広がって、軽いものは気分変調症、重いものは精神病像を伴うもの、それも気分に調和しない精神病像を伴うものと。これらは経過も転帰もずいぶん異なるのではないかと思うんですが。

樋口　大うつ病にしてもずいぶん範囲が広いですよね。僕が経験するのは明らかに職場不適応、心因性と思われるような患者さんたちがいて、職場を変わることや休むことでたちまち良くなるような人たちが、一時期大うつ病の診断基準に該当するなどうつ病の閾値

（threshold）が低くなって、概念が広がっているなと思います。

坂元　その点をどう考えていったらいいのかということです。統合失調症から分けたことに意味があるのか、それとも気分障害としてひとまとめにしたことに意味があるのかどうか。精神病像を伴う双極性障害とかは、かなり統合失調症に近い経過をたどるものもある*と思うんですが、それをあえて気分障害のほうに入れるのはどうしてか。私がドイツに行ったときに、中間領域の症例の長期経過を研究したことがあるんですが、そうした症例の転帰はピュアな気分障害とピュアな統合失調症の間になるということなんです。それを気分障害に入れることの意味というのは、気分安定薬がそういった群では有効だけれども、統合失調症のほうはそうではないんだというところがいちばんの決め手になるんでしょうか。

神庭　そうだと思います。気分安定薬は大きかったと思います。精神病性の特徴を伴う人で気分に一致しているかどうかの判断が重要視されなくなった理由は、縦断的に見ていますと、あるときには気分に一致していたが、別のエピソードでは一致していなかった、その次はまた違うというふうに、一人の患者さんを見ていてどちらもある。しかし経過全体で言えば、この区別には意味がない、ということがわかったからですね。

　気分障害の経過が統合失調症様の妄想や幻覚などの症状**に強い影響を受けないことがわかったから、気分障害に引っぱられたんだろうなと思います。しかし、統合失調感情病は、長期経過が、統合失調症と気分障害の間に来ますから、独立したカテゴリーが与えられたのでしょうが今後の検討が必要です。

*その後の研究で、統合失調症と双極性障害、特に、精神症状を現す場合には、リスク遺伝子、画像所見などで共通する生物学的特徴が認められている。

**カタトニアは統合失調症の亜型としてではなく、統合失調症、気分障害、神経発達症などで現れる特徴的症候群の「特定用語」として位置づけられている。ベンゾジアゼピン、ECTが有効である。

気分変調症の概念化がもたらしたもの

樋口　私は、ＤＳＭ‐Ⅲ以降で、感情病圏の病気として注目するのは気分変調症なんです。従来、抑うつ神経症の治療***と言えばこれは神経症圏内の病気である。したがって使うとすれば少量の抗不安薬を使いながら、精神療法で行きましょうということで長年きました。ところが、それが気分障害の中に取り込まれたことで治療法の選択肢が変わってきた。その中には広瀬徹也先生が指摘しているように治療反応性で言うと二つに分かれてくる。抗うつ薬がかなり反応する一群があるということがわかってきていますので、これは気分障害という概念の中に取り込まれたからこそ生まれた治療の選択肢であろうと思うわけです。その半分くらいはまた将来分かれていくかもしれないという気がします。少なくとも気分変調症の一部はうつ病として治療していくことの意味がはっきりしている。

坂元　準気分障害性気分変調症（subaffmective dysthymia）ということで抗うつ薬に反応する一群がある。アキスカル****が分類した中では二割、三割くらいですね。そうすると八割ぐらいの方は従来、私たちの頭の中にある抑うつ神経症ということになると思うんですが、それでも二割ぐらいの方はきっちり反応するということに、非常に勇気づけられたという気持ちがします。

気分変調症の経過に関してなんですが、経過をずっと見ていますと、どこかで必ず大うつ病が入ってくる。ほとんど一〇〇%です。そうすると気分変調症は全例二重うつ病ということになる。さらにアキスカルは、双極性にもなるんだということで、気分変調症をソフトバイポーラー・スペクトラム（soft bipolar spectrum）の一つに入れていますね。そう

***かつて抑うつ状態は単純に内因性うつ病と抑うつ神経症（あるいは反応性抑うつ）とに分類されていた。しかし、抑うつ神経症には雑多なものが押し込められていたため、ＤＳＭ分類でこの分類が棄却されて、この雑多なものをどう分類したらよいのかと考えざるを得なくなった。抑うつの分類はもともと混乱していたのであり、ＤＳＭはパンドラの箱を開けたに過ぎないとも言える。

**** Akiskal HS

いうのを聞きますと、半信半疑という感じがするんですが、実際に今まで臨床で受け持った人をずっと思い出してきたんですけど、たしかになかにはそういう人もいるんですね。抑うつ神経症でなかなか良くならない。大して重くなく、軽いうつがずっと続いている。どこかで気を取り直して抗うつ療法をやり直してみようということで、積極的に抗うつ薬を使ってみたら、軽い躁状態になったりする人が何人かいる。アキスカルがそういうことを言っているのを全然知らない頃、そういう例を経験しているんです。ですからそういう概念はたしかに重要だと思いますけれども、残りの八割は忘れてはならないという気がしています。

神庭　気分変調症の二割は抗うつ薬に反応するということなんですけど、たしかに心因が強くて、あるいは性格的なものが強く現れていて、この人は精神療法でもっていかないと治らないだろうなという印象の強い人のなかに、試しに使ってみて二〇％の確率で良くなるということですね。しかし抗うつ薬反応性の良い気分変調症の人を感じることがありませんか。つまり、どこかに内因的な要素がうかがえる人です。この人には積極的に抗うつ薬を使ってみたいなと思えるときがある。それは一致率を重視した診断基準としては現れてこないんでしょう。もちろん大はずれの場合もあるわけですから。

一つ疑問があります。気分変調症の二割は抗うつ薬に反応するという科学的データが出たときに、気分変調症と診断した全員に抗うつ薬を投与すると、八割の人は有害作用しか受けないということになるわけですよね。その場合臨床家として気分変調症に一様に抗うつ薬を使うべきかどうかという問題に直面します。抗うつ薬反応性を見つけようとすると、今のところ、一致率の悪い直感的なものでしかない。あるいは坂元先生のように思い切って使ってみたら良くなったということしかないとすると、治療方針を決定するというところまでは行っていない。

樋口　漫然と抗うつ薬を投与していくことは意味がないと思いますけれども、以前なら気分変調症（抑うつ神経症）となると抗うつ薬を使うという発想すらなかったと思うんです。だけど、少なくとも四週間とか六週間使ってみようと考えるようになりました。反応しなければ、抗うつ薬主体でいくというのは無理があるなと思いますが。薬物反応性は今のところ神庭先生が言われたように直感的なもの、臨床経験的なものを拠り所にしてやっているわけですね。そういうものを手がかりにしているわけで、そのためには、まずは使ってみようという発想がなければそれは成り立たないのではないかと思うんです。それが何の効果もないまま何カ月も投与されていくとなれば、有害作用だけを与えているということになり何ら意味のないことをやっていることになるんだけれども、短期のトライアルというのは私はやっていいのではないかと思っています。

神庭　長期に漫然と投与するよりは、短期間きちんとした抗うつ薬療法を試すべきであると。

樋口　ええ、それでやってみる必要はあるのではないかと思います。

坂元　気分変調症ではなくて大うつ病で内因性の病像を持っているものでも、三割くらいは抗うつ薬になかなか反応しないというのがありますね。抗うつ薬に反応しないと、だんだん遷延する経過となって神経症的に見えるような例もあるんです。だからといって途中で抗うつ薬療法を断念するかどうか。あるいは気分変調症と診断されるもののなかには、こちらの見方がそうなってしまっているだけで、実際はもっと重い内因性のものがあってそれが遷延しているものがあるのかもしれない。だから本当は、もうちょっと手控えないで長く抗うつ療法をきちっとやれば、効く群があるかもしれないですね。ですから一カ月で反応がなければ引くというのはどうでしょうか。その辺が難しいところですね。

樋口　それは抗うつ薬がどれくらいで反応するかということや先ほどおっしゃった判断基準をどこに置くかということになると思いますが、四週間が絶対とは言えませんから、それが六週とも八週も言われるわけで、その見極めは難しいと思いますけどね。

坂元　神庭先生、ちなみに先ほどおっしゃった直感というのはどのような点なんですか。

神庭　一言で言えば、メランコリーの香り*です。例えば、早朝覚醒とか、気分の日内変動、環境に対する反応性の乏しさ、自責感など。これらが極端になればメランコリア型の大うつ病になるわけですけれども、気分変調症や軽症の大うつ病ではそれがかろうじて現れるだけに見つけるのが難しい。全体像として、メランコリーの香りがする。

樋口　それは診断基準の中に示されている期間の問題もあるのですが、私も最近そういう症例を経験しました。うつ状態は二年間ほとんど変わっていないですね。もし大うつ病だったらもう少しいい時期があってもいいのではないかと思える人です。

　要するに症状としては気分変調症なんです。二年間ずっとだらだらとしていて、症状そのものはそんなに重くないし、日常生活も最低限のことはやっている。そんなに抑うつ気分も強いわけではないという人なんだけれども、たしかに神庭先生の言われるようにメランコリックで、メランコリーの香りを持っているんですね。日内変動もあって夜になると動けるという日内リズムを持っている人で、内科の先生がずっと神経症として抗不安薬を出されていて少しも良くならない。諦めかけていたところに抗うつ薬を使ったら見事に反応したんです。だから期間が二年以上続いていたとしても、反応するものはきちっとするんだということを経験しました。

神庭　診断基準を作って一致率を高めてみんなが同じ概念で話ができると、こういった議論

＊ＩＣＤ－11（案）で内因性うつ病（メランコリア）が特定項目にとどまっているのは、エピソードが再発するときに、あるときはメランコリア型、あるときはその特徴が現れない、という事実に根拠が置かれている（Maj M. 2018 私信）。

が深まってくるんでしょうね。別々な言葉で違う患者さんを頭に思い浮かべて話をしていれば、今日のような進歩というのはなかったから、ある意味では大事な進歩だったんだろうと思いますけれども。

樋口　それはそうですね。基本的には操作的診断基準を評価する立場で言うんだけれども、その中で抜けてしまっている部分もある。それをどのようにして将来的には取り込んでいくかということだと思うんです。

神庭　その一つに、操作的診断基準が一般化してから特によく言われるようになってきたものとして、疾患のコモビディティ（comorbidity）があります。私は、この研究**の傾向を、DSM診断がかつて捨てた原因論への回帰を導くものではないかと思っています。次にこの問題について第三章で坂元先生から詳しくお話をうかがいたいと思います。

**コモビディティの生物医学的な研究の発展が期待されたが、残念ながら二〇一八年の現在でも、大きな進歩は見られていないと言わざるを得ない。

第三章　気分障害のコモビディティ

坂元　コモビディティ（和訳では「併存」）についてなるべく包括的に検討しようということで、いろいろと見てきました。*気分障害をめぐるコモビディティを検討する前に、まずコモビディティの概念や歴史を振り返ってみました。そのあたりについて何かご意見があればうかがいたいと思います。

樋口　コモビディティを「合併」と訳してよいのでしょうか。コモビディティは精神科の病気に限る概念ではありませんね。身体病でもコモビディティは存在するわけです。最近の医学事典を見たら「合併」とは言わずに「共存」あるいは「併存」と言っています。それも汎用されているものではないですけど、正式の訳語はあるのでしょうか。

以前から考えていることとして、一つはⅠ軸同士のコモビディティと、Ⅰ軸とⅡ軸のコモビディティはだいぶ意味合いが違うのではないかということです。Ⅰ軸同士のコモビディティはDSM-Ⅳが作成されてから出てきたという意味合いが強いのではないか。DSM-Ⅲの段階ではAとBという二つがあった場合には、優勢のほうをとりなさいというやり方をしてきたんだけれども、それでは現実に合わないわけです。そういうところから、両者が合併しているものをそのまま素直に認めていくということに変化してきたのではないかと受け止められるんですけれども。

＊前書『気分障害の臨床』八三～一〇七頁参照。

したがって、これはある意味ではＤＳＭ診断があれば必然的に生じてくる考え方であろうと思うんです。ところが、Ⅰ軸とⅡ軸のコモビディティというのは従来の診断概念では生まれ得なかったものだと思うんです。従来診断では議論としては性格の問題だ、いやうつ病だ、あるいは統合失調症質者の反応だ、いや統合失調症だという議論がずっとなされてきたんです。ところがこのＤＳＭ-Ⅲの診断が出てきて、axis の違いは次元の違いと位置づけられその axis 同士は共存してよろしいという発想が出てきて、異なる axis の共存が可能になった。したがってⅠ軸同士のコモビディティとⅠ軸とⅡ軸、場合によってはⅠ軸とⅢ軸のコモビディティの性格は違うのではないかと感じるんです。

セロトニンとコモビディティ

樋口　もう一点強調したいのは、精神薬理学的な立場からの、特に大うつ病とパニック障害、強迫性障害の問題です。

たしかにＳＳＲＩが共通に効果があるということで、多少安易に三つの疾患の間の共通性、共通の病態、もっと激しいのは serotonin dysfunction syndrome（セロトニン機能不全障害）というような全部を一体にしてしまう捉え方というのもありますけれども、これは性急すぎるのではないかと思います。例えば薬物療法的な観点から言っても、パニック障害というのはセロトニン系の薬物だけで治療されるものだろうかと言うとそうではないわけですね。強迫性障害もそう言えます。逆にうつ病はＳＳＲＩでないと治療ができないのかと言うとけっしてそうではないし、むしろ最近の考え方ではＳＳＲＩは軽症のうつ病に対しての有効性はあるけれども、重症に対してはどうかということが言われていることもあり、従来の三環系の抗うつ薬の有効性との違いも言われているわけです。そういう観点から言うと、安易にセロトニンだけで共通の病態であるということには慎重でなければならないというのが私の最近の感想です。

神庭　セロトニンということで意見を述べさせていただきますと、セロトニン神経系というのは、伝達物質として系統発生的に非常に古い神経系なんです。単細胞のレベルから受容体があるというくらい古い。約二〇億年前に遡れる。古いということはどういうことかと言うと、この長い年月の進化の過程で人類が獲得したさまざまな精神機能に巻き込まれた可能性が高いと思うんです。その証拠にセロトニン受容体のサブタイプは数がものすごく多い。少なくとも一四種類はある。受容体の本来の遺伝子にそれだけの進化が刻まれているのでしょう。実際にセロトニン系というのは、食欲、睡眠、体温調節、不安、抑うつ、衝動性などさまざまな中枢機能に広く関わっていると考えられています。それだけに、幾多もの精神病理に関わっていても不思議ではない。

回りくどくなりましたが、ＳＳＲＩが多くの精神症状に効果的であるというのは、むしろよく納得できることで、だからと言って、それらの症状がすべて共通の生物学的機序を有していると結論するのは行き過ぎです。これを極論すれば、すべての精神症状の物質的基盤は共通している部分を持ち、類似の神経回路網の上に生まれるわけですから、「それらの巻き込まれ方が違うだけだ」との生物学的単一精神病論の立場を主張することもできるわけです。

ＳＳＲＩが特に注目されてきているのは、その作用機序がピュアであると考えられているからで、かつてＥＣＴで同じことが言われたかと言うとそれはなかっただろうと思うんです。例えば統合失調症の緊張病症状、うつ病、そして躁病、あるいはパーキンソン病やてんかんにまでECTの有効性が示されているわけですけれども、ECTが効くからこれらの疾患がみな共通した病態だ、などとは誰も言わなかったわけです。SSRIの作用が選択的なだけに、誤解が生まれやすいのかもしれません。しかしSSRIにしても、セロトニン系には選択的に作用するかもしれませんけれど、そのセロトニン系とインターアクションを起こしている神経系は数多くあるわけだから、一次的作用点はセロトニン系でも、最終的にはさまざまな神経系を巻き込んで臨床効果につながると考えるほうが自然です。脳の持つクロストークという性質です。

脳にはもう一つ可塑性という性質があります。「学習」を説明する神経細胞の性質です。これは疾患の慢性化、固定化とも関係すると考えられます。したがって、逆にSSRIが効果的でないからといって、その疾患にセロトニン系が関係していないとも結論できないわけです。これが精神薬理学的研究の限界です。精神薬理学的研究は、脳の病態に関する貴重な示唆を与えてくれますが、最終的には遺伝子研究、分子・細胞研究、神経病理研究、動物モデル研究、画像研究、脳生理学研究、そして動物モデルによる解析を組み合わせていかなければなりません。

双極性障害とパニック障害のコモビディティ?

樋口　話は変わりますが、坂元先生が取り上げられたパニック障害とうつ病の合併率が非常に高い[*]ということは以前から感じていましたが、改めて見せつけられると驚くほど高いですね。しかし、双極性障害との親和性が高いことは、僕の臨床経験からして、すぐにはうなずけないのです。

*前書『気分障害の臨床』八九～九一頁を参照。

坂元　自分の症例を振り返ってみて、たしかに双極性障害を併発したパニック障害や、あるいは双極性障害の経過中で、パニック障害となる人は少ないですね。ただ最近の報告*では、パニック障害と双極性障害との親和性が高いという報告が出ているんです。それを裏づけるように、疫学調査でも大うつ病がノーマルコントロールに比べて一二・五倍パニック障害になりやすいのに比べて、双極性は二六倍パニック障害になりやすいという結果がECA研究で出されています。この研究はかなりの多数例を対象としていて、ノーマルコントロールが約一七、〇〇〇例、大うつ病約八〇〇例、双極性障害約一七〇例から出している数字ですので、信頼性は高いと思いますが、たしかに臨床的な実感と合いませんね。そこで考えるのは、ひょっとするとわれわれが見ているパニック障害とうつ病の合併例の中で軽い躁状態を見逃しているという可能性はないのかということですね。単極性だと思っている例が、実はわれわれの気づかないところで双極性成分を出しているということはないでしょうか。

樋口　きちんとした統計的な調査が日本ではなされていないですからなんとも言えないかもしれないけれど、双極性のスペクトラムのものが日本と外国とでそれほど頻度が違うとは考えにくい気がするんです。なぜその調査とわれわれの実感とがこれだけ隔たってしまうのかわかりませんけれども、パニックで始まって単極性うつ病になるケースはよく経験しますが、パニックで始まって、双極性になるケースは私の経験ではほとんどないんですがいかがですか。

神庭　僕もないです。これはものすごく違和感がありますね。

坂元　そうですね。実は、私も違和感がありながらこの結果を引用したんです。でもこれは信頼性の高い研究なんですね。アメリカンジャーナルの論文ですから。もしかするとこの

* Chen YW, Dilsaver SC: Comorbidity of panic disorder in bipolar illness: Evidence from the epidemiologic catchment area survey. *Am J Psychiatry* 152: 280-282, 1995

点に関しては、人種差ということも考えないといけないかもしれませんね。

パニック障害と抑うつをめぐって

神庭　臨床的な経験で言うと、まずパニック障害で発症して、障害の程度が重くて了解できるうつ状態・うつ病になる場合と、それほどパニック障害は重くないけれども重いうつ病になるという二つのタイプが多いように思うんです。前者のうつ病は、いわゆるデモラリゼーション**で説明がつきそうな印象で、パニック障害がおさまるとうつ状態・うつ病のほうも自然と良くなる。しかし、パニック障害とは関係なく、時にはパニック障害が良くなったと思っていたら、しばらく期間があって、深いメランコリー性のうつ病になる人もいます。この場合、パニック障害とうつ病との生物医学的近縁性を感じざるを得ません。

一方、うつ病の患者さんがエピソード期間にパニック障害と言える状態になることはむしろ少数ではないでしょうか。うつ病の人の不安焦燥感は、パニック障害に特徴的な発作性の自律神経症状を伴うことは少なくて、むしろヒステリー性格の人の不安反応のように見えることが多い。コモビディティとしてだけ見ていては、うつ病とパニック障害との関係の実態が見えてこないんではないでしょうか。横断的に、しかもうつ病の特徴やパニック障害の特徴を細かく捉え、治療反応性も考慮した観察が行われないと問題の解決には至らないような気がします。

坂元　そこが一つの問題ですね。パニック障害が最初で二次的にうつ病が来た場合に、それをどう診断するかということです。普通に症状を拾うと、大うつ病になる場合でも、反応的なものとより内因的なものがあると思うんです。それが同じ診断ということになってし

**度重なるパニック発作や強迫行為などにより生活空間が狭窄するといったストレスに対する心理的反応として抑うつが生じる場合を指す。人生に対してなげやりな態度となることもある。

まうというところが一つは操作的診断の問題でしょう。単純にこれをコモビディティだと言っているといると治療的な対応が難しくなる。

かなり長くパニック障害を続けていて生活が狭まってきて、抑うつ的になるというのは反応として了解できると思います。しかし、かなり深い抑うつをどうするか。その場合にも「押す」治療か「引く」治療をするのかという問題が生じてきます。それに関しては、診断基準は何も教えてくれない。なぜ問題かというとパニック障害と大うつ病のコモビディティの最大の問題は大うつ病単独よりも自殺率が高いことです。これはどの研究も一致して指摘する所見なんです。そこで出てくる大うつ病をもし不用意に押した場合、自殺に直結するようなことになるのではないかと思うんです。十分に休息をとらせずに、むしろ押す、もう少し頑張りなさいとか、休みたいなんて言ったらだめだよとか。それが自殺企図につながるようなことがあれば大問題ではないかと思います。他のコモビディティと違って特に自殺の危険性が高いということに注意すべきだと思うのですが。

樋口　コモビディティの話と離れてしまうけれど、パニック障害の自殺率が日本では高いという記録はないですね。諸外国はパニックの自殺率が相当高いでしょう。これが関係してくるかなと思うんですが。

坂元　たしかにパニックというのは死にたくない病気ですね。死ぬのがこわい病気ですよね。ただパニックと大うつ病が合併すると、大うつ病単独よりも自殺率が高くなるというのですが。

樋口　うつ病の中の焦燥感のようなもので捉えるとしたらそれは高くなってもおかしくないでしょうけれども。その点が疑問です。それからパニックから始まってデプレッションが出てくるものと、デプレッションから始まってパニックが生ずるものの予後、またパニック発作そのものの性質が精神病理学的に違うか否か、治療反応性が違うのか、そのあたりに関心を持たれているんですが、そちらの順序はあまり問題にしないでとにかく合併しているものは合併していないものより非常に治療反応性が悪いし、一般にパニックの症状も重いということが言われているわけですね。

坂元　そうですね。私の調べたところでは、どちらが先でも大うつ病とパニック障害が合併しているものは、どちらか単独のものよりも重症で、治療反応性も悪いという一致した結果が出ています。そしてプライマリーに大うつ病が来て次にパニックになるのは、重症で抗うつ薬の反応が悪い。逆にパニックから始まって、次に大うつ病が来るものは、自殺企図率が高くて入院を要するし、パニックの症状も重く、パニックの罹病期間も長いという報告があります。しかし、両者をきちんと比較したものはないですね。これは検討課題です。うつ病があとから来る場合には、より反応性のものが混入する率が高くなりますね。

最初から大うつ病が来るときには、反応性の要素は少ないと思うんですが。

樋口　そうなると薬物の反応性は高くなるんじゃないですか。

坂元　そうですね。それでも大うつ病単独のものよりは、薬物反応性が悪いと言われています。つまり薬物反応性について確認されているのは、大うつ病とパニック障害が合併したものは大うつ病単独よりも反応性が悪いということだけで、大うつ病がプライマリーかセカンダリーかでその治療反応性がどう違うのかをきちんと比較した研究は見当たらないようです。

強迫性障害と抑うつをめぐって

神庭　強迫性障害（ＯＣＤ）*ですけれども、ハミルトン**の評価尺度（二一項目版）の一項目は強迫症状ですよね。日本ではあまり言わないですけれども、アメリカの教科書には病前性格は強迫性格だと書いてあります。うつ病の人の多くは病前の強迫的な傾向が強くなって、うつが消えればそれも面接では目立たない程度にはなる。しかしうつ病の重いときにこの両方を診断しようと思えばコモビディティになってしまうこともあると思うんです。ＯＣＤの診断基準に大うつ病の場合は除くという除外項目がない限りはコモビディティということです。

　逆にＯＣＤが重くなれば、これもうつ病と言えるほどに落ち込んでも不思議ではありませんね。発症年齢から言えば、ＯＣＤが早くて、しかも慢性の経過をとりがちですから、多くのうつ病はＯＣＤに重畳するか、引き続いて起こることにならざるを得ない。だとすると、ＯＣＤのうつ病は内因性で、両者は共通の病態を持つと一概には言えないと思います。

樋口　そういう意味では全般性不安障害（ＧＡＤ）***もそうだと思えるんです。かなり不安の尺度はついてまわっていますでしょう。統合失調感情病の規定には、エピソードが独立して存在することがなければいけないということがありましたね。重なっている時期があってもいいけれども独立したエピソードがなければいけないという。そういう規定の仕方はコモビディティにはないんですか。

坂元　ないですね。

* obsessive-compulsive disorder

** Hamilton M

*** generalized anxiety disorder
多くの出来事や活動に過剰な不安と心配が続く慢性の不安状態。

樋口　そうなると同時に存在していて治療して両方とも消えたというものと、前後にずれているものとは当然違うとわれわれは考えたくなるんですけれども。そこはあまり問題にしていないんですね。

坂元　そこが問題だと思うんです。同時に存在して一緒に消えるようなものは、臨床的にはわざわざコモビディティとは考えませんよね。例えば先ほど神庭先生がおっしゃったような例は、制縛性うつ病（anankastische Depression）****と考えてきましたし、あるいはうつ病でパニック症状があれば、うつ病の不安発作症状と見てきました。

つまり部分症状だと見てきたわけです。ですから治療的にもうつ病の治療を優先することになると思うのです。だから同時のものと、前後にずれるものとは、分けて考えなければならないのではないかという気がします。しかし経過を見てみないと何とも言えない面もあると思います。というのは、同時に出る場合でも、もっと長期的に経過を見てみるとひょっとすると別々の時期にずれて出る症例がそんなに少なくないのかもしれません。今後そういう研究がされるべきだと思うんです。

****強迫性障害に近い特徴をもつ。

行動か休息か

樋口　治療的に見た場合、うつ病とＯＣＤのコモビディティの薬物療法は矛盾がないわけですけれども、薬物療法以外の治療法を選択する場合、これはどういうことを考えればいいのですか。例えば今の話のようにうつ病の中に現れてきた強迫症状であればこれはうつ病の治療をしていけばいいということになるんだけれども、ＯＣＤになると場合によっては行動療法を行うことはうつ病の治療を考えると必ずしも適切でない治療法を選択することになりかねない。

神庭　先ほども問題になったのですが、患者を休ませるのか、復帰に向けて頑張っていただくのかという選択ともからんでくると思います。行動療法（現、行動活性化療法）を選択するのは、治療に向けて頑張っていただく治療ですね。うつ病の治療は基本的に休ませるものですね。鑑別に迷った場合、多くの精神科医はまず休ませるという治療法をとると思うんです。休ませて治せるところは治す。その次に消えない症状を治すべく頑張らせる。だから抗うつ薬が先か、行動療法が先かと言うと、抗うつ薬と休養でうつを治療して、次に行動療法というのが一般的ではないかと思うんです。

坂元　うつとOCDが同時にあれば普通はうつの治療を優先するでしょうね。セカンダリーデモラリゼーション（secondary demoralization）との関連でいくと、OCDのために反応的に抑うつになるということがあってもおかしくないですよね。OCDが主診断（principal diagnosis）で経過を見ていたらだんだん抑うつになってきて、症状の数を数えたら大うつ病になるという場合に行動療法で強迫症状を消してやれば抑うつもよくなる例があると思いますが、ここで先ほどのパニック障害と同じような問題が出てきます。

神庭　それは認知行動療法もそうなんです。認知のゆがみ、強迫的な認知があって、抑うつ的になっているということで、先に認知を治そうということです。

樋口　その見極めが本当にできるのかという問題もあるんだけれども、コモビディティを論ずる場合には、それが合併、共存として捉えていいものなのか、デモラリゼーションというものを想定してプライマリー、セカンダリーという見方をとるべきなのか、それを鑑別していくにはどういう視点を持ち込んでいくのか、これが臨床家、若い精神科医には関心のあるところだと思うんですけれど。その辺はどうなのでしょう。

坂元　やはりプライマリー、セカンダリーという見方は大事だと思います。うつ病がプライマリーの場合には、少し遅れて出てくるＯＣＤやパニックを部分症状と見るか、あるいはコモビディティと見るかの問題は、意見が分かれるところと思いますが、いずれにしてもうつ病を主診断と考えて、うつ病の治療を優先することになるのではないでしょうか。

そこで鑑別が問題となってくるのは、先ほどから話題になっていますように、ＯＣＤがプライマリーでうつ病がセカンダリーの場合です。その場合は、やはりまずは基本にかえって病像をよく見るということですね。抑うつの内因性の徴候の有無を見逃さないことだと思います。早朝覚醒とか気分の日内変動とかをたとえ軽いものでも見逃さない。

もう一つは、縦断診断的な視点です。つまり従来の伝統的な診断手法に従い、その人の病前性格、生活史を十分検討することです。ＯＣＤ単独であってもメランコリー親和型の人の場合には、よりうつ病との関連が強いと言われています。また自分が他人を傷つけてしまうのではないかということを恐れているような加害恐怖という症状がある場合にもうつ病との近縁性が指摘されています。ですからこういう面があれば、たとえうつ病がセカンダリーなものでも内因性のうつ病の合併を考えなくてはいけないと思います。

コモビディティ概念の意義と問題点

坂元　ところで今回、コモビディティ概念の意義と問題点を臨床精神病理学的観点から検証することも試みてみたわけですが、統合失調症とは違って、うつ病が実に多くの病態と交錯点を持つ文字通り要衝的な病態だということを今さらながら実感しました。

それからコモビディティ概念というのはいわば諸刃の剣のようなものではないかと思う

のですが、それだけにその意義と問題点の双方を複眼的な視野にきちんと収めておくことが必要ではないでしょうか。そしてその上で、眼前の患者さんが呈しているコモビディティが先ほど示した分類試案でだいたいどの位置を占めるのかをふまえておくことがすごく大事だと思います。そうすることが「伝統」と「操作」、あるいは「統一」と「分離」という対立の止揚に貢献すると思うのです。そしてそれがひいてはコモビディティ概念を臨床的にも有用なものとすることができるように感じています。

第四章　特殊な気分障害

うつ病の重症度とは何か

坂元　軽症うつ病の定義に関してですが、一つは大うつ病の軽い形ということになると思います。ＤＳＭで軽症、中等症、重症と分けてくれているので、その軽症が軽症うつ病だというのが素直だと思うのですが、それでも診断基準が明確でない。社会的機能障害の程度を指標にしていると思いますが、症状の数を言っていますよね。どちらに重点を置いているのかよくわからないのですが、たとえ症状の数が少なくても、一つずつが非常に重ければこれはとても軽症にはならないのではないか、なぜ単純に数で割り切れるのかということが診断基準の問題として起こると思います。それからいくとＩＣＤ−10での軽症うつ病の基準のほうがむしろ妥当かなと思います。項目が少ないだけでなく、いかにも軽いような記載がなされていますので、そちらのほうがわれわれが臨床で直感的に軽症だと思ううつ病にある程度近いのではないかなと思います。

あとは症状の程度で見ればいいのだろうという話になるのですが、ハミルトン評価尺度の得点でその重症度を見るやり方ですね。臨床治験などをやるときも一七点以上というような算入基準を作るわけですけれども、そこでもたとえ点数が高くても軽症の場合はあるという話があってなるほどと思いました。不眠とか全身倦怠感が強くて身体症状の点数がかなり高ければ、抑うつ気分や制止症状が目立たなくて臨床的には比較的軽症に見えるうつ病でも重いということになってしまうわけですね。ただハミルトンで点数が高いというのは、ある程度重視すべきではないかと思うんです。ハミルトンの得点がかなり高くて、症状の分布を見ると身体症状に非常にウエイトがかかっているうつ病で、それが得点をかせいでいて、全体としては点数が高いけれども全体としては軽いうつ病というのは実際どれくらいあるのか。いわゆる仮面うつ病が、臨床でどのくらいあるのかというのは検討すべきかなと思います。

それが基本的な軽症うつ病の形だと思いますけれども、もう一つは気分変調症ですね。日本流に言えば、笠原－木村分類のⅢ型に当たるようなものです。さらに笠原－木村分類のどこにも当てはまらないような形として広瀬徹也先生が提唱された逃避型抑うつ、あとは非定型うつ病ということが軽症うつ病としてまず頭に浮かぶ形で、それについては先ほど十分網羅されていたと思います。*

ただ、うつ病の軽症化や軽症うつ病が増えているということを考えるときに、大うつ病の軽症型が増える背景と逃避型、笠原－木村分類のⅢ型とか、気分変調症、非定型うつ病、ヒステロイド・ディスフォリア（hysteroid dysphoria）**が増える背景とは違うのではないかという気がします。これはクリアカットに分かれるわけではないと思うのですけれども、病前性格と状況という観点から言うと、内因性うつ病の軽症型という場合には、メランコリー親和型などを背景にして生じてくることがある。それにひきかえ、他のタイプの場合には、メランコリー親和型の人が逃避型になるとか笠原－木村のⅢ型を出すとか、気分変調症になるということはあまりないのではないかと思います。メランコリー型の人に

＊前書『気分障害の臨床』一一八～一二二頁を参照。

＊＊他者から拒絶されたと感じた際に過剰な落ち込みを繰り返し経験するもの。

とって棲息しにくい世の中になってきているんですね。負荷的な状況が増えて、中年以上の人が管理社会で以前にも比べて負荷が増えているとすれば、メランコリー親和型の人がうつ病になりやすくなる。これを実証した研究があるかどうかわかりませんけれども、容易に想像がつくことだと思います。

ではなぜそれが重症にならないかと言うと、メランコリー親和型というのは精力性に乏しく弱力性主体で重症になれない。重症になるには、ある程度の精力性が必要であると自治医科大学の阿部隆明先生が指摘されていますが、なるほどと思います。たしかに重症になるのはある程度の執着気質性、精力性が病前性格に混入しているような場合で、ある程度双極性に近いようなものかなという気がします。ですからメランコリー型を病前性格に持つうつ病はますます数が増えるかもしれませんし、増えたとしても軽症にとどまることが多いということになります。

その他の軽症型の場合ですが、病前性格に関してよく言われるのは母子関係の密着性、父親の権威の失墜などによって病前性格が様変わりしていて、依存的、自己愛的な病前性格を持った人が増える。逆に言うとメランコリー型が育たない、そういう世代が育ってきている。そういう人はうつ病になってもなかなかメランコリー型の人が出すようなうつ病になりがたく、臨床型としてはいわゆるエリートは逃避型になるとか、もっと未成熟性の目立つ人はさらにアモルフな気分変調症になるというように考えられないでしょうか。[***]ただこういうことは実証しがたいんですね。一〇年前と現在のメランコリー親和型の比率の比較なんてしがたいと思うので、どうしてもある程度スペキュレーションの世界になってしまうという弱点があると思いますが、そんなふうに感じています。

樋口　軽症うつ病の中で特に大うつ病の軽症型、あるいは逃避型、気分変調症を含めて背景

***一七〇頁「社会の変化によるうつ病への影響」参照。

になっている病前性格の問題などをお話しいただいたのですが、非定型うつ病が一時、DSM分類からも消えていったのが、DSM-Ⅳでまた記載されてくるようになりました。[*] それなりに臨床的な意味合い、薬物反応性の視点からある特徴を持っているからこういう記載が復活したんだろうと思います。神庭先生は非定型うつ病に関してはどうでしょうか。

神庭　MAO阻害薬[**]が効く人の特徴はヒステロイド・ディスフォリアに当てはまるようで、不安と抑うつが混合している方のようです。特に近年MAOのサブタイプはAとBと分かれていて、A型はセロトニン、ノルアドレナリンに、B型はドーパミンに選択的です。このA型のMAOをターゲットとして、しかも可逆的な作用を持つ阻害薬が開発されてきています。従来のMAOに比べて副作用が弱く、しかもチラミンを含有する食物をことさら避けなくても安全ですので、使いやすいということで非定型うつ病の治療がまた注目されてくるのかなとも思います。

もう一つは季節性気分障害に見られるうつ病です。よく食欲が増進して体重が増加したり、不眠ではなく、寝ても寝ても疲れがとれない過眠といった植物神経症状が逆転している症状を伴いやすいということでも、うつ病症状の非定型性が論じられていると思うんです。ただ、植物神経症状が逆転している非定型病像（V型非定型うつ病）と不安が強い非定型像（A型非定型うつ病）とが、歴史的に提唱されて概念が混乱している感もあります。もちろんDSM-Ⅳの非定型うつ病は、ニューヨークのクライン[***]やクイトキン[****]の主張しているV型を基準にしています。ところが紛らわしいことに双極性障害の抑うつエピソードの人に過眠、食欲亢進が見られることがあります。

ここで先ほどの議論についてつけ加えて言わせていただきますと、うつ病の重症度は現

* ICD-11（案）では削除された。

** 日本でうつ病・うつ状態に保険適応を持つMAO阻害薬はない。

*** Klein DF

**** Quitkin FM

在症状の数で決まっていますね。しかし本当には明確ではないと思うんです。症状の数だけではけっしてないと思うんです。もともと不快に対する閾値の低い人は、数多く訴えてくる。単純にハミルトンのスケールをつければ得点は非常に高くなる。自殺について聞いても、簡単に「こんなにつらいなら死にたい」と答える。ところが、初診時には、苦悩感に満ちていて、症状を強く訴えていた人が、抗不安薬と睡眠薬で一週間後にはケロッと良くなっているようなこともある。

　そうかと思うと、冒頭にも紹介しましたが*****、うつ病の症状と言えるようなものはほとんど訴えずに自殺されて痛い思いをした患者さんがいました。診察室で会っているかぎりでは、症状としてとれる項目もそれほど多くなく、積極的な抗うつ療法に踏み込めなかった。ところが、振り返って考えてみると、一つのことをこだわってずっと言い続けていたんです。彼が訴えていたのはそれだけだったんです。ですからアナンカストだなぁとは思っていましたが、重症度は高くないと思っていました。ところが転帰は自殺ですから、これはうつ病としてはいちばん重い転帰ということになってしまうわけです。この患者さんの経験は、うつ病の重さについて考えさせられました。診察室で症状の数だけを数えていると間違えます。第三者情報、特に社会的な機能障害はどの程度だったかということを見落としていたかなと今僕は思うんです。

　慢性のうつ病に見られるように、症状の数が少なくても機能障害の程度が大きい場合がある。診察室でどんなに軽く見える患者さんでも、その人にとって大切な生活の場でどのくらいの能力が出せていたかということを評価する。第三者からも積極的に情報収集することが重症度を測定するときに重要だと思っています。精神運動制止、認知障害、不眠、食欲・体重の低下、疼痛、性欲低下、どの症状を取ってみても、それぞれの患者さんにと

*****四二頁参照。

って意味が異なるはずです。なかでもぜひ欲しいものが、自殺可能性を予測できるような生物学的なものさしです。

混合状態の解釈

樋口　次に混合状態[*]のことでご意見をおうかがいしたいと思います。混合状態というのは概念としては二つあって、それが使い分けられたということがあるのですが、最終的にＤＳＭ-Ⅳでは、躁病、うつ病の両方の症状は同時に混在しているものを言うと言っています。その点についての問題点としていくつか指摘しましたが、一つは激越性うつ病（agitated depression）[**]と昔から言われているものを混合状態と考えるかどうかという点と、大うつ病エピソードと躁病エピソードを同時に満たすような症例を実際に経験されていればその辺のお話を聞かせていただきたいのと、躁とうつと正常気分の関係はどういうふうに捉えておられるのか、その他、混合状態についてお考えになっていることをお話しください。

坂元　まず混合状態の診断基準に関してですけれども、実際にＤＳＭで規定しているような躁病症候群と大うつ病症候群を同時に満たすという例は見たことがないですね。本当にそんなことがあるのかどうか。またそのときに考えなくてはいけないことは同時とはどういう意味なのかということですね。同時の幅をどこまでとるのか。例えば午前中は誰が見てもうつ状態、夜になると多動多弁で活動的になるという、一日の範囲でそれを同時というのであれば、そういう例は見たことがあります。つまり朝、うつ状態、夜、躁状態という例は多くはありませんが、経験したことはあります。それを同時と言っていけないのであれば、その基準を満たす例は非常に少ないのではないかと思います。

* 一八九～一九二頁にさらに詳しく説明される。

** 抑うつの気分失調に興奮が混入した内因性うつ病。

もう一つは、これを同時に満たさなくてはならない、あるいは急速に交代するにせよ同時に満たさなくてはならないということに重点が置かれるよりは、躁状態の中にも抑うつが入ってくるという視点のほうが重要だと思います。圧倒的に躁状態あるいは軽躁状態なんだけれども、気分は抑うつ気分だったりすることもあります。葬式躁病というのがありますね。近親者を亡くして一週間以内に典型的な躁状態を出してくるような症例を何例か経験していますが、傍から見ると明らかに気分は爽快で、多動で多弁で、抑制消失という感じなんですけれども、亡くなった人のことについて話が行くと、急に抑うつ的になるというような例です。これは特別な例かもしれませんが、躁状態にある人でも抑うつ気分を訴えることはそれほどまれではありませんし、アメリカの研究でも躁状態の人の抑うつ症状を測定したような研究もありますし、その辺を見るほうが臨床的には意味があるのではないかと私は思うのですが。躁とうつの移行期に混合状態は見られやすいと思いますけれど、移行期にはだんだんどちらかが優勢になってどちらかが背景に退いていくということですから、同時に満たすということにこだわる理由がわからないという気がします。

それから混合状態が一過性であればいいのでしょうけれども、少し長く続く場合には病像が汚く見えるということがあって、場合によっては気分障害を超えて統合失調症的な印象さえ与えかねない。あるいはなかには軽い意識障害や錯乱状態を思わせるようなこともあると思うんです。その辺で診断が難しいということと、特に双極Ⅱ型の場合には混合状態が出やすくて、何年も診ている人で移行期にそういうことがあればわかりやすいんですけれども、初診時やあまり診ていない人に混合状態がありますと、臨床的な経験を積んでいないと、パーソナリティ障害を疑ってしまう。なかなか感情面に直接出てきませんので気分を聞いてもはっきりしなかったり、逆に憂うつだと言いながら問題行動を起こしたりすると、パーソナリティ障害ではないかと思ってしまう。もし病前に気分循環症（cyclothymia）のような経過があればそういったものまで含めてパーソナリティ障害と誤診されかねない。そういう観点があると思いますので、混合状態を診るときには、あまり両方の診断基準を満たすということに拘泥するよりは、臨床的に移行期に一過性に見られるということだけではなくて、これが少し続くことがある、特に双極Ⅱ型のときにはそういうことがあって、パーソナリティ障害と誤診される危険性がある、ということを常に念頭に置くべきではないかと思います。

激越性うつ病を混合状態と考えていいのかどうかということについては、これまでいろいろな議論があると思うんですが、クレペリン*は、これを混合状態の一つの形にしていますね。たしかに治療的には、その焦燥性成分に対して通常のうつ病と違ってレボメプロマジンやハロペリドールといった鎮静系の薬を使いますよね。その意味では、激越性うつ病の躁的要素、つまりその混合状態性に注目することは大事だと思うんですが、長期経過の観点から見るとどうでしょうか。現在は、単極性なんだけれども、将来双極性のほうへ移行する可能性があるのをポテンシャルバイポーラー（potential bipolar）と言うようですが、はたして激越性うつ病がその指標になるかどうかということです。私はこれがあったからといって、その長期経過を追ってみて双極性になったという例はあまりないのではないかと思うんです。むしろうつ状態が続いた最後に軽躁が出てきたりする。あるいはクロミプラミンの点滴をして軽躁的になるということがしばしばあるわけですけれども、そういった方が、ポテンシャルバイポーラーの指標になるのではないかと思うんです。そういった予後指標という意味では、激越性うつ病を混合状態と見る意義は、そんなに大きくないのではないかと思います。

* Klaepelin E

樋口　坂元先生がおっしゃったことは非常に大事だと思いますけれども、今まで双極性の繰り返しをしている人で混合状態を見るというのは比較的やさしいと思うんです。それと同時にあまりそれ自体の臨床的、治療的な意義は大きなものがないと思うんです。いちばん問題なのは、うつで始まった人がその病像を見ていくうちに、今までのうつと違う状態になってきたけれども、混合状態ではないか、いやこれは性格の問題だとか、あるいは非定型になっただけだとかという議論が診断のディスカッションの中で出ることが多いわけです。そのとき、それが混合状態であるということがはっきりすると、おそらく治療の選択がはっきりすると思います。逆に言うと、そういうケースで混合状態を診断することは非常に難しいということになるかもしれません。そういう治療方針を立てる上で混合状態を見ていく意義があるのではないかということを一言だけつけ加えさせていただきたいと思います。

神庭　もう一つ治療的な意味で言いますと、不機嫌躁病（ディスホリックマニア）[**]は治療的に注目していいと思うんですけれども、混合型と呼んでもいいと思います。だからと言って実際に大うつ病と躁病の両者ががっちり基準を満たしているかと言うと必ずしもそうではないと思います。躁病の患者さんのなかに非常にディスホリック、不機嫌になって怒りっぽくなる人がいて、その人たちは、爽快気分の躁病の人に比べて、リチウムの反応性が悪い。一方バルプロ酸、カルバマゼピンへの治療反応性がいいという特徴を持っています。

不機嫌になる躁病を考えてみたいと思います。躁病が重くなるとたいていの人は不機嫌になります。被害妄想が現れて怒りっぽくなる人もいますし、誇大感、万能感が強く、自分の考えや行動を他人から否定されたり、制限されることで不機嫌になる人もいます。先

**混合躁病とも呼ばれる。自殺の危険性が高い。炭酸リチウムに反応しにくく、抗てんかん薬やECTの効果が注目されている。

週の外来では非常に陽気で楽しく面接ができたと思っていたところが、今週来てみたら怒りっぽく変わっていて、「おまえの薬なんか飲めるか」という感じで声高に怒られてしまうというように、一週間で急に変わるというのは臨床的に経験される。そうなると、外来での治療遵守はもはや望めませんね。いくら薬を増量しても、病院を一歩出てしまえば治療のことなど気にもならないといった状態でしょうから。その一週間に何が起こっているのかわれわれにはつかめないところもありますが、軽躁状態の方が何かのはずみで不機嫌になるのはよくあるように思うので、軽躁状態を過小評価していると、とんでもなく悪い状態になって入院が必要になることもあるということです。

ところが、いつまでたっても軽躁病が躁病にならない双極Ⅱ型障害もあります。これはDSM-Ⅳでは、双極Ⅰ型障害とは異なる疾患だということで、独立しました。ダナー[*]やアキスカルらの研究が大きいと思います。しかしICD-10ではこの分類は証拠に乏しいと判断されたらしく採択されていません。[**] 実際に、双極Ⅱ型は難治なことが多いですよね。

*Dunner DL

**ICD-11（案）では採用されることになっている。

ラピッドサイクラーの理解と治療のコツ

樋口　ラピッドサイクラーについてのコメントをいただきたいのですが。日頃のご経験とか、ダナーの言っているタイプ[***]のものとか、頻発型のものと同じレベルで考えてよいかどうかという点などもお聞かせください。

***炭酸リチウムに反応しにくく、年に四回以上再発を繰り返す気分障害。

神庭　抗うつ薬の関与がかなり強く疑われています。教科書的にはラピッドサイクラーで難渋する場合には、まず抗うつ薬を減らすなり中止するなりしろということですが、実際の臨床場面で抗うつ薬をやめるというのは、かなり難しいこともあると思います。ECTをしても同じ結果が起こり得るわけですが、生物学的な治療を積極的にしないでケアするというのはかなり難しいですよね。特に抑うつエピソードの深い人の場合には。ただ、本人も家族も、これまでに抗うつ薬で躁転して参った、という経験を積んでいると、辛くても抗うつ薬を使わずに静養する覚悟を持ってくれることもあります。もちろん家族や職場の理解と協力も大切です。うつ病で思うように動けない患者を責めたりしないこと、躁病で言うことを聞かないからといって、強く注意しないことが大切です。これはexpressed emotion（EE）[****]と関係して気分障害でも実に重要な問題ですね。

双極Ⅱ型で、躁とうつを繰り返して治療に難渋する人の場合、うつを持ち上げるよりは、どちらかというと軽躁状態を抑えるほうが効果的なんです。軽躁エピソードの直前でくい止めることによって、引き続いて起こる抑うつエピソードがなくなったり軽くなったりして、次の躁エピソードも軽くなる。そしてまたその次の抑うつエピソードも躁エピソードも徐々に軽くなっていく。問題は軽躁エピソードに移りかけたときに、患者さん本人がどれだけ治療を遵守できるかが決め手となります。勢いに乗って動きすぎたり、治療薬を飲まなかったりすれば、軽躁エピソードへ移行してしまい経過は長引きます。こうなるともはや十分な病識は期待できません。うつのときには抗うつ薬を一生懸命飲んでくれる人は多いんだけれども、軽躁エピソードでは抗精神病薬や気分安定薬というのはなかなか飲みたがらないんです。今まで暗闇の中で非常に不愉快な思いをしてきて、今は毎日が楽しいのですから、それを抑えこむ薬はなかなか飲んでくれない。自分でブレーキを踏んでくださいと言っても、これが本来の自分の状態なんだということでなかなか協力してもらえなくなります。軽躁エピソードであることをきちんと説明して納得してもらって、実際

****二六四頁も参照。

には難しいのですが、自らの行動を制御してもらうことです。躁エピソードが軽くなると、その後の経過が良くなってくるという印象を持っています。

樋口　神庭先生の場合はラピッドサイクラーの人と、ラピッドでない人とに共通した治療法ということで考えておられるのでしょうか。

神庭　軽躁や躁をしっかり抑制する点では共通しています。ただし躁とうつが連続するような場合です。一年、二年の寛解期があるような場合には話はまったく別なのですけれども。

特別な例ですが、ECTで躁転して軽躁状態になりましたが、そこで、ECTには抗躁効果もあるのだからと、継続施行したところ、それまで何をやってもうまく行かず、他院で三年以上も入退院を繰り返していて、ほとんど社会生活ができなかった患者さんが、ついにラピッドサイクラーから抜け出ることができた、という経験があります。これはECTを諦めなくてよかったと思う例です。

坂元　ラピッドサイクラーでうつになったときの抗うつ薬の使用に関してですが、非常にうつが重くて使わざるを得ないということもたしかにあると思うんですけれども、それほどでもなく、経過を見ているとある程度自然に良くなりそうなのに、どうしても抗うつ薬が欲しいということで飲み続けて、それでエピソード周期が短くなっているのではないかという例があるように思います。

その場合にどうやって抗うつ薬を控えてもらうか、これは口で言ってもなかなか聞いてもらえませんね。私が抗うつ薬を出さなくても、出してくれる先生の所へ行ってしまうということもありますし。そこで工夫というほどのことではないんですが、その人のこれまでの経過を表にして、ある程度良くなったときにその表を見せて、治療と経過の関係について十分に話し合う。「ここでこの抗うつ薬が入ってからだんだん周期が短くなってきているでしょう」ということを状態の良いときに話しますと、納得してくれることがあるんです。そのときにきちんと契約ができていれば、うつになっても抗うつ薬をあまり使わずに、気分安定薬の調整とベンゾジアゼピンの併用で何とかしのげたという例はあります。それが一つの治療的なアプローチだと思います。うつをとにかく良くしてあげようと思うあまりに抗うつ薬を使ってしまうわけですが、治療経過表を作って改めて見てみますと、あまりにも短期間のうちに、下がったら抗うつ薬、上がったら抑える薬ということの繰り返しで、自分自身でもいったい何をやっているのだろうと思うことがあります。

あとはラピッドサイクラーの治療を考えるときに、ラピッドサイクラー化している要因というのを推定して分けたらどうかということです。それによって直ちに治療に結び付くとは限らないのですが、大きく二つに分けると、一つは生物学的な要因が強いもの、もう一つは心理社会的要因が強いものですね。生物学的要因が強いものを、もう少し細かく分けると、今お話ししたように抗うつ薬が関連しているのではないかという群と、女性が多いわけですので、性周期と関連しているのではないかと思われる群、それから甲状腺機能の低下と関連があるのではないかというもの。あとは本態性としか言いようがないもの。その中にはクラスター化する例があります。ある時期群発して起こって、こちらも何をしてもだめでお手上げという感じなんですが、そう言えば最近彼は来ていないな、どうしているかなと思っていると、半年後くらいに電話がかかってきて、「先生その後いいですよ」というように自然におさまってしまう例がありますね。

心理社会的な要因がラピッドサイクラー化に関与しているものですが、これにライフイベントが関連がある群があります。こんな例があります。双極性の人で、失職して就職活動をした結果、めでたく採用されて営業に回されて名刺を一日一〇〇枚配ってこいとか言われてその通りにしようとして躁状態になってしまう。二カ月くらいしてだいぶ躁状態もおさまってむしろ軽くうつになって、それも回復して、また就職活動をしたいということになるんですが、こちらもご本人の経済状況などを考えて、このぐらいの仕事ならいいだろうと思って許可すると、そこでまた何か上司とのトラブルがあって躁転してしまう。そういうライフイベントがその人にとってちょうどまずい時期に起こるような例です。ただ年に四回以上のエピソード全部がライフイベントと関連しているわけではなくて、そのうちの何回かがイベントと関係があるような例が多いのですが。

もう一つは家庭内や職場内の持続的な葛藤がラピッドサイクラー化にある程度関与している例があるのではないかと思うんです。そんなにエピソードを繰り返していれば家庭内が平和で済むはずはないので、当然二次的な家庭内の問題が生じてくるという面もあるのですが、それがまたエピソードの頻発化につながっていくという悪循環に陥っている例があるんです。気分安定薬をベースとしながらも、持続的な葛藤を軽くするような家族療法をすることによって、少しでも周期が長くなったという経験をしたことがあります。

さらには、性格の問題が関与しているような群です。例えば元来の性格がボーダーライン的傾向（境界性パーソナリティ傾向）の人の場合です。その場合には、ボーダーラインなのかラピッドサイクラーなのか、それとも両者の合併なのかという鑑別は、たしかに難しいと思います。その他にも、病前はまあまあ適応していた人だったんですけれども、頻回にエピソードを繰り返しているうちに、だんだん性格がしっかりしなくなってしまうという一種の性格変化、あるいは残遺状態と見なせるような症例があります。些細なことでエピソードが起きてしまう。これは気分障害の一つの経過で、初めは誘因があったものもだんだん軽い誘因で起こるようになる。そして最後は自生的となってしまう。ポスト*は、これをキンドリングモデル**で説明しますが、現象面で見ると性格としてもしっかりしなくなってしまう。つまり状況ストレスに対する脆弱性が目立ってくるわけですね。

こんなラピッドサイクラーの例を経験しました。退院すると家族内の嫁姑問題などでうつ状態になってしまう。それで苦しいから入院させてくれと。たしかに大量服薬など自殺企図をするので入れざるを得なくなって入れると、葛藤状況から逃れたという脱負荷作用で躁転してしまう。それで四～五日すると退院したいと。自分から入院を強く希望しておいて、こんな所にいられないと言い出す。あまりにもしつこく言うし、ご主人も根負けして二週間くらいいたからいいでしょうと言って退院させると、また落ちてしまう。そしてまた入院させる。そうするとまた躁転してしまう。こちら側が安易に入院させるのもいけないのかもしれませんが、状況の些細な変化に非常に弱くなってしまうというような例なんです。そうなった場合には、薬物療法よりは状況調整や性格の脆弱性にアプローチするような治療が必要なのではないかという気がしています。

それから経過型から見ると、ラピッドサイクラーにもいろんなサブタイプがあるのではないかと思います。むしろそれを分けて考える必要があると思うんですが、一つはエピソードの構造で躁エピソードが優位なものと抑うつエピソードが優位なものとがあります。多少それに合わせた気分安定薬の使い分けがあるのではないか。例えば抑うつエピソードが主体であればクロナゼパムがかなり良かったという印象の症例がありました。あと重要なのは、ラピッドサイクラーの症例を見始めたときにその人がラピッドサイクラーになってどのくらい経っているのかを見ることだと思うんです。かなり長年ラピッドサイクリングを繰り返している人は、それまでにいろいろ治療もされているのでしょうが、やはり治

*Post RM
**再発するごとに誘因の関与が少なくてもエピソードが現れる現象をキンドリング現象と言う。てんかんの再発様式で知られていた。

療反応性が良くない。それに反してラピッドサイクリングが始まってまだ一〜二年という人は、どちらかと言うと反応性がいい場合がある。
ウェアー[*]とコリエル[**]のあんなに相反した結果[***]が、一流誌に対比して出るのが不思議なくらいだったんですが、それから類推しますとある程度わかる気がするんです。つまり同じ疾患を対象にしていて、かたやウェアーのように予後に関してかなり悲観的なものと、コリエルのように、予後が悪かったのは一〜二例で非常に少なかったという結果の違いは、もしかするとエントリーのときのそれまでのラピッドサイクラーの病歴の違いがある程度反映されているのかなと思っています。その二つの研究を見てみますとその辺のことが方法のところで詳しく書かれていないんですね。

　あとはエピソードの持続期間が、二〜三カ月のものから、一〜二週間と非常に短いものまでありますが、それによっても治療はだいぶ違いますね。長いものはリチウムの反応がどちらかと言うと悪い。短いものはいいと言われています。例えば四八時間周期のウルトラ・ラピッドサイクラー（ultra-rapid cycler）ではリチウムが有効だと指摘されています。それから非常に珍しいというので数年前に *Comprehensive Psychiatry* 誌に症例報告が出ていましたけれども、普通は単極性うつ病のラピッドサイクラーというのはほとんど見ませんね。ただアングスト[****]が提唱している数日のうつ病エピソードを頻回に繰り返す反復性短期うつ病（recurrent brief depression）は、単極性うつ病のラピッドサイクラーの特別な形だと思うんですが、抗うつ薬があまり有効でなくてリチウムが有効だということも言われています。

　そういう意味から、ラピッドサイクラーをエピソード頻発化の要因から分けて見るという見方と、経過の指標によって分けて見る見方、つまり経過の形態、エピソードの持続期間、

* Wehr TA

** Coryell W

***ラピッドサイクラーの予後に関する報告結果。ウェアーらの報告では、五一例のラピッドサイクラーを五年間経過観察したところ、一六例が完全寛解、三例がほぼ寛解、八例はラピッドではなくなったが躁うつの病相が継続、二一例がラピッドサイクラーのままであった。
それに対して、コリエルらの報告では、四五例のうち三九例を五年間追跡調査。一例がラピッドのまま、七例は二年目はラピッド、それ以降はラピッドではなくなり、他の二五例は二年目以降ラピッドではなくなったという。

**** Angust J

あるいは気分障害がいつ頃から発症したのかということで分けてみて治療戦略を考えてみるというのが大事ではないかと考えています。

樋口　有り難うございました。たしかにラピッドサイクラーというのは現象を見ているのであって、臨床単位というもので縛れるのかどうかわからないところもありますね。頻発型のものと年四回の繰り返しがギリギリ満たされているものと一緒に扱ってよいかどうかというのも問題でしょう。それに対する治療的な戦略も、坂元先生が言われたようにきれいにいかないものもあります。クロナゼパムがいいからといって使ったら期待はずれのこともありまして、本当に確定した治療戦略というのが出来上がっていないと思います。今まではいろいろなことが試みられていて、臨床的な病型や経過などを踏まえた治療の進め方などが少しずつまとまっていくと、若い先生方が治療を進めていく上で手がかりとして使っていただけるのではないかと思います。これから日本でもモデルケースを統一して研究していくべきだと思います。

第五章　気分障害と性格

坂元　まず気分障害と性格についてこれまでの見解を整理することから始めて、「病前性格」だけでなく、「病中性格」や「病後性格」と呼ぶべきものについても検討して、その上で、気分障害と性格の関係を少し新しい視点から見直してみました。[*] 特に現在一つのトピックスになっている気分障害と境界性パーソナリティ障害の関連についても焦点を当てました。[**] さらに近年では、精神障害と性格の関係を生物学的視点から検証しようという動きが活発になってきたわけですが、ごく最近の遺伝子研究の結果についても触れてみました。[***] まずは病前性格を臨床でどのように生かすのか、あるいは、言われているほどには病前性格は臨床では問題にならないのかなどのような点からご意見があればうかがいたいと思います。いかがでしょうか。

*前書『気分障害の臨床』一四七〜一五八頁を参照。
**同書一五八〜一六〇頁を参照。
***同書一六一〜一六三頁を参照。

病前性格の把握と臨床での生かし方

樋口　われわれが臨床で患者さんを診ていくときには、ＤＳＭ-Ⅳの診断基準とかＩＣＤ-10を引き合いに出しながらも一方では総合的な診断、そのなかには病前性格から経過、予後の予測など全部加えた縦断面を含んだ診断をどこかでやっていると思うんです。そのときの拠り所の一つに病前性格というのがあって、たしかにうつ病でメランコリー型の典型的なケースと、そういう性格には分類できないようなケースとを対比した場合に、治療予後がかなり違うのではないかというのは経験的にもあります。ただ病前性格だけで予後予測ができるかと言うと、そこまで強力なものではないと思えるわけです。例えば執着性格にしろメランコリー型にしろ一般的にはパーセンテージは高いと思うのですが、そのなかでも予後や薬物反応性というのはかなり違ってくるので、一概にそれだけで予後を予測していくことができるかと言うと、残念ながらそんなに強力なものではないと思います。頭の中では常にこの人はどういう病前性格なのかというのを考えるわけですが、坂元先生のお話をうかがって、そのときわれわれが注意しなければならないと思ったのは、本当の意味の病前性格なのか、それとも病気によって修飾されて出てきているものなのかというところです。われわれは病気の人を見ているわけですから、病前を直接見ることはできない。家族から話を聞きますけれども、それも病前性格をきちんと捉えたものという保証はないわけですから、そのところを注意していかないといけないと思います。病気の側面である病中性格を見て、その人の予後を見ていくということになると問題だと思います。ただそうなると本当の意味での病前性格というのはどうやって捉えたらいいのだろうか、このことに関してきちんとした方法論があるのかどうかというところを教えていただきたいと思います。

神庭　それに関してチューリッヒ・コホートスタディでアングストら****が、徴兵検査としてチューリッヒの一般男性に性格診査をし、一〇年後にフォローアップしています。そのデータの中にあったと思います。二〇歳前後のときに性格テストをしておいて、その後うつ病になった人は健康人に比べて神経症（neuroticism）の傾向が強かったが、双極性障害にな

**** Clayton PJ, Ernst C, Angst J, 1994

った人は特に差が見られなかった。

それから病後性格ですが、双極性と単極性で性格の次元診断をNEOという心理テストを使ってやったことがあるんですけれども、それで抽出されてきたのは双極性の人は外交的で熱中性が強くてエネルギッシュなんです。これは多くの先生方が臨床的経験で指摘されているところです。

坂元　その場合にその測定時期というのは?

神庭　臨床的に寛解したと思われて最低二カ月以上経った時点で心理テストをしてもらっているわけです。ですからここで言われたような批判というのはまぬがれない結果ではあります。

坂元　そうしますと病前性格の正確な測定というのは極めて難しいということになりますね。寛解してかなり長期間経った人の性格測定がはたして可能かどうかというのも問題になりますし、その辺は難しいと思います。

神庭　正確な測定はたしかに難しい。しかし患者さんが周囲から「あなたはエネルギッシュね」とか「あなたがいつも元気でいると場が盛り上がる」などと言われる人の場合、双極性障害の可能性を念頭に置くことは大切だと思っています。

ボーダーラインの抑うつをめぐって

坂元　気分障害と性格障害の関連というのも臨床的にも大きな問題ではないかと思います。ボーダーラインの人が抑うつになる、あるいは大うつ病の人がボーダーライン的になったりするというのはけっして珍しいことではないと思うのですが、実際数字の上でも合併率がかなり高いと言われています。その解釈もさまざまですが、その点に関して臨床の面で何かありますか。

樋口　外来をやっているとボーダーラインの人が増えてきています。これは昔はそんなにいなくて、時代とともにボーダーラインが増えて、それだけきれいなうつ病が減っているのかどうかわからないのですが、単純な経験的なことだけから言うとたしかにボーダーラインの人で抑うつ的になる人はいるけれども、本当の意味でのうつ病、例えばＤＳＭ－Ⅳの大うつ病に該当するようなケースというのはどれだけあるのでしょうか。私の経験ではそれほど多くない。たしかにボーダーラインの人が、葛藤が処理できなくてその結果として落ち込みを経験するということは反応性の変化としてよくあるのだけれども、そんなに合併率が高いというのはあまり信じられません。

それからそのことも含めてアキスカルの言うようにすべてがスペクトラムに属してしまっていいのかどうかという点についても、治療をしていると少なくとも抗うつ薬でボーダーラインの人が良くなるという経験がほとんどないので、それを同じジャンルで受け止めてしまうことには抵抗があります。

神庭　僕も同じような印象を持っています。もともとパーソナリティ障害があるとはっきりしている人が不機嫌になったり抑うつ的になったときに、それが抗うつ薬できちんと良くなる、あるいはメランコリアを伴うという程度にまで悪化する、ということはまれではないかという気がします。むしろ気分障害のエピソードの間にパーソナリティ障害的な行動を見受けるという人のほうが多い。急性期の躁エピソードは衝動コントロールが悪くなりますので、一見パーソナリティ障害を疑わせることが多い。*また、抑うつエピソードでは、葛藤を訴えることで神経症と映ったり、退行するため依存性、未熟性性格として映る

*抑うつエピソードでも自傷行為とつながりやすい焦燥、衝動性亢進に注意する。

人もいる。また不安が強まるせいか、病前性格が強調されるのか、強迫性が顕著に現れる人もいますね。しかしこれらの問題は、その抑うつエピソードが治れば、きれいに消えてしまう。私たちも気分がすぐれないと、苛立ったり、普段しないことをしがちですね。パーソナリティへの精神療法に気が行きすぎて、抑うつエピソードを見落としたり、軽視したりすると、いつまでたっても治らない。そのうち、うつ病が遷延すると、今度はデモラリゼーション*性格の変化や神経症化などと呼ばれる状態にならないとも限らないわけです。

*八七頁を参照。

パーソナリティ障害的問題行動の基盤にある気分障害を見落とさない

神庭　うつ病の人に見られる強調された葛藤や性格的問題に注意が行きすぎてしまう。そしてなかなか治らない。場合によっては葛藤の対象となっている家族を巻き込んで介入をします。ところが抗うつ療法を強化すると、訴えが減ったり、ときに躁転して気分障害だったとわかるようなこともたまにありますね。神経症や、特にパーソナリティ障害の診断をつけてしまう前に、気分障害を見落とさないことが大切だと思っています。気分障害は比較的治りやすいのだし、たとえ神経症やパーソナリティ障害があったとしても、気分障害が併存すれば、精神療法の治療効果が上がりにくくなるからです。

坂元　まったく同感で、私もそれがわかるようになるまでにかなり時間がかかりました。実際に病棟で受け持ちをしていてアクティングアウトされますと、どうしても陰性感情が出てきますね。むしろパーソナリティ障害という診断の何割かは担当医の陰性感情の表れではないか。極論かもしれませんが、パーソナリティ障害という診断の一部は医者のほうのアクティングアウトだ、というくらいに思えるようなものもあると思います。派手な症状で、こちらにとって不快な症状や行動を出されますと、どうしても医者のほうの目も曇ってしまいがちですね。ですから、そうしたパーソナリティ障害的問題行動があったときでも、基盤にある感情のディスレギュレーション（dysregulation）を見落とさない。そのためには、まず気分障害の存在を疑わなければならないわけです。

そうした症例の治療としては、薬物療法、例えば気分安定薬を使う治療というのは安易なものに考えられがちです。それよりも、より性格にアプローチするような本格的な精神療法を行うことが、当然その場にいるスタッフからは支持されやすいのではないか。臭いものに蓋をするようなことでいいのですかと。気分障害と見なして薬物療法をするというのは、どうも浅い治療に見られがちです。でも、なかには気分の波をきっちり抑えることが何よりも大事な症例がある。これはいくら強調しても足りないように思います。

そういうことを若いドクターたちに言いながらも、実際に患者さんに問題行動をされると気分障害よりもパーソナリティ障害ではないかと気持ちが揺れるんですが、辛抱強く気分障害に焦点を当てて治療するとそうした面が目立たなくなるという例がありますので、やっぱりそうだったのかと思うわけです。しかし相当治療経験を積まないと、そういうような実体験に基づいた治療はできないのではないかと思います。

それから、エピソードになってもパーソナリティ障害的な問題を起こさない群と、エピソードのときだけパーソナリティ障害的な問題を起こす人と、エピソード以外にもずっとパーソナリティ障害的な問題がある人と、大きく分けて三つあると思うんですが、今お話ししたことと少し矛盾するかもしれませんが、長期的な経過で本当に差がないのかどうかは、やはりちゃんと検討してみるべき課題だと思います。

樋口　そういう意味では病前性格がきちんと捉えられるということはすごく大事なことだと思うんです。その人がうつ病になってうつ病の経過の中で性格のゆがみが出てくる場合とは全然意味合いが違うと思うんです。パーソナリティ障害とおぼしき人は、思春期、成人期を経てある時期から性格の問題が出てくると同時に抑うつ的になるというケースです。こういうものは相当予後が悪い。うつ病の治療をしたからといってすんなり良くならないというケースはたしかにあるんです。もう一つ感じるのは、双極性のなかに結構そういうケースがあると思うんです。双極性の病前性格が指摘されていますけれどもその辺のからみで見ていくといいのかなと思うのですが。

坂元　それでも、例えばボーダーラインとされている人のなかには、それは病前性格ではなくてもしかすると中学生、高校生の頃からサブクリニカルな軽い双極性障害が始まっていたと見られるケースもあるかもしれませんね。アキスカルは、その辺をきっぱりとそうだと言うんです。そう割り切れたら気持ちがいいでしょうね。

メランコリー型性格は可変か

神庭　気分障害のエピソードが治った後で、再発を予防しようとするときには、薬物もそうですが、患者さんの認知行動パターンを多少は変えられないかと考えることが多いです。実際には喉元過ぎればで、なかなか本人もそう簡単には自分の行動を変えられない。自分の執着気質が人一倍ストレスを受けやすい原因であり、結果としてうつ病になりやすいと頭では理解できるのだけれども、やがてはもとの行動に戻ってしまう。グラッツェル*の七四年の研究**に見るように、リチウムの長期投与によってメランコリー性格を変えられると

* Glatzel J
** Glatzel J: Kritische Anmerkungen zum "Typus melancholicus" Tellenbach. *Arch Psychiatr Nervenkr* 219: 197-206, 1974

いうことが、もし本当だとすればすごいことだと思うんですが、これはどうでしょう。

坂元　グラッツェルは、リチウムの長期投与によってメランコリー親和型の性格特徴が消褪したと言うのですね。ですから、メランコリー親和型は病前性格ではなくてむしろ性格面のみに症状を出すうつ病ではないかというわけです。メランコリー親和型をうつ病そのものとする見方にはちょっと抵抗を感じますが、もしリチウムを使うことによってメランコリー型の柔軟性の乏しさや過剰規範性というところが多少でもマイルドになるのであれば、これは先ほどから話が出ていますが、うつ病の再発予防で中間期精神療法が目指すところを兼ねているわけですから試してみる価値はあると思います。反復性の単極性うつ病の再発予防にリチウムが有効とされていますが、リチウムが性格のある側面を変えることによって再発が予防されるという観点からもきちんと検証してみたいと思います。

樋口　繰り返すタイプの人で、なかなか行動パターンが変えられないという人がいます。なかには事あるごとにそれを指摘して本人もわかっているんだけれども、その場面になるとだめなんです。だからある意味では学習障害があるのではないかという気もするんです。一回のうつを経験してくると、自分でもある程度内省してわかっていながら同じパターンを繰り返す。まるで統合失調症の履歴現象と共通したようなものがそこにあるんです。なかには数回繰り返すと学習効果が出てくる人がいてその差は何だろうかと思うんです。ひょっとするとその人のもともとの性格の中にある程度自分を変化させる力みたいなものの違いがあって、がちがちの人と多少なりともフレキシビリティを持っている人との違いなのかと思ってみたりするのですが。

坂元　それこそ「メランコリー型度」ですね。重症のメランコリー型とか軽症とか。

病前性格研究の意義

神庭　病前性格というのは病因論的にも治療論的にも今後研究の余地が多く残されている重要な領域だということですね。I軸の精神疾患とパーソナリティとのコモビディティを洗い直すような新たな研究を進めていくことには大きな意義があると思います。コモビディティ間の内的連関を明らかにするような研究が、ＤＳＭが一時捨てたけれども捨てられない、原因論への回帰を導いてくれることを期待します。

坂元　ただ、まだどうしても病気か性格かという二者択一的な考え方も根強いですね。伝統的な診断を使う人はもちろん二者択一したくなりますし、精神分析の人たちもおそらくボーダーラインの抑うつというものをうつ病の合併とは見ないですね。たとえ操作的診断基準上では大うつ病とのコモビディティになっても、臨床的にあまりそういう見方はしないのではないかと思います。一応I軸とII軸の診断基準項目は満たすけれども、ボーダーラインの人は抑うつぐらい出すのは当たり前で、ちょっと重ければ大うつ病の基準を満たすことは難しいことではない。つまりこうしたコモビディティは、操作的診断基準のもたらすアーティファクトではないかとする見方もあるわけです。何よりも診断基準自体にオーバーラップしているところがあるわけですから、当然合併率が高いわけです。ＢＰＤ患者の一四〜八三％に大うつ病が見られる。そもそもなぜ数字がこんなにも違うのか。これも他の医学の領域の人から見たら何をしているのかと言われかねないくらい幅がある数字です。信頼性が高いのが売りの操作的診断基準を使いながらもこういう差が出てくるというところに、基準の妥当性そのものの問題も出てきますし、その結果の解釈の問題も出てくると思います。

ただこうした議論ができるのも、病気と性格の関係をいったん白紙に戻し、そこから両者の内的連関を検証し直そうというＤＳＭ-Ⅲ以降のⅡ軸設定の姿勢があったからこそだとは思います。ただし両者を単純にコモビディティだと言ってその意味をあまり考えない、つまりただ白紙に戻しただけで終わってしまってもいけないと思うんです。

そういった意味でも、病前性格は今後いろいろな問題を提起してくる領域で、非常に古いテーマですが、魅力のある新しいテーマであるとも思うわけです。

第六章　治療的観点から見た気分障害の経過

坂元　まず気分障害の経過についておさえておくべき基礎知識をまとめてみました。*　それから双極性と単極性の二分法の重要性と相対性について概観した上で、**　双極性と単極性の経過と転帰を別々に見てきました。***　そして治療が経過にどんな影響を与えるのかについても検討しました。****

まず、はじめに述べた気分障害の経過の概略に関して、経過類型とか、極性の問題、年齢の問題、再発周期、再発率、それから経過力動の問題に関して何かご意見などありますか。

リチウム予防療法の導入時期

樋口　リチウムを始めるというところについて私の考えを述べさせていただきますが、私自身はアングストの考えに近いんです。全体をマスとして双極性のケースを見ていった場合に、再発率が高いしエピソード間隔がだんだん短くなっていくということがあるんだけれども、個々のケースを見ていった場合には、双極性のエピソードの間隔というのは、例えば数年に一回という単位で再発していくものと、ラピッドサイクラーに近いようなもの

*前書『気分障害の臨床』一八一〜一八六頁を参照。
**同書一八六〜一八八頁を参照。
***同書一八八〜一九五頁を参照。
****同書一九五〜二〇一頁を参照。

や、年に一回必ず再発するというようなものと同じように扱うことができないように思うんです。それは日常的に薬を飲むということのその人の生活全体に与える影響のようなものを含めてですが。

もう一つは同じ双極性であっても興奮性の高い、一度躁病になると周りがとりおさえて病院へ連れて行って入院させるのが大変だというケースと、比較的ヒポマニックな状態にとどまっているものと、分けていく必要があるのではないかと思っているんです。ですからその人がどのくらいの間隔でエピソードを繰り返すかは少なくとも確認するべきではないか。これはある意味ではてんかんの発作間隔を確認するのと同じように、二回、三回というのを見極める必要がある。

神庭　僕も明確なリチウム導入の基準というのは作りにくいと思うんです。同じように、継続治療を中止する基準も難しい。一言で言うとこれは臨床の知（クリニカル・ウィズダム）であると思います。何をもって臨床医が判断していくかと言うと、エピソードの重症度であるとか、頻度、立ち上がりの急峻さ、ゆっくり立ち上がる場合にはその時点で外来に来てもらっても十分対応できるけれども、すっと上がってしまうような人は、外来に連れて来られるような状態になっているということもあります。それからその方が置かれた立場とか環境とか、坂元先生が述べられてきたようなことを総合的に判断するのが臨床の知であると要約したいんです。

もう一つ考えていいのではないかということは、患者の希望です。一度こういうことで仕事を休んだとか、入院したということから二度とこういうことは経験したくない。そのために多少わずらわしくても外来に通うし、薬も飲むというような希望があればそれは積極的に受け入れていいと思います。治療者は同じ量を投与し続けることに抵抗を感じるもので、何とか減量できないか、その努力を怠って有害作用が出たらどうしようなどと考えがちです。少し良い状態が続こうものなら、直ちに減量・中止したくなる。もちろん悪いことではありませんが、それが双極性障害のように疾患自体が慢性である場合には裏目に出てしまい、かえってその経過を悪くする場合もある。人によっては、生涯にわたって、気分安定薬の服用が必要なこともある。もちろん、抗精神病薬は慢性期の非可逆性有害作用があるので、長期投与には向きませんが、気分安定薬は後で述べるように、注意を怠らなければ、比較的安全に長期投与できます。

双極性障害の予後を左右する軽躁エピソードの治療

樋口　双極性の予後不良因子をいくつか挙げておられましたが、*その中で追加したいのは病識の問題があると思うんです。これは誰も経験することですけれども、双極性の方で抑うつエピソードになったときには自分の病気のことをきちんと表現できるし、神庭先生が言われたように二度とこういう思いをしたくないというのを表明するのですが、同じ方が躁のエピソードになると、とたんに躁状態であるという病識がなくなってしまって、これが自分の本来のベストの状態であるのにどうして薬を飲まなければならないのかと言う方がけっこう多い。躁とうつが自分にあるんだということをある程度自覚する方は比較的予防に対して積極的、協力的なんですが、躁状態に関する病識のない方というのは非常に難しいところがあります。だから患者さんの再発予防の希望もうつ病に関してはかなり出てくるんですが、躁状態に関しては患者さんの希望を得られず、むしろ治療を拒否する方向へ向かってしまうことが多い。だから予後不良因子ともつながっているということは追加し

＊気分に調和しない精神病像を伴うこと、混合状態を呈すること、パーソナリティ障害やアルコール症などの他の障害とのコモビディティがあること、それまでのエピソードの多さなど（前書『気分障害の臨床』一八九頁を参照）。

ておきたいと思います。

神庭　かろうじて病識のある軽躁エピソードのときにどう治療するかというのが双極性の治療経過を大きく左右するのではないかと思うんです。やはりこれが本来の姿であると思う人が多いから治療の必要がないんだということで治療の遵守が悪くなります。その結果、躁エピソードが重くなったり、長くなったり、そのあとに続いてうつが来る、そしてまた躁エピソードが来るというようなことでエピソードが再発するということも多いと思います。

それから抑うつエピソードの場合にも、どういうきっかけで自分が抑うつエピソードに入ったのか、自分の性格、置かれた環境などの理解に至れるかどうかです。それが正しいかどうかの判断は難しいのですが、例えば上司のプレッシャーにあおられすぎて、頑張りすぎたのではないかとか、自分は必要以上に細かいことに気を遣いすぎて気疲れしすぎたのではないかというような理解に至れる人はその後の予後もいいように思うんです。ですから、エピソードに至った状況判断、あるいは軽躁エピソードのときはそのエピソードを患者にいかに理解して行動してもらうか、いかに客観的な情報を彼に与えて理解してもらうか、という心理教育が大切です。双極性でも単極性でも生物学的な側面も強いですけれども、環境、性格など多因子がからんでエピソードが形成されるわけで、そういう意味では生物学的な治療と同時に精神療法と環境調整、もう一つ欠かせないのは心理教育ではないかと思います。

坂元　まったく同感でして、大事な点は躁エピソードの治療をどうするのかということですね。病識の話が出ましたが、だいたい病識はないんです。ないのをむしろ躁病と言うのではないかと思います。少なくとも初発の躁エピソードで病識があればそれは軽躁エピソードだと思うんです。だから躁エピソードで病識を問題にするのは難しいですね。そうすると何とかエピソードを治療し終えたあと、そのエピソードに対する病識、つまり距離がどれくらいとれているかを確認することになります。どういう状態であったのか、周囲にどんな影響を与えて自分自身の状況も不利になったのか。そういうことを含めて心理教育をする。それがきちんとわかった人は再発予防の治療にも乗せやすいんです。問題なのが軽躁エピソードで終わってしまった人の場合、何か調子が高いくらいの感じで終わってしまった人の場合です。双極性で何回か躁エピソードを繰り返していますと、軽躁エピソードを普通の状態と思いがちですね。うつは非常に苦悩するわけですけれども、軽躁エピソードになると、なかには自分でもわかりながら、このぐらいじゃないとやっていけませんというふうに軽躁エピソードをやたら追い求めがちです。そういった人の場合、軽躁エピソードになっても抗うつ薬をやめたがらないんです。長期にわたる予防療法になかなか持って行きにくいということがあります。

先ほど神庭先生がうつ病のときの病前性格とか発病状況にウエイトを置いているとおっしゃいましたが、双極性でも発病前の状況因がいろいろあると思うんです。それに関してきっちり心理教育が行えるかどうかというのが大きな鍵になると思います。

それと私自身のケースを紹介させていただきたいのですが、双極性障害で神経症のようになる例があります。といってもうつ病の二次的神経症化というのとは違うんですね。その人の場合は何回かかなりシビアな躁状態を繰り返す、ある中学校の先生なんですが、授業中に大声で歌ったり泣いたり、生徒に「勇気のある者は自殺しろ」と言ったりするんです。もちろんそれでは学校も黙っていないし、父兄からも苦情が殺到しました。また問題はその学校にとどまらず、県下の先生に「○○研究会を発足させますからご賛同を」というような手紙を何十通も郵送してしまう。でもその人はエピソードが終わると非常に反省するんですね。反省しすぎて躁転恐怖という意味で神経症なんです。また躁転したら大変だということで普段から非常にビクビクして過ごしている。もう何年も毎週外来に来ては、わずかなことで、例えば睡眠時間がちょっと短かったくらいで、「先生、あがりぎみではないでしょうか」ということを言ってくるんです。これは特殊なケースなのかもしれませんが、逆にこういうことがあることも確かです。

それから中間期の心理教育は私も何度かやったのですが、完全に良くなってしまうとなかなか来なくなってしまうんです。それで中間期に心理教育をやりたいと思ってもなかなか長期にわたっては難しいと思います。それを試行してみて効果があったと言われる点はどうですか。

心理教育の重要性

神庭　僕の経験ですが、最初に患者さんにあとどのくらい通ったほうがいいですよという予測を立ててあげたほうがいいと思います。単に来週いらっしゃいということではなくて、患者さんもどのくらい薬を飲んだらいいのか、どのくらい病院に通ったらいいのかということを気にしていると思いますので、それも臨床の知としか言いようがないんですが、再発回数や頻度などエピソードの経過とか、家族関係を含めて現在置かれた状況とか、病気に対する理解度を総合的に判断して、あと一年通って再発がなければ薬と通院を徐々にやめていきましょうという話をします。あるいは二年、重い人の場合は三年くらいは通ってくださいと言います。まず予測を立ててあげてその重要性をしっかりと認識してもらった上で、その期間いろんな相談に乗りながら心理教育を継続的にしていくというのが一つの方法かと思います。無論ご本人の意思を尊重した上で。

樋口　私は心理教育は双極性と単極性を比べると圧倒的に単極性のほうが有効性が高いように思うんです。双極性の場合も病識とのからみで言うと、その人のうつ病に焦点を当てて心理教育をしたほうがずっと効果があるような気がします。manic state に関して心理教育をした効果が歴然としてくるというのはあまり多くは経験していません。

それから双極性の場合の状況をいかに整理していくかということは予防的視点からも有効であるという気がします。われわれは企業のメンタルヘルスの相談に乗ることもあるのですが、そういう目で企業の人は捉えてくれないところがあって、企業によってずいぶん認識が違うんです。こちらのアドバイスをきちんと受け入れて配置転換とか転勤などを考慮してうまく安定していく双極性のケースもあります。一方で、あまりそういう理解がなくて人事が職場の状況と無関係に「病気が治ったら転勤してもらいます」と言うようなところでは、再燃再発を繰り返すことが多いんです。特に企業でこれからの健康管理を考える上では、単極性のうつ病と同時に双極性の患者に関しても同様の視点を持っていただく必要があると思います。

抗うつ療法はうつ病遷延化の要因となるか

坂元　向精神薬による治療が経過に与える影響について、抗うつ療法が抑うつ遷延化の要因となり得るということがよく言われるのですが、それについてはどうですか。

樋口　遷延例を集めて、どのくらい抗うつ薬が使われているかを調べてみると、かなり低い量でだらだらと使われている。坂元先生のお話だとうつ病だから自然に良くなるはずだから抗うつ薬が少量であれ、大量であれ、ある日良くなっていくはずで、それが遷延化するというのは考えにくいということだったんですけれども、実態として見ると、主治医が遷延例と考えている症例を集めてみると、抗うつ薬の投与量が不十分な例が多いです。特に外来で見ているケースは三環系の抗うつ薬でも数十ミリグラムしか使っていない。それを長く使っているということ。それでは抗うつ薬の投与量を増量すればそのうちの何割かはきちんと良くなっていくのかと言うと、そこまできちんとしたフォローアップは日本ではまだやられていないですけれども、十分量を使っていって初めて抗うつ効果が発揮される場合があることは確かなので、このことは頭に入れておくべきなのではないかというふうに思います。

坂元　不十分な量でいくことが悪いということも含めてですね。それはどういう機序で悪いのでしょうか。

樋口　それはわかりませんけれども、一つの可能性としては、まったく症状を改善しないということではなくて、ある一部の症状は良くしているだろうと思います。例えば自律神経系の症状かもしれませんし、気分かもしれませんけれども、一部の症状は良くするんだけれども、その他の症状が必ずしも十分改善されてこない。そのために軽症にはなっているかもしれないけれども、症状が遷延するということはあるのではないかと思います。

神庭　抗うつ薬を使わなかった時代に比べてうつ病が遷延しやすくなっているのかどうかという比較が体験として言えないのです。年配の先生は、今ほど遷延性のうつ病が多くなかったと言う。昔はうつ病をどう治療したかと言うと、まずとにかく休ませるのが原則だった。これは今でも変わらない原則だと思うんです。ところが抗うつ薬でうつ病の患者さんに無理が利くようにできてしまうために、何とか外来で働きながら、場合によっては職場にわからないように良くしてほしい、という患者さんのほうの希望もあるし、医師側の良かれと思う気持ちもある。あるいは一時期療養していても、中途半端に良くなったところで働きだしてしまう。このように無理をすると、うつ病が悪化したり遷延することが起こり得るのかなと思っているんです。だから抗うつ薬療法を使うときに僕が注意していることは、けっして無理をさせるために抗うつ薬を使わないこと。休ませるのが大原則。

これと別なのが、神経症化*です。つまりうつ病なり躁病なりが原因で心理的にあるいは社会的に葛藤状況が生じると、それが今度は神経症としての抑うつ状態を生むことです。しかし、これは昔も今も同じようにあったはずです。

それから、精神療法的要求を医者のほうが回避する目的で抗うつ薬を安易に投与することもある。つまり患者さんの訴えを聞かないで済ますために「薬を出しましょう」という治療が行われると、例外を除いて、うつ病はよく治らないのではないかという気がします。生物学的な色彩の強いメランコリー性うつ病にしても双極性障害にしても、障害自体が環境の影響を強く受けますし、障害を抱えたことでさらに生活環境が悪化します。そもそも心理的苦悩感の強い障害ですから、精神科の治療の基盤は精神療法で、必要性を判断して薬物療法を用いるべきです。どちらか一方しか行わないということはあり得ない。

*デモラリゼーション（八七頁）とも重なる。

抗うつ薬のうつ病再燃・再発予防効果

樋口　大変重要なことが先ほど指摘されていたと思います。抗うつ薬がうつ病の遷延化の要因になるのではないかという議論が一方ではあるわけですが、一方では再燃・再発予防に抗うつ薬が有効である。一見すると矛盾したようなことが言われているわけです。今まではうつ病に関して再燃とか再発の予防という観点からの研究はそれほど多くはなかった。神庭先生も指摘されていますが、これはこれからの非常に重要な課題だろうと思います。これだけ躁うつ病というものがrecurrent（再発しやすい）でしかもだんだん間隔が短くなっていって一生病のような側面を持っているからには再燃・再発をいかに防ぐかというのが最重要課題だと思うんです。

例えばＡＰＡ、ＮＩＭＨが出している基準のようなもので五年間に二回エピソードがあったらそのあとは一生薬を飲んだほうがいいという極端な指摘もあるわけですけれども、その場合に大事なことは、エピソード間隔をケースごとに見極められ、予測できるような方法がどうしても必要になってくるのではないかと思います。今のところ十分その人のエピソード間隔を予想できる生物学的な指標がないわけですけれども、それが必要だということと、もう一つは、抗うつ薬をずっと飲み続けるのはＱＯＬの面でも大変なことだという話もありましたが、そういう面でも例えば半減期の非常に長い一日一回、あるいは週に一粒飲めばよいという薬でいけるようになれば再発予防の見方がだいぶ変わってくるかもしれない。少なくとも今までのところは三環系、四環系で一日二、三回飲むという服薬をしなければならない。有害作用があるという薬を使う限りは長期服薬は難しいだろうと思いますが、今後は薬物の面からも解決できるものが出てくるだろうし、何と言っても予測できるようなマーカーをきちんとしていくことが必要だろうと思います。

気分障害の残遺状態

神庭　話は変わりますが、最近の新しい治療が導入されて、今日いろんな問題が指摘されているわけですが、気分障害の長期経過についての日本でのデータが欲しいと思います。昔の結果とはかなり違ってきている可能性もある。例えば、再発を繰り返す気分障害の残遺状態について皆さんの意見を聞きたいのですが、昔から報告はありますが、最近の臨床ではどうでしょう。

樋口　私はあまりない。七〇～八〇歳になっても同じパターンできれいに繰り返すという方がむしろ多いです。

坂元　私は、それほど多くはないのですが、経験はあります。先ほどラピッドサイクラーのところでお話しした例のように、エピソードを繰り返すに従ってだんだん人格的な水準が落ちてしまって、状況変化に脆弱になってしまうような例なんかは一種の残遺状態と言えるかと思います。

老年期双極性障害の再発予防にリチウムは有効ではないのか

樋口　老年期双極性の再発予防のことですが、臨床経験では、たいていはリチウムかカルバマゼピンで反応してくれるケースが多いように思うんです。だから若い頃から繰り返しがあって、ある時期治療を中断していた人で七〇歳くらいになって周りが困って連れてきたというケース（有害作用が出てしまってリチウムが使えない場合）は、カルバマゼピンでコントロールすることができる。特に老年期の双極性を他の年代の双極性と分けて考えていなかったんですが、それは分けて考えるべきだと先生はお考えですか。

坂元　老年期より年齢層が下の人ではリチウムの再発予防効果というのは確立されたと見ていいと思うんですが、いろいろ調べてみましたが、老年期の双極性にもそれ以外の年齢層と同様の再発予防効果があるということを実証した研究がないんですね。それであえてこの問題を取り上げたんです。老年期ですと水分や塩分の摂取不足などといろいろ問題が起こりやすくて、長期的にはかなりリチウムの血中濃度のコントロールが難しいことがある。有害作用が心配だということであれば、カルバマゼピンやバルプロ酸を使うほうが妥当ではないか。あるいは躁状態のときだけにリチウムの使用をとどめるとか、リチウムの継続投与をあまり推奨する報告がないように思います。

神庭　ポストのキンドリングモデル*では、再発は繰り返せば繰り返すほど周期が短くなる、それで誘因の関与する率が減ってくるということで、ラピッドサイクラー化してくる。だから、躁うつ病の発症初期にはリチウムの反応も非常にいいんだけれども、後期になるとリチウムの反応が落ちてくるというのがポストの考えです。彼の言うように、慢性の経過をたどった老年期の双極性は、キンドリング状態だから抗けいれん薬のほうが効果的であるという可能性はあります。もう一つは器質性脳障害の合併**がある。脳血管性認知症やアルツハイマー病と合併してくる率が高くなりますので、そうなると、気分障害なのか器質的な変化が加わったためなのか、病像が捉えにくくなってきます。特に軽躁状態と認知症による脱抑制や興奮とは区別しにくくなってきますよね。そういうこともあって、この年齢層における気分安定薬の効果が問われているんではないかと思います。

効果の問題もありますが、有害作用を考えると、腎機能の低下を含めて、生体のバッフ

*一〇八頁を参照。

**気分障害と認知症との近接性に関しては、その後、実証研究が行われている。

ァー（代償）機能が衰えてくる高齢者にはリチウムはたしかに注意が必要です。高齢者で、血中クレアチニンやBUNが正常域にあっても、クリアランスが思いもかけないほど低下していて、少量のリチウムを投与していたにもかかわらず、血中濃度が中毒域に達してしまった経験があります。血中濃度の測定は、リチウム投与量にかかわらず欠かせないと思いました。

再発周期の短縮化所見（アングスト）の再検討

樋口　少しつけ加えさせていただくと、僕の経験だと、再発すればするほど短くなるかどうかというのもまだ疑わしいのではないかと思います。たしかにそういう時期があって、クラスター化している時期はあると思いますが、それでずっと際限なく続くかと言うとそうではなくて、あるところでぷっつり切れてまた周期が長くなっていって落ち着いてくるというケースもけっして少なくないんです。

坂元　何がクラスター化を引き起こしているのかと言うと、一部はキンドリングのような状態かもしれないし、もう一つは持続的な負荷状況がラピッドサイクラー化あるいはクラスター化の要因としてそこに加わっている場合もあると思います。ですから、そうした負荷状況が軽減されることでエピソード周期が再び延長してゆくような症例もあるような気がします。

樋口　厚生省（現、厚生労働省）の共同研究で、難治性のうつ病一〇〇例くらい、非難治性のものを一〇〇例くらい集めました。われわれが期待していたのはかなり長期の調査をすればアングストがまとめたような傾向が得られるのではないかという点でしたが、非常に少ない。ものすごく不規則なものが圧倒的に多いんです。おおざっぱに見てもエピソード周期がどんどん短縮するとは言えないのではないかと思うんです。

坂元　周期の短縮化というアングストの結果は、臨床的な実感と異なるということを指摘する先生もたしかに少なくないようです。クラスター化の話でもキンドリングモデルで説明するのならどうして自然に止まるのでしょうか。これまで確かな定説として言われていることでも、このようにわれわれの臨床的な実感と違うという印象を受けることがあれば、もう一度その辺をきちんとするための臨床的な実証研究が必要だと強く感じています。

神庭　まったく賛成です。たしかに気分障害の再発は人生の一時期に群発します。しかしやがておさまっていく。群発期には持続的な精神的負荷がかかっていることが多い。けっして、キンドリングですべてが説明できるわけではありませんね。

第七章　新世代の抗うつ薬*――一九九九年の議論

*当時ＳＳＲＩのフルボキサミンだけが上市されていた。

抗うつ薬は時にうつ病の悪化を招くか**

**その後、この問題はＳＳＲＩで大きな問題となった二五二頁で議論している。

神庭　新しい作用機序を持った薬がいくつか登場した場合に、今後併用に際して特に注意したほうがいいと思う点を一点つけ加えさせていただきます。ＭＡＯ阻害薬は従来より三環系抗うつ薬との併用は注意すべきであると言われていますけれども、特にＳＳＲＩとＭＡＯ阻害薬を併用したときに、セロトニン症候群***が起こりやすくなるんです。つまり、ＭＡＯ阻害薬とＳＳＲＩを併用すると脳内の細胞外セロトニン濃度が極端に高まり、これがセロトニン症候群と呼ばれる、特に重篤で致死的な状態を生む可能性があります。この症候群は自律神経系の失調、過高熱、筋緊張、ミオクローヌス、錯乱、せん妄、昏睡などの症状を特徴とし、この症候群と抗精神病薬による悪性症候群は病態が一部重複しているように思われます。

***ＳＳＲＩなどのセロトニン神経系に作用を及ぼす薬剤によって、発熱・発汗や、振戦、興奮・錯乱などの症状を呈する状態をいう。

　トラゾドンとＳＳＲＩの併用によるセロトニン症候群の症例も報告されています。一方、ＳＳＲＩと三環系抗うつ薬とを併用するとより一層の抗うつ効果が期待できるという報告があります。また抗うつ効果の立ち上がりが早くなる可能性も指摘されています。したがって、ＳＳＲＩと他の抗うつ薬との併用効果の功と罪については今後のさらなる研究結果を待たねばなりません。

抗うつ薬というところでお二人の経験をお聞きしたいんですけれども、それは抗うつ薬によってうつ病が悪化する可能性があるということ、あるいは自殺念慮が強まる可能性があるのではないかということ。抗うつ薬が精神運動制止を改善し、リビドーを持ち上げる薬物であるということから、特に焦燥感を増悪し、自殺へのとらわれを強くするのではないかということが言われています。二重盲検下で境界例の患者さんにアミトリプチリンを投与したところ、自殺するという脅しやパラノイア様の思考、無理な要求や暴力的行動が増えたという報告もあります。デシプラミンを一日一〇〇ミリ、アモキサピン二〇〇ミリでうつ病の悪化を見た患者がSSRIのフルオキセチンで良くなったとか、逆にデシプラミンやアモキサピンで悪化したうつ病が、MAO阻害薬で改善したというような報告もあります。これらの報告で悪化したと言われる症状は、不機嫌、自殺念慮、植物神経症状であり、特に自殺念慮は抗うつ薬投与前には見られなかったと報告されています。

ちなみに健常者にイミプラミン一日量七五ミリを服用させて、服用体験を調べた研究では、服用後の一～二週間は気分が悪化し、三週間目に初めて改善したとも言われています。一般にうつ病が抗うつ薬に十分に反応するのにおよそ三週間かかることを考えると、抗うつ薬を投与しだしてから抗うつ効果が現れるまでの期間は、抑うつ気分が重くなる可能性も否定できない。健常者と同様の服薬体験がうつ病患者で起こるという保証はないのですけれども、抗うつ薬投与後に自殺念慮が高まるような場合には、それが自然経過で起こっていると判断して増量する前に、薬物による可能性も考慮するべきなのかもしれないと思います。

抗うつ薬による治療が一時的にせよ自殺念慮を強める原因としていくつかの可能性が挙

げられています。それはうつ病が改善して、精神運動機能が改善し、自殺を遂行できるようになる。抗うつ薬による賦活作用、不安・焦燥、不眠が引き金となる。あるいはセロトニン系の抗うつ薬の場合、セロトニン過剰によるセロトニン症候群としての不安とか焦燥が原因となる。また抗うつ薬の普及により主にアカシジア*などを含めて不快感が加わり、病像が悪化する。最後は自然経過、すなわち薬が効かずにうつ病が悪化した場合もあるのではないかということです。フルオキセチンによって自殺念慮が強まったとする報告がアメリカで行われて、かなりの話題を呼んだことがありました。**類似の問題も他のＳＳＲＩなどで注意していくべきかなとは思います。

　そもそも現在ある抗うつ薬を服用させた後に、一時的にせようつ病が悪化したというような経験はお持ちですか。

樋口　良くならないうつの症状がさらに悪化するという経験はあまりないですけれども、不安が増したり、不眠が強まったりというケースはけっこう経験します。その場合に長期間投与すればよいのかもしれないけれども、一般的には耐えられないということで薬をチェンジするんです。チェンジした場合に同じ三環系の中でも違いがあって、例えば鎮静効果を比較的強く持った抗うつ薬とそうでないものとでの違いを経験することはあります。

坂元　二つ要因が考えられると思いますが、まずうつ病の状態像が問題になると思います。不安、焦燥の強いタイプのうつ病か抑制の強いうつ病か。それを見極める必要があると思います。激越性うつ病に賦活作用の強い抗うつ薬がいけば、これは当然悪くなると思うんです。そういった状態像に構わずに、抗うつ薬がいけば悪化することはあると思います。ですからまずは状態像をきちんと見分ける必要があるということと、もう一つは、その状態像に合った作用スペクトラムを持つ抗うつ薬を使用する必要があると思います。

*錐体外路症状。大脳基底核の障害によって現れる神経症状。身体全体の不快感や不穏感、焦燥感のためにじっと座っていられず、絶えず四肢や体幹を動かしたり、立ち上がって歩き回らざるを得なくなったりする。

**今日ではアクチベーション症候群として知られている（二三七～二三八頁も参照）。抗うつ薬による焦燥感の悪化は、ＳＳＲＩ以前より知られていた。

抗うつ薬の作用スペクトラム

坂元　しかし抗うつ薬の作用スペクトラムに関して少々気になることがあります。というのは、アミトリプチリンが鎮静的に作用するとか、デシプラミンが賦活だとかというようなキールホルツ***の有名な図****があるんですが、かなり図式的にすぎるような気もしています。あれを全面的に信用していいのか。臨床的にどれを使うかというのは切実な問題だと思うんですが、ＡＰＡのガイドラインを見ますと、結局どれを使ってもある程度一定量を十分使えば効果は大同小異だと言っていますけれども、キールホルツの図をどれほど臨床で使用すべきものなのか、これは大きな問題ではないかと思います。

神庭　抗うつ薬の抗うつ効果に関する精神科医の印象はかなり違いますね。これは言えると思います。みんな自分の観察が正しいと思っているんですが、他の人と議論してみるとまったく違うことがあるのでびっくりすることがあるんです。例えば、僕は今までアモキサピンという薬をあまり使う機会はなかったし、それほど効力の強い薬だと思っていなかったんです。関西の先生に聞くと、あれがファーストチョイスと言う人がいたり、あるいはマプロチリンも僕はファーストチョイスとしてはあまり使わない薬だったんですが、「マプロチリンが効きます」と言って、八〜九割の患者はそれらの薬物で治ってしまうから、他の薬を使わないで済んでいると言われたことがあり驚きました。そして、だまされたと思って使ってみると、僕の初めの印象よりは効果的な薬物だなと思ったわけです。抗うつ薬の臨床効果についての精神科医の印象は実にまちまちだなと感心したわけです。

　鎮痛作用が強いか弱いかという差はある程度共通した印象が認められるのではないかと

*** Kielhorz P

**** キールホルツの図（▼）

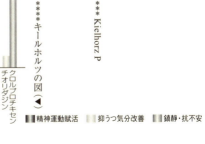

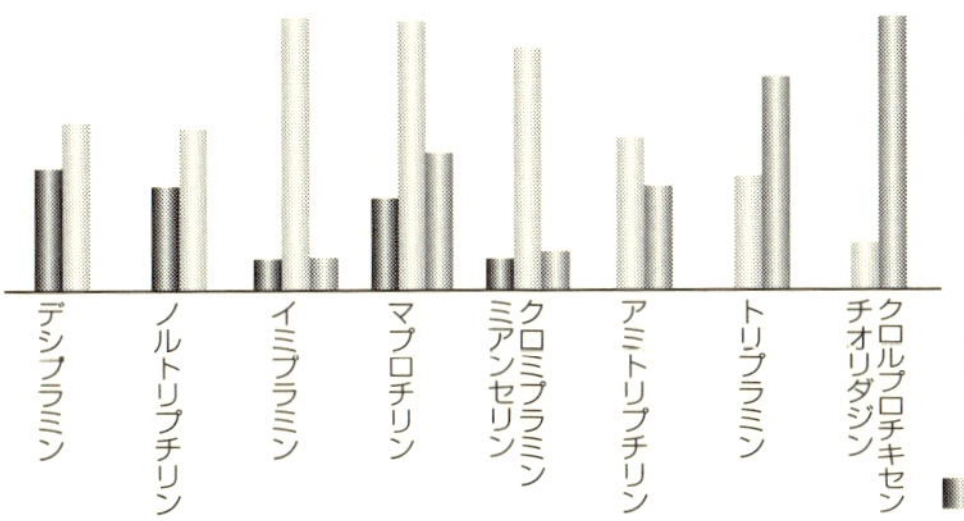

いう気がします。三環系の三級アミン、アミトリプチリン、クロミプラミン、イミプラミンなどはどちらかと言うと量を多く出しますと、鎮静作用が目立つような薬で、三環系の二級アミンになるとノルトリプチリン、デシプラミンは三級アミンに比べると、鎮静効果が弱くて、賦活作用があるという印象です。ミアンセリン、セチプチリン、マプロチリン、トラゾドンはどちらかと言うと鎮静的ですね。アモキサピンは賦活的。しかしキールホルツの言うように、クリアカットには分かれないと僕もかねてより思っていました。

樋口　私もまったく同感です。キールホルツの図がどの教科書にも出てくるのですが、若い研修医の先生方があれだけを頭において薬剤を選択するのは危険なのではないかと思います。抗うつ薬の使い方はかなりまちまちであるというのは教育する側のマッチングの問題で、それを今調査している最中なんです、おそらく相当なばらつきが出ると思います*。逆に言うとAPAのガイドラインにもあるようにどの抗うつ薬も同じように効きますよということになってしまうからかもしれませんし、そのあたりがきちんと整理されていないということが反映されているのかもしれません。

*抗うつ薬と症状とのマッチングは結論としては否定的。

うつ病治療におけるベンゾジアゼピンの位置づけ

樋口　もう一つは、神庭先生が言われたように抗うつ薬が効いてくるのにどうしても一〜二週間かかってしまう。その間どういうふうに先生方が対応されるかということですが、私は特に不安焦燥の強いケースに関しては抗うつ薬に抱き合わせでマイナーを使ったり、メジャーの鎮痛効果のある薬剤を併用投与していく場合があります。これは日本ではかなりの先生がやっていることだと思うんです。それが実際にどれだけの意味があるのかというのは、きちんとした比較試験はあまり多くない。日本でも藤田保健衛生大学の山岡先生（報告当時）が報告しておられますし、それなりの意味を持っているのだろうと思います。ただ、そのあと抗うつ薬の作用が十分に出てくる時期にも漠然とマイナーを使っていくというのは避けるべきだろうと思いますけれども、初期段階では使う意味は持っているのではないかと思います。

神庭　僕もそう思います。特に焦燥うつ病を、それも外来で治療していくような場合に、抗うつ薬だけで対応するのは不安ですね。鎮痛作用の強い抗精神病薬やベンゾジアゼピンは、比較的早期に作用が出るので、抗うつ薬の作用が出てくるまで使うことも少なくありません。僕が好んで使うのは、レボメプロマジンの五ミリグラム錠を一日三回とか、ベンゾジアゼピンそれも高力価のベンゾジアゼピンには、抗うつ効果が知られていますから、アルプラゾラムやエチゾラムを屯服で、焦燥感が増したときに一日量で何回までは飲んで構いませんよ、というように使っています。ただし、ベンゾジアゼピンを出すときは、依存性があることを説明して、良くなって、焦燥感、不安、緊張がなくなったら減量して中止するように、はじめに伝えておきます。そうすると、患者さんもやめやすい。

坂元　軽症うつ病の場合、こちらが十分抗うつ薬のサイドエフェクトを説明しても実際に出ると予想以上に強い反応をする人もいて、そういう場合には、最初はベンゾジアゼピンだけで、抗うつ薬はあえて使わずに、という治療もあるのではないかと思うんです。**そのベンゾジアゼピンのなかでもある程度の抗うつ効果が指摘されるものにアルプラゾラムとかロフラゼプ酸エチル（メイラックス）などがありますね。なかにはそれだけである程度良くなってしまう人がいるという臨床試験をやったことがあります。三〇例の軽症うつ病で、ロフラゼプ酸エチル単剤投与でどこまで押せるかということをやったんですけれど

**軽度の抑うつ不安状態にベンゾジアゼピンを用いて効果的なことはある。ただし、依存につながる長期漫然投与は必ず避ける。うつ病の薬物療法では、あくまで抗うつ薬が基本であることを知った上で、ベンゾジアゼピンを適切に用いること。

も、三〇例中一六例が単剤で八週間ずっと見ていて、ハミルトン得点も有意に下がっているんです。よく眠れて休養がとれたというのが良かったのかなとも思うんですが、そういうことからも、何が何でも抗うつ薬というのではなくて、マイルドなうつ病はそれでもいいのではないかということが一つの点です。

ただやはりベンゾジアゼピンの抗うつ効果がはたしてどの程度あるのかは気になるところですね。ＪＡＭＡなどの報告を見ますと、アルプラゾラムがイミプラミンと同等以上の抗うつ効果があると出ていますけれども、あれは臨床的な印象からは、ちょっと離れているように思いますが、先生方のご経験からはどうでしょうか。

樋口　ベンゾジアゼピンの抗うつ効果はどうかというのは難しいところがあるのですが、それを考える際に注意しておかなければならないのは、いろんな治療をやる場合に抗うつ薬とプラセボの改善率を見ると、プラセボの改善率がけっこう高いことです。* 三十数%からなかには四〇%くらいの率を示す場合もある。たかだか抗うつ薬は六十数%で、その開きは二〇%くらいです。それは自然経過で良くなると言えるのかもしれないし、いわゆるプラセボ効果がその中に含まれるのかもしれません。たぶんその両方が入ってくるのでしょう。だからそういう点を頭に置いて見ていく必要があるだろうと思います。

軽症うつ病（mild depression）にいきなり抗うつ薬を投与するかと言うとそうではなくて、これはアルゴリズムの諸外国の研究でも言われていますが、マイルドなものに関しては最初は薬物の投与を行わず（行うとすれば眠剤程度）で経過を二週間くらい見るということも言われていますから、坂元先生のおっしゃる通りだと思うんです。そういうことをやって何割かは改善していくものもある。軽症うつ病の中にも性質の違うものが含まれているだろうから、そのなかでベンゾジアゼピンに反応するものは何割かあっても不思議は

*二三七頁も参照。

ない。それは抗うつ効果なのか、それとも本来ベンゾジアゼピンが持っている抗不安効果が二次的にその人の持っている抑うつを改善することに役立てているのかということはわかりませんけれども、そういうことはあります。残った分に関して、抗うつ薬をきちんと投与するというステップがあればいちばん現実的ではないかなと私は思います。

神庭　そうだと思います。特に重症のメランコリー症状を伴うようなうつ病の人をベンゾジアゼピン単剤で治療しようとは考えないと思います。ですから対象としては軽症のうつ病。その場合、欧米の合理主義で言うと、最初にベンゾジアゼピンを試す。効かなければ次に抗うつ薬ということになると思うんですが、日本の現状ではこうは考えない。何でもいいから安全で、効けばいいとね。だから、良くなっても、ベンゾジアゼピンで治っているのか、抗うつ薬で治っているのかわからなくなってしまうから、その後どちらもずっと続けるという形になるんです。

欧米の合理主義というのはたしかに納得できることです。この人はベンゾジアゼピンのリスポンダーだとそこで診断がつくから、次に再発したときにベンゾジアゼピンを選べばよい。日本では、両方を併用しているのでアレルギー反応のような副作用が出たときに、どの薬物にアレルギーなのかさっぱりわからない。しかし残念ながらモノセラピーは日本にはなかなか浸透しない。**

抗うつ薬による錐体外路症状の可能性

神庭　アモキサピンはD_2受容体の阻害作用があります。したがって、錐体外路系有害作用が出たり、場合によっては遅発性ジスキネジア***が起こるということから、欧米ではまず通常

**多剤併用時に診療報酬が減算されるようになった（二〇一四）。

***抗精神病薬を数カ月以上服用すると生じる遅発性の不随意運動。

のうつ病には使わないんです。幻覚・妄想を伴う精神病性うつ病に限って使う。日本ではどんなうつ病にもファーストチョイスで使う先生が多いことを、あるとき外国の精神科医に話をしたら、非常に驚いて、無知をとがめるような口調でとうとうと御説を拝聴する羽目になった。たしかに、理屈では言い返せない。日本のように使っていて、遅発性ジスキネジアは起こらないというデータがないからです。いつも悩みの一つなんですけれども、先生方はそういう意味ではアモキサピンを使うことに関してどう思いますか。

坂元　やはりアモキサピンは効きますね。経験としては躁転率も高いような気がします。ちょっと乱暴な言い方かもしれませんが、躁転するくらいじゃないと効くという実感がありませんね。即効性と言っても他の薬よりもちょっと早いくらいだとは思うんですが、抗コリン作用*に関しては便秘が非常にきつい場合がありますけれども、それ以外の眠気などがあまり強くないので、働いているうつ病患者、仕事を続けながらやりたいという人にはかなり愛用しています。それでいったんエピソードがおさまった後も、再燃、再発予防薬として使っているんですが、そういう話を聞きますと、何かやましい気になってくるのですが、長期に使っていて、遅発性ジスキネジアを出したという人は幸いないんですけれど。

それからスルピリドですが、一応うつ状態であっても病像や成因論的診断が今ひとつ明瞭でないような例に使っています。ニューロティックな色彩があったり、場合によっては、被害関係念慮があったり、あるいは更年期障害的症状を伴っていて食欲がないと言っているような例ですね。口渇、便秘などの有害作用もありませんし、わりと高齢の女性に使うとけっこう食欲が出たりすることがあって、好んで使うんですけれども、一度効くと、なかなか抜かないんです。錐体外路症状が出ることもありますけど、さらに問題なのは乳汁分泌、月経異常、肥満といった有害作用で、これはけっこう見ますね。

*三環系抗うつ薬による副作用。口渇、便秘、尿閉、羞明、記憶障害など。

注意しなければいけないのは、スルピリドは諸外国と違って、日本では抗うつ薬の一つだという意識があって、錐体外路症状やそういった有害作用をあまり念頭におかないで、なんとなく使っている。特に若い先生はその辺を意識しないで使っているのではないか。先輩が使っているのを見て、スルピリドをずっと使っていく。もうちょっとスルピリド、アモキサピンの使い方に注意が必要ではないかと思います。

樋口　私も実際問題としては、スルピリドもアモキサピンもよく使います。それなりの効果があります。その有害作用として長期連用で錐体外路系の症状が出てきたという経験はあまりありません。なぜスルピリドを選択せざるを得ないのかという状況があると思うんです。それは日本は抗うつ薬の選択肢が限られていることと関係している。ＭＡＯＩはない、ＳＳＲＩはない。あるのは三環系と四環系とトラゾドン、そしてスルピリドということになりますとどうしても、軽症でしかもあまり有害作用が出てほしくない場合や、非定型（atypical）で不安焦燥が強いようなものに対して、スルピリドを選択するしかない**という状況ではないでしょうか。もう一つは内科の先生方にとっては非常に親和性がある薬というところもあると思います。

神庭　遅発性ジスキネジアを起こすと、アメリカでは医療訴訟になって、場合によっては医者が負けますよね。したがって、D_2阻害作用を持つ薬物を出す場合に遅発性ジスキネジアを含めた説明が求められているようです。日本でも、薬物治療を開始するにあたっての説明と同意はしっかりするべきだと思います。多忙な外来で十分説明する時間がとれなければ、大切なことだけを口頭で伝えて、細部については、パンフレットを用意しておいて、読んでもらってもいい。

**ＳＳＲＩが数多く上市されてからは、スルピリドを用いるケースは減っている。

リチウムの抗うつ効果

樋口　あと一点、先生方のコメントをいただいておきたいのは、単極性のうつ病の治療および予防にリチウムの併用*というのが言われて久しいわけですが、諸外国では実際にかなり用いられている。日本ではそれはまだ十分に浸透していない。やっと今度わが国でもリチウムの単極性うつ病に対する治療および予防効果に関する治験が始まることが決まった**のですが、それまでの間に日常の臨床の場で先生方はどういう感触を持っておられるのかおうかがいしたいんです。

神庭　実はリチウムが抗うつ薬治療抵抗性のうつ病に併用することによって、大変効果的だということを、かつてわれわれも『精神医学』に報告をしたことがあるんです。そのときは、大変いい効果が得られたんですが、それからというもの、抗うつ薬治療抵抗性のうつ病に、リチウムを併用することによって、顕著に改善したという経験があまりないので、特別な例だったのかなと思っています。つまり、リチウムの増強療法はリスポンダー（responder）とノンリスポンダー（non-responder）に分かれるような気がします。今後の多数例での検討***が必要ですね。

坂元　一般的には、単極性うつ病とリチウムというのは、臨床精神科医の頭の中ではちょっと遠い存在ではないかと思います。なかには双極性で躁状態のときにリチウムを導入したのに、うつになると切ってしまう人もいるぐらいですね。あるいはかなり減らす人がいます。濃度が〇・一とか〇・二という飲まなくても同じではないかというくらいまで下げる人がいます。そのぐらい、普通にはうつとリチウムの親和性はわれわれの頭の中では弱

*双極性障害の抑うつエピソードに対するリチウムの効果については、二五六頁参照。

**結局、治験は行われなかった。

***Young AH らの研究が報告された（二五七頁参照）。

い。少なくとも急性期のうつの治療をリチウム単剤でしようという気持ちはほとんどないのではないかと思います。あるとすれば、神庭先生が言われたように遷延性うつ病の増強療法としてですね。

私も一例、劇的に効いたという例があって忘れられないのですが、何年も遷延したうつで、もう会社も辞めて田舎にひっこむしかないというところにリチウムを使ったら、霧が晴れるように効いて、その後数年以上順調に勤務を続けているという方がいます。それでその後症例を集めようと思ってどんどん使ったんですが、あまりめぼしい例がありません。

ただうつ病の予防効果があるということに関しては、けっこう肯定的な報告があるようです。ところで単極性で、特にポテンシャルバイポーラーの場合ですが、抗うつ薬とリチウムが一緒にいっていると、かえって躁転を起こしやすくなるということはないんでしょうか。クコプルス****はD—M—I（うつ—躁—間歇期）という経過型をとるものは、リチウムによってDとMが短縮する、特にIが著明に短縮して周期が短縮化する、それでエピソード頻発へとつながることがある、と言っていますよね。それを考えるとリチウムをうつのときに抗うつ薬と一緒に使うというのはどうなのでしょうか。

**** Koukopoulous A

増強療法（オーグメンテーション）

樋口　今までの使い方は神庭先生が言われたように、遷延例で抗うつ薬治療に抵抗性のうつに対してそれを増強するというやり方ですね。それもモンティグニィ*****が言ったような劇的な数字はわれわれはほとんど持ち合わせていないと思います。ただ、増強するという報告

***** de Montigny C

はかなりあって、これは事実である。その経過の中で先生が言われたような問題というのは今のところ指摘されていない。例えばそのために躁の出現を早めるとか、ラピッド化させるとかいう報告はあまり目にしないです。

　これから日本での評価が出てくると思うので、増強療法としてのリチウムというのは位置づけられるとは思いますが、どういうケースに増強療法をする意味があるのか。* 長期にそれを単極性で使っていって、どういうマイナス効果があるのかというあたりはきちんと整理されるべきなんだろうと思います。

神庭　抗うつ薬増強療法**ということで話をしますと、リチウムもそうですが、甲状腺ホルモンは一般的です。日本ではＴ４や甲状腺末を使う人が多いようですが、欧米の精神薬理の教科書にはまずＴ３を使いなさい、となっています。Ｔ３は怖いという人も多いのかもしれませんが、アメリカでのレジデント時代には僕もＴ３を使っていましたが、怖い思いはしたことがありませんでした。

　他にも女性ホルモンを使ったりということが行われているという報告がありますが、これに関して僕自身は個人的にはあまり積極的に試したことはないのですが、先生方は経験はありますか。

樋口　私は甲状腺ホルモンは難治性に使うことにしているんです。抗うつ薬を使っても何も反応してくれないというと藁をもすがる思いになって、何かをやらなければならない。そのときに選択するのは、リチウムを使ってみるか甲状腺ホルモンを試すことになります。まず準甲状腺機能低下症（subclinical hypothyroidism）ですが、これがはっきりしているようなケースには積極的に使おうということで使っています。それで増強療法の効果が得られる割合は、はっきりデータを持っていませんが三割くらいでしょうか。どの症例も反応し

*その後、この点を検討した。Sugahara H, Sakamoto K et al: Predictors of efficacy in lithium augmentation for treatment-resistant depression, *J Affect Disord* 125(1-3), 165-168, 2010

**リチウムと甲状腺ホルモンにうつ病に対する保険適応はない。アリピプラゾールに治療抵抗性うつ病の増強作用が示された。

てくれるというわけにはいかないと思います。

甲状腺ホルモンは、外国ではＴ３が主体で使われますし、日本では従来は甲状腺末とかＴ４が比較的多いのですが、どちらがよいのかは自分で比較した経験がありませんのでまったくわかりません。難治性うつ病を診た場合に検討するのはまず、甲状腺機能はどうかというテストをしてみる。それで低下している場合には使ってみるということをやってみています。

坂元　遷延性、難治性うつ病の場合には定石通り、リチウムから試していくのですが、それで効いたという例はあまりないです。そうすると次に甲状腺ホルモンにいきますけれども、これは量の問題があると思うんです。たしかバウエル***はラピッドサイクラーの治療に対してだとは思いますが、大量療法を勧めていますね。ラピッドサイクラーに対して、Ｔ４で三〇〇マイクログラムとか五〇〇マイクログラムをリチウムなどに追加投与するということをしています。それでわれわれも難治性うつ病にやってみたのですが、しばらく経ったところで循環器の内科医に、これでもし心筋梗塞などが起きたら確実に医療訴訟となるぐらいの量だと言われて、効果が出ないまま中断したことがあります。その他の例でも、期待したほどの効果はありませんでした。ただし樋口先生がやってらっしゃる厚生省（現、厚生労働省）の難治性うつ病の班研究の報告を見ますと、劇的に効く例の報告がかなりありますね。

もう少しで入院が一、〇〇〇日になってしまうという人に何とか一、〇〇〇日を切らなければならないというので、通常の抗うつ療法に加えてブロモクリプチン****をかなり量を増やしてきて、一五ミリ使ったところで表情が明るくなってきて、外泊も一年間できなかったのが、できるようになりました。

*** Bauel M

****うつ病への保険適応はない。

樋口　それは単極性ですか。

坂元　普通に見れば単極性なのでしょうが、本人の病歴をよく聞きますと、四〇歳代の主婦の方なんですが、遺跡の発掘が趣味の方でそれをかなり熱心に集中してやっていた時期があるというので、たぶん双極Ⅱ型、あるいはポテンシャルバイポーラーではないかと思います。

今回のうつが始まって三～四年間微動だにしない。日本で発売されている全部の抗うつ薬を使いました。増強療法もかたっぱしから全部やって、これにたどりついたんです。本当はECTを考慮すべきだと思うんですが、同意がどうしても得られないんです。ご本人も嫌がっていますし、ご主人にもいろいろ説明はするのですが、いい返事は得られないんです。SSRIの治験もやったんですが、全部だめで最後にたどりついたこのブロモクリプチンで初めて手応えがあったという感じです。

樋口　群馬大で三国先生にバトンタッチしたケースで、私が主治医のときに一度ブロモクリプチンをやったんだけれども、十分な量でなかったこともあって反応が得られなかった。せいぜい六ミリどまりでした。それでだめだったので諦めていたんです。それはラピッドサイクラーのケースで、それも二週間単位で繰り返すタイプでした。七～八年来延々と同じパターンを繰り返していたケースです。抗うつ薬、抗てんかん薬など全部使いました。二週間は寝たきりだけれども、次の二週間は軽躁になって前の二週間分を取り返すという繰り返しでした。その人に三国先生がブロモクリプチンを一二ミリまで増量したんです。そしたら見事にラピッドがおさまってしまいました。

神庭　ドパミンアゴニスト*は、僕の印象だと双極性障害の抑うつエピソードにいいような感じがします。**

*パーキンソン病の治療薬。
**その後の研究で、オランザピン、クエチアピンは双極性うつ病への効果が示され保険収載されている。

坂元　私もそう思います。双極タイプだと思います。

第八章　気分安定薬の臨床的特徴と注意点

気分安定薬の選択

神庭　双極性障害でいちばん最初に使うのはリチウムなんですが、*それはリチウムについての知見、情報量が他の薬に比べて圧倒的に多いということ、非常に長い期間、臨床で使われていますので、安心して使えるという点からなんです。一方で他の気分安定薬に比べて治療域が狭い。中毒症状を起こしやすいという使いにくい面もあるとは思うんですが、ファーストチョイスはリチウムではないかと思っています。しかし、リチウムを使いたがらない方も多いように思います。この点はどうでしょうか。

樋口　私もまったく同感です。そのケースを診てリチウムを選ぶべきかカルバマゼピンを選ぶべきかという判断をするというケースはあまりないですね。これは関心事でもあるんだけれども、リチウムに反応しないものが三割くらいあると言われますよね。そのうちでカルバマゼピンに反応してくる率がどのくらいか。それからリチウムに反応するものはカルバマゼピンにも反応するのか。今は有害作用の問題、あるいは反応性の問題で切り替えが行われていると思います。それだけリチウムに反応するものとカルバマゼピンに反応するものの間の臨床的な違いを鮮明にするところまで行っていない。私の中にもまだそういう

*その後、Miura T（2014）らのネットワーク解析で、リチウムが最も推奨されている。

ものが印象としても見つかっていないんです。ですからまずはリチウムを使って、リチウムで有害作用が出てきたりして使えない場合に、カルバマゼピンに移るという使い方しか実際のところはやっていないです。

坂元　気分安定薬として予防療法を念頭において使う場合には、リチウムがファーストチョイスだと思うんですが、躁病の急性期の治療に対しては、ちょっと事情が違うかなと思います。というのも躁病の急性期を抑えるのにリチウムの効果発現というのはそんなに早くはないのではないかと思うんです。リチウム単剤で躁状態を抑えきったという例はあまり経験がない。やはりメジャーを加えないといけないと思いますが。

それに比べてバルプロ酸やカルバマゼピンはわりと早く鎮静作用が出るような気がしています。でもやはり急性躁病にはこれら単剤での治療は難しいと思います。

ただ外来レベルで何とかなるような軽躁状態というときには、バルプロ酸やカルバマゼピンの意義は大きいと思いますね。メジャーで抑えようとすると、有害作用であまり飲みたくないというふうになってしまう。気分がいいのになぜ治療を受けなくてはいけないんだという気持ちが本人にあるときなど、なるべく有害作用感が少なくて、本人が鎮静されているという感じが少ないバルプロ酸を少量、一日に三〇〇ミリグラム、四〇〇ミリグラムから始めて、五〇〇ミリグラム、六〇〇ミリグラムと上げていくということを最近はやっています。

樋口　その場合、バルプロ酸やカルバマゼピンは同じくらいの力を持っていると感じていらっしゃいますか。

坂元　カルバマゼピンのほうが鎮静作用が強いという感じがあります。かなりの躁状態でもカルバマゼピン六〇〇ミリグラムで寝っぱなしになったという例があります。

バルプロ酸は弱いですが、むしろその弱さを利用して、それほどでもない躁状態、外来でできるような軽い躁状態の人にあまり違和感を与えずに飲んでもらうにはいいのではないかと思います。

有害作用の話ですが、バルプロ酸は高アンモニア血症の頻度が比較的高いんです。血中濃度が有効濃度に達していないのに、アンモニアだけ高いということがあります。その辺はどうでしょうか。

神庭　それは僕の経験でもあります。それが直接中枢神経系に障害を起こしたというほどひどくはないのですが、測ると高いんですね。

樋口　カルバマゼピンについてですが、これは私の感覚にすぎませんが、血中濃度が十分上がっていなくても臨床効果が得られることがあると思うんです。一つはカルバマゼピン自体があまり用量依存性に血中濃度が上がらないというところがあって、それはおそらくメタボライトの関係もあるんだろうと思うのですが、だから八〜一二マイクログラムまでもっていこうとすると、投与量としてはかなり増やさなければならない。個体によっては頭打ちになって、六マイクログラムぐらいからなかなか上がらないことがあるんです。そういう血中濃度であっても臨床効果は出てきますので、リチウムの場合と違って、カルバマゼピンの場合は必ずしも血中濃度にとらわれなくてよいのではないかと思います。

神庭　カルバマゼピンは鎮静作用も強いわりに、リチウムのようにすぐに中毒域に入ってしまうということはそうはないので、使いやすい面もあるのですが、何度かひどい発疹や肝障害を経験してからは、カルバマゼピンを使うことに不安を覚えてしまいました。*量不足では本来の効果は期待できないことも承知はしているのですが。このような有害作用はわりと多いのではないでしょうか。

*CANMAT／ISBDガイドライン（二〇一八）、日本うつ病学会ガイドライン（二〇一八）では、カルバマゼピンの推奨レベルは低くなり、セカンドラインに位置づけられている。

樋口　多いです。出る人は比較的早い時期に出ますね。私はカルバマゼピンが非常に意味があると思ったのは、先ほど老人の双極性のケースの話が出ましたけれども、私も最近経験したケースで七〇歳に近いお年寄りの方のことを思い出しました。ひとり暮らしで、ケア付きマンションにいる方なんですが、若い頃から躁うつを繰り返していたらしくて、ケア付きのマンションに入ってからも激しい躁になるんです。そこに常駐している看護師さんが困り果てて相談に来たんです。会ってみるとやや gereizt（激越）の気があるような躁状態になっていて、その人に何とかして薬を飲んでもらおうとするのですが、病識がなくて薬を飲むなんてとんでもないと言って受けつけない。しょうがないので、しばらくすれば必ずおさまるからちょっと待っていてくれと言って何とか面倒を見てもらっていた。

自然経過でおさまったときに聞いてみると自分はかつて何度もこういうことがあったと。うつになると非常に後悔が強いんです。その人はケア付きマンション購入に自分の全財産を投入してそこに住んでいるんだけれども、こんな所に住んでいられるかと言って別のマンションを買ってしまったんです。お金は全然なくなってしまった。うつ病期に入って、何であんなとんでもない買物をしたんだろうと落ちこんでいる。そういうときに、予防できるんだからやってみましょうということで、リチウムを最初に出したんです。そしたら、量は少ないし血中濃度も中毒域に入っていないのに、ふらつきの強さと、振戦と、ろれつがまわらない、胃腸障害が出てしまった。あの医者には二度とかからないというふうに言われてしまったんです。それでもなんとかもう一度来てもらって、薬を切り替えますと言ってカルバマゼピンの二〇〇～四〇〇ミリグラムを投与したところきれいにコントロールされました。血中濃度はけっして高くなかったんですけれども、きれいにコントロールされて、しかも本人自身はだるさとか眠気とか頭が重いというのは一切なくて非常にこの薬がいいと。今度は継続してみると言われて、その後軽躁状態になったのですが、そのときもその薬だけはやめないで継続してくれたということで、このカルバマゼピンの役割は非常に大きいと思っています。

気分安定薬に精神的有害作用はあるか

神庭　リチウムしかなかった頃は治療に難渋したことも多いと思うんです。カルバマゼピン、バルプロ酸と次々と武器が手に入って、多彩な病像にきめ細かな治療ができるようになってきているなと思います。

リチウムを飲んでいて躁・うつの波はおさまっているんだけれども、何となく元気が出ない、何となく気力がない、もうちょっと元気でもいいはずなのにと思うような状態で長く不完全寛解している人が多いと思うんです。それで良かれと思って、リチウムをはずしてしまうと、ちょっとしたきっかけでひどい再発が起こってしまう。うつ病の診断は満たさないけれど、もう少し元気でもいいのにと思うような大うつ病の診断基準は満たさない程度のうつ病のところでしか波がおさまらない人がたしかにいます。特に再発を繰り返してきた人に多いような印象です。

一方で、間歇期に何の症状もなくピタッとおさまり、維持療法を中止しても再発しないという人もいます。つまり、維持療法をやめると再発してしまうという人で、間歇期にまったく症状がない場合は実は少ないと思うんですけれども、これは僕だけの印象なんでしょうか。そして、準臨床的うつ病ともとれる状態は、気分安定薬の精神的有害作用としてなのでしょうか。

樋口　リチウムで従来よく言われていることですが、躁のエピソードは完璧に抑えてくれるんだけれども、うつのほうの改善度が必ずしも一〇〇%ではないということ。今の話はそれとはちょっと違うかもしれないけれども、私がいちばん苦労するのは、双極性の人でリチウムの投与で躁は出てこなくなるんですが、うつ病のエピソードとしか思えないごく軽い、大うつ病の診断基準は満たさない程度のうつ病が出てくるんです。それを抑えきれなくて、しかも抗うつ薬を投与してもなかなかそれが持ち上がらないというのがあるのですが、それがいちばん双極性の人のリチウム療法で苦労するところです。本人に聞くともうちょっと高めで安定させてほしいとよく言われるんです。でもそれがなかなかできない。リチウムの血中濃度の問題ではないし抗うつ薬と抱き合わせたからといって何とかなるものでもない。

坂元　リチウムの長期投与の影響に関してなんですが、一五歳のときに躁病で発病してから二〇年経つ双極性の人なんですが、この一五年間は私がずっと診ています。躁病のときはひどい状態で手が付けられなくて入退院を繰り返してきたんですが、この五年間はほとんどエピソードらしいエピソードがない人です。だいたい、リチウムが一〇〇〇ミリグラムぐらい、血中濃度が〇・七と高めでずっと維持しているんですが、もともと知的レベルの高い人で有名な進学校を出て、一流の国立大学に行った人ですが、どうもこの数年、積極性がなくなって、受動的で、きつい言い方をすると少し人格水準が落ちたような印象すら受けます。仕事も初めはすごくいいところに勤めていたのですが、頭の切れがなくなって、作業能率が悪いんですね。そこの会社では他の一流大学卒業の人についていけない。そんなこともあって、結局は解雇同然の状態で退職してしまった。その後もあまりいいところに勤められない。知能はけっして低くはないのですが、持続力がなかったり、集中力がなかったりしてケアレスミスが多くて、簡単な資格試験も落ちてしまう。これはリチウム単剤でやっているわけではなくて、他にもメジャーを少量使っていますので、そういう影響を度外視するわけにはいかないのですが、それでもリチウムの影響が大きいのではないかと思っているんです。

グッドウィン*もリチウムで、気分の安定性は増すけれども、受動性が目立ったり、社会参加の減少が見られたりするのを薬剤性性格変化として指摘していますね**。かといってリチウムを減らすかというと、そこでまた双極性の大きな波が来た場合に彼が被る損害を考えると、そういった多少の認知障害的症状や受動性というものは仕方がないのかとも思います。ただ彼に対して、悪いなという気はしています。

神庭　躁エピソードのときはリチウムを使っていて精神科医は違和感を持たないけれども、抑うつエピソードのときに少し元気がないなと思うと、リチウムをつい抜きたくなりますよね。あるいは量を減らしたくなる。どうもリチウムは抗躁薬だという固定観念があるからでしょうか、抑うつエピソードに使っていると不安になることがある。皆さんはどうなのでしょうか。僕はそれでも頑張って減らしたくなる欲求を抑えて、抑うつエピソードのときも維持量を使うほうなんですが。量が不十分になってしまえば、リチウムを投与し続ける意味がないでしょう。

リチウムはいつ中止するか

樋口　私も使っています。先ほど神庭先生はリチウムを使っていて間歇期に何でもない人は少ないと言われました。多少影響があるのは感じるのですが、それも躁の予防という性質

* Goodwin FK
** ＳＳＲＩによるアパシーが注目されている。

上、やむを得ないと考えてきました。今までは私たち精神科医は特に薬物療法に伴う大きな有害作用は別ですが、ファインなレベルでの認知機能とか感情面のいろんな動きとかそういうものを問題にするところまで行っていなかったように思うんです。昔は躁エピソードが抑えられればちょっとやそっとの有害作用があっても許されるというぐらいの認識だったと思うんです。やっと最近精神科領域においてもＱＯＬ（生活の質）が問題になってきた。だからそういう点で言うとたしかにこれからの課題としては、薬物によってＱＯＬにどれだけ影響が及ぶのかという見方が必要になってくると思いますし、そういう観点で言えば、先生が言われたように全体に精神機能を落としているものを改善できるか、どういうふうに使っていくかということが問題になると思うんです。

私は今のところ双極性のエピソードを抑えることのほうが重要で、間歇期に少し機能が低下してもそのほうが患者さんにとっての全体のクオリティは高められると思っているものですから、リチウムを安易にやめたり量を減らしたりということは極力やらないようにしています。特に再発がはっきりしている、エピソード間隔が短い、躁エピソードが激しい症状で構成されている患者さんについては継続して使うようにしています。

坂元　そういった何年かリチウムを継続して使うという指摘は、場合によっては何十年もというふうになるわけですね。

樋口　人によっては一生これを使うつもりでいてくださいと言う人もいますし、躁の軽い人であれば何年か経ったら一度やめてみましょうということを言う人もいます。

神庭　誰しも投薬をやめてみて再発され、痛い思いをしてだんだん経験を積んでいくんだと思うんです。よく若いときはなぜ先輩の先生はこの薬を漫然と出しているのだろう。こんなに長いこと調子がいいんだからやめてもいいのではないかと思うことがあるのですが、実際に自分が痛い思いをすると、維持療法を中止するには勇気がいりますね。

樋口 それは患者さん自身についても言えるでしょう。それがうまく学習効果になっていってくれることをこちらは期待するんです。

神庭 最近リチウム離脱性の躁病が注目されているんです。リチウムをやめたことによって躁エピソードが起こる。リチウム離脱性躁病、これはたしかに臨床的には経験します。ところがリチウム離脱性の躁病になると、かつてリチウム反応性だった患者がリチウムを再投与しても今度は反応しなくなるということすら言われています。だからリチウムを中止するべきではないと言われることがあります。再発を繰り返してリチウム抵抗性になることはあると思いますが。その点のご経験はいかがですか。

樋口 私はリチウムをいったんやめて再発してその後使って効かなくなった例というのはほとんど経験していないです。

坂元 リチウムを使って二~三年して明らかにリスポンダーであることがわかっていて、それでやめてということですね。リチウムのリスポンダーの人はわりときちんと薬を飲んでくれていることが多いので、私はリチウム離脱の症例をあまり経験していません。ですからリチウム離脱で躁病になったという例はすぐには思い浮かばないのですが、調べてみればあるのかもしれません。

リチウムと催奇形性

樋口 リチウムで困るのは妊娠中の女性で、妊娠したとわかると切らざるを得ないことです。私の経験では、リチウムで非常に安定していた双極性の患者さんが、妊娠した可能性があるからというのでやめました。やめて妊娠中は良かったんです。再発しなかった。本人には出産したら出産後直ちにリチウムを再開しなさいと言って薬を渡しておいたんです。ところが本人は出産直後調子がいいからと言って飲まなかった。出産後から不眠に引き続いて躁エピソードが出現しました。そうなったら病識がないから、私のところへ再受診したときにはもう相当ひどい躁状態に加えて幻覚、妄想状態を伴っているような状態だった。結局入院しかなかったですね。そういうケースを予防的にどういうふうにしていくのかということですね。

坂元　妊娠後期から使うというのはだめなんでしょうか。

樋口　リチウムについてはどうなのでしょうか。私もあまりその経験はないので。カルバマゼピンはてんかんの患者さんで妊娠後期からは再開して使えますけれども。

神庭　一般には催奇形性が妊娠の初期三カ月間に起こりやすいので、これは絶対に禁忌です[*]ね。僕はリチウムを必要とする人は計画妊娠すべきだと思うんです。最初から僕は適齢期の女性にはリチウムを投与するにあたって理解を持ってもらうようにしています。予想もせずに妊娠がわかったときどうするかという問題ですが、これは難しくて単純には答えが出せない。安全ですとも言えない。結局は患者さん本人に決めてもらうしかないのでしょうか[**]。

樋口　少なくともインフォームドコンセント、リチウムを飲んで妊娠した人に対してリチウムはこういう有害作用があって胎児に対する催奇形性の危険がこれくらいあってという説明をきちんとする。最終的には患者さん自身がどちらを選ぶかという判断をしてもらうことになると思うんです。一般的にはそういうふうにしていると思います。これはリチウムに限らずすべての薬、抗てんかん薬にしてもある確率で危険性はあるわけです。

*デパケン（てんかん、躁病・躁うつ病の躁状態、偏頭痛の治療薬）の催奇性も知られるようになり、同じく禁忌である。

**説明と同意（informed consent）は説明と意志決定（informed decision）を経て共同意志決定（shared decision making）へとつながった。

気分障害の遺伝カウンセリング

神庭　出産ということで関係するので、ここでお二人の考えをお聞きしたいのが、遺伝の問題をどのように説明なさっているかです。つまり、「私の子どもが同じ病気になりますか」と患者さんに聞かれることはよくありますよね。結婚を控えている場合には、さらに問題なわけですけれども。

近年、気分障害の多発家系を対象に、遺伝子研究が盛んに行われています。樋口先生の厚生省研究班でも、班のプロジェクトとして進めていますね。将来、遺伝子診断が可能になるかもしれませんね。

樋口　私はおよそ、次のような言い方をすることにしています。「たしかに、この病気には遺伝が関与している部分があります。例えば、一卵性双生児で一方がうつ病になった場合に、もう片方がうつ病になる確率は二卵性の場合に比してかなり高いことからもわかります。でも、一卵性の場合でもその率はたかだか五〇％です。遺伝病（例えば血友病など）であれば一〇〇％なわけですから、遺伝病ではありません。遺伝以外の要素（環境）も発病に大きく関与していることになります。おそらく、病気になりやすさのような素因に遺伝が関与しているのでしょう。ですから、あまり心配しすぎないことです」。最近の遺伝子研究の進歩にはめざましいものがありますが、それでも気分障害や統合失調症の遺伝子はなかなか同定されません。昔から言われているように、単一遺伝子ではなく多因子で規定されているのかもしれません*し、臨床単位自体がヘテロである可能性もあるわけです。したがって、現状で言えることは、あまり多くはないと思います。

*最近の分子遺伝学的研究で、双極性障害と大うつ病のリスク遺伝子が多数同定されている。どちらも多遺伝子・多因子疾患であることが確かめられている。

坂元　気分障害に限らず精神疾患の遺伝性を気にする人は少なくないですね。つい先日も外来で診ているうつ病の患者さんが、自分がうつ病だということがなかなか受け入れられないと言うのですが、その理由の一つは、家系にそういう病気にかかったことがある人がいないから自分がうつ病のはずがないと言うのですね。これはちょっと特別なケースかもしれませんが、われわれも診断決定であるとか経過の予測や治療方針の決定をする上で、遺伝負因の有無を重視することはあるわけです。例えば現在うつ病で入院している女子高生なんですが、お母さんもおばあさんも双極性障害なんですね。今回うつ病で初発したんですが、抗うつ薬がよく効いて入院後一～二週間でうつ状態が軽くなってきています。通常であれば、抗うつ薬の量をそのまま維持するところですが、躁転に気をつけて抗うつ薬も早目に減量しようとしているところです。

　気分障害の患者さんや家族に遺伝について質問されたときにどう答えるかということですが、私の場合も樋口先生がおっしゃったように遺伝病との相違をまず説明することにしています。その上で気分障害の遺伝負因がある人は、ない人に比べて数倍発症しやすいという事実もきちんと説明することを原則にしています。ただ必要以上にこのことを気にしてしまいそうな人には、数倍と言わずに一般の場合よりもやや多いというように説明することもありますが。

　いずれにしても気分障害の発病は、遺伝負因のみで規定されるような単純なものではなくて、環境因や性格因との複雑なからみの中で発症してくることを説明することにしています。私の印象では、うつ病の患者さんの場合は遺伝をことさら気にするよりも、むしろ環境因や性格因に発病の原因を求めたがる傾向が強いような気がしています。

第Ⅱ部

新しい気分障害の臨床——さらに二〇年後の臨床現場に向けて

はじめに——この二〇年を振り返って

神庭　『気分障害の臨床』（星和書店）が最初に出たのは一九九九年でしたよね。かなり好評でした。「読んだよ」とか、「先生のあの本、とても役に立ちました」とか言ってくれる人がいます。

ところが、残念ながらこの本は絶版で、今はもう手に入らない。このまま絶版にしてしまうのは、残念な気がしたんです。

今回の座談会では、前版が出た一九九九年から今日までの気分障害の「診断」「疫学」「治療法」「病気の考え方」「原因研究」にわたる進歩を先生方に自由にお話しいただき、この二〇年を埋めて装いを新たに最新の本としたいと思っています。

前の本も、最新の情報を網羅するにとどまらず、特に重要な問題について、論文を読んだだけでは伝えにくい臨床の技にも触れることができるようにということで、座談会形式にしたわけです。今回の座談会も、かたい論文の紹介とはひと味違った三者三様の経験を十分盛り込んでお話しいただければと思います。

大きく、前半の「疫学・政策・診断」と後半の「治療」とに分け、まず冒頭で、「疫学・政策・診断」の大きな流れを僕が簡単にご紹介します。その後を、樋口先生にお願いします。

特に「疫学」では「DALY値」*の導入、うつ病の日本の受診者数の傾向、この間行われた自殺対策、地域医療では「病診連携」に言及します。

＊一七二頁を参照。

「診断」では、ＤＳＭ–Ⅳの時代からＤＳＭ–５に変わったことで、いくつかの点が変更になっています。それから、国際診断分類とは別に、日本では「新型うつ病」「現代型うつ病」の議論が一時期盛んにされたと思います。「正常な悲哀とうつ病の違い」とか、「適応障害とうつ病の違い」、うつ病のサブカテゴリーの「バウンダリー問題」とか、さまざまな議論が盛んに行われたように思います。その中で、「バイポーラー・スペクトラム」がそうですが、スペクトラム概念もかなり早期から議論され、ＤＳＭ–５では、スペクトラムが一様に他の疾患にも試みられたというような流れもあったのではないかと思います。

電通事件**に端を発する労災や職域におけるメンタルヘルスが、際立って強調されてきた二〇年だったのではないでしょうか。その流れで生まれた「ストレスチェック制度」。それからこれは「治療」になりますけれども、「リワーク」の問題。

「治療」に関しては、一九九九年と言うと、フルボキサミンしかなかった。その後、ミルナシプラン、パロキセチンなどが上市されました。また、非定型抗精神病薬の一部が、気分障害のさまざまな局面で使われるようになってきました。ラモトリギンが抑うつエピソードの予防効果を持つという報告も治療の進歩だったと思います。

一方で、双極性障害への抗うつ薬の処方の是非、アクチベーション（activation）の問題が指摘されました。その間に治療ガイドラインが、各国で作成され、日本では日本うつ病学会が作成しています。加えて、心理教育、認知療法、対人関係療法、行動活性化といったような、非薬物療法でも目覚ましい進歩があったように思います。

復職に関しては「うつ病リワーク」が盛んに行われて、今ではもうほぼ一般的な活動になりましたが、双極性障害は相変わらず復職が難しく、労務管理上でも大きな問

**一九九一年、大手広告会社電通の新入社員男性が過労によりうつ病を発症して自殺した事件。遺族が会社に、「過労」に対する安全配慮義務を求めた最初の訴訟事例と言われる。電通では、二〇一五年にも新入社員女性が過労自殺をし、厚生労働省が強制捜査に踏み込んだ。

題になっているのではないかと思います。この辺をポイントとして押さえておくということで、いかがでしょうか。何か加えたほうがいいものがあるでしょうか。

樋口　もうこれで十分尽きていると思います。

第一章　疫学、政策、診断の変遷

受診者数・薬の変遷

神庭　それでは、まず、うつ病ですが、一九九九年（この本の前版が出たとき）に、厚生労働省（以下、厚労省）が発表した「受診者患者調査」によると、うつ病はまだ双極性と合わせて四〇万人でした。それが年々増加していって、二〇〇八年には一〇〇万人を超えた。

これは、もちろん正確な診断に基づいたものではないので、診断がインフレーションしたという可能性もありますし、患者さんが精神科を受診しやすくなったということもあるかもしれませんが、精神科臨床の中で「気分障害」のウエイトが重くなっていったということがおわかりいただけると思います。

その当時はフルボキサミン一剤でしたが、その後、ミルナシプラン、パロキセチン、セルトラリン、ミルタザピン、デュロキセチン、エスシタロプラムと出てきて、直近ではベンラファキシンが出てきた。

日本においても、いろんな種類のSSRIとSNRIが、使えるようになりました。新書や家庭の医学のジャンルでうつ病の解説書が何冊も出版されました。パロキセチンの新聞広告に、「私は、バリバリの『鬱』です」と木の実ナナさんが写真入りで自分のうつ病

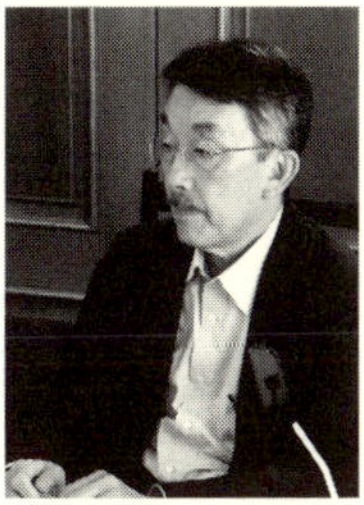

をカミングアウトした（二〇〇〇）。この当時から、うつ病の啓発が製薬資本の力によってかなり推し進められました。

その昔は、「うつ病」は「躁うつ病」として「精神病」に分類されることもありました。それが、誰もがなり得る病であって、治療を受けることで良くなるんだという理解が広まったのだろうと思います。それも、先ほどの受診者数の増加、特に軽症の抑うつ状態の患者の受診につながっているのかなと思うわけです。

日本には導入されませんでしたけれども、プロザック、これはアメリカでは「コスメティック・サイコファーマコロジー（cosmetic psychopharmacology）」と呼ばれ、プロザックを飲めば元気になってバリバリと仕事ができるというような使われ方もしました。

社会の変化によるうつ病への影響

神庭　日本の社会構造、文化構造が、この二〇年間に大きく変わりました。特にバブル経済とその崩壊（一九九二）ですね。企業の体質も、護送船団方式から競争社会へと変わった。ちょうどその頃、経済的にはグローバリゼーション、続いてIT化の波が押し寄せてくる。そういう中で、青年層の性格特徴も変わったと言われます。かつての執着気質的行動が高く評価された文化から、個人主義的な文化へと変わってきます。そして規範に対してストレスであるとか、秩序を否定的に捉えるとかいう傾向が強く、社会へ出て就職したときに、適応できず抑うつ状態になる。

これを、樽味（伸）君は「ディスチミア親和型」と呼んだ。* この「ディスチミア親和型」と関係している抑うつ状態として、「現代型うつ病」とか「新型うつ病」と言われるもの

*樽味伸：現代社会が生む〝ディスチミア親和型〟、臨床精神医学 34(5): 687-694, 2005

が、精神医学のみならず、マスコミでも、職域でも語られるようになりました。精神科医が診るうつ病の主たるタイプが変わってきたのではないか、と言われるようになったと思います。

それから、「治療」に関しては、これもまた企業の経済効率を重視する流れの中で、従来であれば、あるところまで良くなった方々には職場に復帰してもらって、職場の中で少しずつ負荷をかけて病前の状態に戻っていっていただくということが一般的に行われていたわけですが、企業に人的余裕がなくなってきたのですね、むしろ休んでいてもいいので十分良くなって一〇〇%働けるようになってから復帰してほしいという流れに変わってきたように思います。

そこのギャップを職場復帰支援「リワーク」という活動が埋めるようになりました。まあ言ってしまえば、従来は社内で行っていたリワークを社外にアウトソースしたということなんだろうと思うのですが、リワーク活動が企業のニーズとマッチして日本全体に広まっていったと思います。

それから、バブル経済が終わった後、数年経って、日本で自殺者数が三万人を超えるという事態（一九九八）を迎えて、自殺対策が必要になりました。このとき、ＷＨＯの「自殺予防のためのガイドライン」（一九九六）[**]が参考にされた。このガイドラインでは、「精神疾患や自殺予防に関する正確な知識を普及する」「プライマリーケア医と精神科医の連携が必要である」とあり、自殺を予防するにはうつ病をはじめとする精神疾患対策が重要であるという理解のもと、うつ病対策が強化されていったと思います。

それから、話が飛ぶんですけれども、二〇〇四年にＷＨＯが疾患の重要性を、従来は死亡率に基づいて順位づけしていたのを、その社会の富がどれだけ失われるかという単位

** United Nations: Prevention of suicide Guidelines for the formulation and implementation of national strategies. United Nations, New York, 1996

（ＤＡＬＹ）に置き換えて発表しました。このインパクトが大きくて、精神疾患は死亡率では注目されないんですけれど、〝社会の富の損失〟ということで言うと、うつ病が二〇〇四年の段階でナンバー・スリーに上がってくる。二〇三〇年にはナンバー・ワンになるだろうと言われたのです。

そこで樋口先生、今の流れを受けて、政府の中枢でこれらの対策に関わっておられていかがでしたでしょうか。

ＤＡＬＹ（**Disability-Adjusted Life Year**）*

樋口　アウトラインは、神庭先生が述べられた通りだと思います。われわれが二〇年前に討論したときには、まだＤＡＬＹという言葉がそれほど浸透していなかったように思うんですよね。
神庭　はい。ＤＡＬＹは、まだＷＨＯで採用されていなかったかもしれません。
樋口　この間に、ＤＡＬＹがあちこちで非常によく使われるようになってきて、しかも、ＤＡＬＹの中で精神科領域、メンタルの病気が占める割合が非常に高いということが周知されるようになりました。ＤＡＬＹというのは、一般的にはいわゆる「寿命」という概念で捉えられてきましたが、「寿命」だけでは「健康」というものを推し量ることはできない。結局、障害を含めて数値で表現できるものとしてＤＡＬＹが報告されるようになったのだと思います。
たしかに、精神神経疾患というものが障害を有して長く経過する病気であるということからすると、このＤＡＬＹのベスト・テンの中に精神疾患が四つあるのは、ある意味、当

＊障害調整生命年。死亡年齢や障害度を加味した新しい健康指標。
ＤＡＬＹ＝損失生存年数（ＹＬＬ）＋障害生存年数（ＹＬＤ）

然なのかなという気がします。今、厚労省のいろいろな検討会の中でもDALYは必ず触れられる非常に大切な概念だと思います。

さっきのお話のように、一九九〇年の段階での順位としては、うつ病性障害が第四位、二〇二〇年には第二位にランクされるであろうということです。二〇二〇年に他のものはどうなっているかと言うと、これは精神疾患とは言えないでしょうけれども、中枢性のものとしては脳血管障害とか、それから自殺も結構順位が高いです。DALYの中に占める精神神経領域の疾患のウエイトは大きい、ということをもう一度再確認しておきたいと思います。

そして、ここでよく強調されるのは、これだけDALYの中での精神疾患の割合が高いのに比べて、それに投じられる研究費が極めて小さいということ、これは理科学研究所の加藤忠史先生があちこちで書いておられます。これだけ国民にとって重要な疾患には、新しい治療法を解明し、それによって治癒に持っていくための研究費が、やはりそれなりに十分サポートされるべきである、と。DALYがその根拠になっているわけです。

国を挙げての自殺対策への取り組み

樋口　それから、もう一つは「自殺対策」の話です。「自殺対策」については、先ほどの神庭先生のレビューにあったように、WHOが最初に「自殺予防のためのガイドライン」を公表したのが平成八（一九九六）年でした。それを受けたかたちで、最初のうちは厚労省の中での取り組みがいくつかありました。ですが、やはり記憶すべきこととしては、そこから一〇年経った平成一八（二〇〇六）年に「自殺対策基本法」が成立したことです。

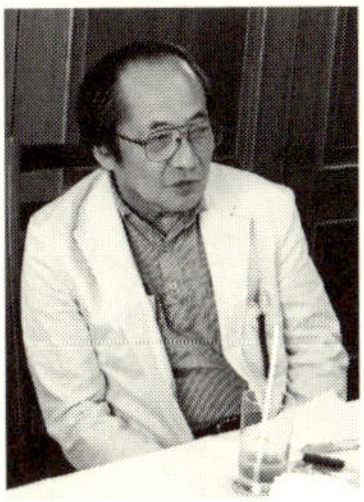

翌年の平成一九（二〇〇七）年には、内閣府に「自殺対策推進室」が設置されて、さまざまな取り組みが始まりました。それまでは厚労省が中心になって行ってきたものを、内閣府として、全省庁を挙げて取り組むということです。「自殺対策推進室」が設置した定期的な検討会が持たれました。私もその一員としてしばらく関わりましたけれども、毎回、全省庁の担当者が一堂に会する。委員のほうから、いろんな注文や質問が出ても、すべての省庁が即答えられるように、ということでやっていました。

例えば、子どもの自殺の問題が出てくると、文科省にすぐ質問が行く。それから統計の問題になると、警察庁に即話が行って、「もう少しこういう切り口でデータを示してほしい」というような注文が出る。それらにすぐ答えられるようにということです。そういう意味では、それまでの取り組みと相当異なっていた。やはり法律ができるというのはこんなにも違うんだというのを肌で感じました。

そして、同じ平成一九年に「自殺総合対策大綱」*が閣議決定されて、五年後に見直しをされ、今に至っております。

自殺対策というのを総合的に推進するというのはどういうことかと言うと、例えば、自殺の原因と目されるものには、もちろん医療と深く関わっている健康の問題、それから経済状況とか、失職するなどの社会的な問題であるとか、いくつか原因があるわけです。それらをすべて総合的に分析し、自殺防止の推進策・対応策を検討していくんだということです。自殺防止とあわせてもう一つ、自殺者の親族などに対する支援が含まれています。これを充実させていく。それでもって、国民が健康で生きがいを持って暮らすことができる社会の実現に寄与することである、と。そういうことが「自殺対策基本法」の第一条の「目的」に書かれています。** それが基本になって、これまで国の自殺対策というものが進

*「自殺対策基本法」に基づいて政府が推進すべき自殺対策の指針として定めるもの。

**「第一条　この法律は、近年、我が国において自殺による死亡者数が高い水準で推移していることにかんがみ、自殺対策に関し、基本理念を定め、及び国、地方公共団体等の責務を明らかにするとともに、自殺対策の基本となる事項を定めること等により、自殺対策を総合的に推進して、自殺の防止を図り、あわせて自殺者の親族等に対する支援の充実を図り、もって国民が健康で生きがいを持って暮らすことのできる社会の実現に寄与することを目的とする」

められてきたということだと思います。「自殺対策大綱」が定められて、その中で数値目標が示されました。平成二八年までに、自殺による死亡率を平成一七年と比べて二〇％以上減少させることを目標とするということが書かれています。

ご承知のように、自殺者が平成一〇（一九九八）年にいきなり三万人を超えたわけです。それが平成二四（二〇一二）年には三万人を切ってくるようになって、***今はもう二万五、〇〇〇人ぐらいになってきています。その数値を見てみると、たしかに、平成一七年と平成二五年とを比べると、約二〇％減になっていますので、大綱の中で掲げられた数値目標は、一応達成できているように思います。やはり法律ができたこともあるでしょうが、この間の取り組みが、国だけではなく、いろいろな層、民間の取り組みも含めて国を挙げて取り組んできた成果が現れていると言えると思います。

それから、やはり国の経済状況の問題もある。平成一〇年当時は、リーマン・ショックの後で、非常に経済状況が悪く、失業も増えて自殺者数が増えた。それがだんだん落ち着いてきて、経済状況も、例えば多重債務の問題なんかは非常に大きな自殺の原因として考えられていたのですが、それも国によってある程度対策がなされた。そうしたことが総合的に働いて、自殺者の数が減ってきたと言えるのだろうと思います。

それから、もう一点申し上げておきたいのは、そういった国の自殺対策に対する取り組みが、研究の面でも相当サポーティブに働いたということです。一例として、自殺の戦略研究を挙げることができると思います。これは一年一億円の五年間、五億円をかけて、何とか自殺対策に資するような、客観的できちんとした研究成果を踏まえた対策というものをやっていくべきだということから、自殺に対する戦略研究が行われました。

二つありまして、一つは、自殺を減少させていくための地域での関わり。地域における

***平成二四年中における自殺者の総数は二万七、八五八人（内閣府自殺対策推進室資料より）

いろいろなサポート体制であるとか、孤独な、孤立した人たちをどのようにサポートしていくかなど地域での対策です（NOCOMIT－J）[*]。もう一つは自殺の再企図対策。未遂者が再企図する率が非常に高いということが知られていて、その未遂者の再企図を防止していくための研究が行われています。

特に、救命救急センターを対象にして行われた研究（ACTION－J）[**]で、これは世界にも誇れるような九〇〇例の未遂者の症例を対象にして行った研究です。非常にいい結果が出ています。これまでは、救命救急センターで救命されると、即、「お家に帰りなさい」と退院させられて、その後のフォローがなかったんですけれど、退院後にソーシャルワーカーや、心理士、あるいは精神科医がフォローをしていくことによって、再企図による自殺率を減少させることができる、ということが証明された。先の診療報酬改定で、そういう関わりや取り組みがされている場合は、診療報酬上の手当がなされるということになりましたので、これは一つの大きな研究成果だったと思います。

急増した自殺を何とか食い止めて減少させていく取り組みを、法律まで作ってやっている国は他にあまりないです。ですから、これはとても大きな意味を持っていると思います。どれが効いたというのはなかなか難しいところではありますけれども、一〇年間続いた高値安定というような非常に不名誉な数値が、一〇年経ったところから減少に転じた。

自殺の原因でうつ病が占める割合が高いのは、今もその当時も変わりません。だいたい四割方うつ病が原因だと言われています。うつ病だけに限らず、統合失調症、アルコール依存等々ありますけれども、うつ病の占める割合が非常に大きいということからすると、うつによる自殺を減少させていくということにも、今回の取り組みは効いているのだろうと思います。

＊ Ono Y et al: PLoS One, 2013

＊＊ Kawanishi C et al: *Lancet Psychiatry*, 2014

地域医療計画の中に精神疾患対策が入る

樋口　それから、もう一点は「地域医療計画」の話です。

ご承知のように、四疾病五事業だったものから、五疾病として、五疾病目に「精神疾患」が入った。***　これも画期的なことだったわけです。これが何を意味しているかと言うと、結局、医療計画を自治体ごとに立てていくことが義務づけられたということです。平成二五年度から医療計画が立てられていますが、まもなく、また次の年度の医療計画が自治体ごとに検討され、新たな計画が立てられようとしています。

その中で、必ず精神疾患に関しての医療計画というのが立てられます。基本的なポイントは何かと言うと、一つは救急医療の問題です。やはり全国的にまだ体制が十分整っていないので、精神科救急の話は必ずその中に加えること。そのガイドラインが厚労省から示されるわけです。それと並んで、やはりうつ病、それから自殺対策が入っています。

ちょっとネットで調べてみたのですが、医療計画は自治体ごとに作っていますので、まちまちなんですね。まだなかなか足並みが揃っていないし、計画として書き加えられているものも、必ずしもみんな同じように積極的にというところまでは行っていない感じがします。たまたま、神庭先生のおられる福岡の医療計画を見たのですが、これは非常によく書かれています。

一つは、「うつ病の予防スクリーニングを行う」ということ。うつ病は自殺の要因の一つと考えられるので、総合的に自殺を防止できるようスクリーニングを実施するということです。うつ病をできるだけ早期発見し、早期の対応を図るという意味で、かかりつけ医

*** 〈五疾病〉
- がん
- 脳卒中
- 急性心筋梗塞
- 糖尿病
- 精神疾患

〈五事業〉
- 救急医療
- 災害時における医療
- へき地の医療
- 周産期医療
- 小児医療（小児救急医療を含む）

に対するうつ病研修が重要であると。それから、「かかりつけ医と、精神科医との間の連携を図ることが重要である」として、県全体かどうかはわかりませんが、例えば、久留米地区においては、かかりつけ医と精神科医の間の統一した紹介状による連携システムが作られています。

それから、もう一つ。「精神科の医療機関は、産業医との連携によって、復職支援の円滑な実施に協力する」ということが書かれています。地域医療計画で、こういうふうにうつ病を取り上げてやっているというのは、非常に心強い。やはり四疾病五事業が五疾病になったことの成果が出てきているのかなというふうに思います。

神庭　DALYという指標で疾病の重要度が順位づけられるようになったのは、精神疾患の社会的重要性を際立たせる上でとても大事だったのですね。

新しい抗うつ薬の喧伝、うつに関する一般書やマスコミ記事、それに加えてうつ病の重要性が、自殺対策の中で広く訴えられて、大きな啓発活動を生んだのではないかなと思います。

また、精神科医と救急現場とのリエゾンは、診療報酬もついて一般的な活動となりました。救急と精神科というのは、両極端のような診療科だったわけですけれども、急接近した。実は救急の場面では、昔から精神疾患の患者さんが多くて精神科医療を必要としていたのに、適切に対応できてなかったかもしれません。精神科医による治療が行われると、再企図も一定程度予防できるということがわかって、ここでも精神科の重要性というのがクローズアップされてきたと思います。

うつ病対応能力向上のための研修

坂元　自殺対策ということでは、うつ病対策に少し偏り過ぎだという意見もありますが、やはりうつ病対策が要《かなめ》であることは否定しようがないと思います。先ほどもお話に出ましたが、二〇〇八年三月ですか、厚労省が、かかりつけ医のうつ病対応能力向上研修をやりなさいと、各都道府県、政令都市に指示を出しましたね。そして受け皿はだいたいは医師会だったと思います。

神庭　対象がかかりつけ医でしたから医師会がやりました。

坂元　そういう研修会が医師会を通して行われること自体はとてもいいと思うのですが、医師会に入っていない先生は研修を受ける機会があまりなかったかもしれませんね。医師会に入っていても関心がない、自殺やうつ病というのは、自分のカテゴリー外であるという先生、本当はそういう先生にこそいちばん聞いてほしいんだけれども、そういう先生は来ないんですね。

あとは、私も何回か講師をしたのですが、講師の力量のなさという問題もある（笑）。講師の力量にも差があるわけで、どういう講師によってその研修を受けるかで、修得できる内容にかなりの差が生じる可能性があります。

また、参加して何かインセンティブがあるのかという問題もあります、例えば、そういう研修をいくつかこなすと修了証以外の何か貰えるとか、診療報酬上何か少しでもメリットがあるというようなことがあったほうがいいのではないかとも思います。

ただ、一回や二回そういう研修を受けただけで、われわれが何十年やってもこんなに苦

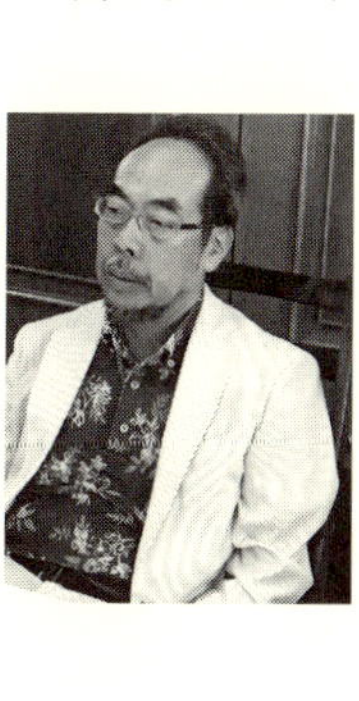

労していることが、すぐにできるようになるわけではない。それを、できるつもりになって、ただうつ病の診断が増えて、ＳＳＲＩの処方が増えるというようなことになっているとしたらいかがなものかと思います。今後、そういう点も含めて、医師会だけによらない、そういう研修の企画も必要ではないかと感じています。

少し話は違うんですが、たしかに、全体として自殺は減っているわけですが、若い世代ではむしろ増えているという指摘もあります。今後の日本を背負う、若い世代の自殺増加の問題に対して、本腰を入れていくべきではないかと感じています。

樋口　たしかに、そこはすごく重要で大きな課題だと思います。今しばしば議論されるのは、若い世代の企業の中でのストレスの問題とかですね。非常に適応障害が多いですよね。

坂元　多いですね。

樋口　そういうこともあって、労災の話だとか、ストレスチェックの問題だとかが一方で出されてきて、どうやって若い勤務者のうつを早期に発見するか、あるいは早期に治療するシステムを作るかというのが課題になってきています。まだ、それが十分できているとは思えないですね。その辺が今後の課題だと思います。

相変わらず電通のような問題があったり、「ブラック企業」と言われる企業の中で問題が起こり、そこで自殺者も出ている。大きな社会問題でもありますね。

神庭　地域医療計画で、かかりつけ医との連携が図られてきたわけですが、坂元先生がおっしゃったように、やっぱり関心のない先生は、いっこうに研修会に出てこないし、あるいは、逆に、もうわかったようなつもりになられて、自己流の治療をして抱え込んでしまうというような数々の問題もある。これも、次の地域医療計画で見直していく必要があると思いますね。

坂元　そうですね。

神庭　新医師卒後臨床研修が始まったのは二〇〇二年です。精神科を義務づけた。今は選択必修になりましたが*、それでも、統合失調症、うつ病、認知症は、ケース・レポートを書きますので、診る機会があります。卒後臨床研修は医師偏在を招いたとか、さまざまな問題はありますけれど、そこで精神科を皆さんが身近に感じてベーシックな知識を身につけていかれているので、大きな変化にはつながったかなと思います。

坂元　そうですね。

神庭　精神疾患の重要性は認識されるべきだし、すべての科の医師が精神疾患を、少なくともうつ病、統合失調症、認知症、せん妄の基本的対応ができることが必要なのではないかと思います。

*卒後研修の見直しで、二〇二〇年から精神科が必修に戻ることが決定された。

第二章　ＤＳＭ－ⅣからＤＳＭ－５へ

ＤＳＭと双極性障害の歴史

神庭　「疾病分類」に関してですが、ＤＳＭ－Ⅳ（一九九四）が出てきて、バイポーラーⅡが登場しました。他にも、アスペルガー症候群が採用され発達障害が注目されます。二〇一三年にはＤＳＭ－５が出てきましたから、この二〇年はＤＳＭ－Ⅳの時代だったと思います。

ＤＳＭ－ⅣとＤＳＭ－５とはどこが違うかと言いますと、大うつ病に関してはほとんど変わらない。死別反応除外基準が撤廃されましたけれども、それ以外、診断基準に大きな差はない。ただ、例えば不安性の苦痛を伴う、あるいは周産期の発症であるとか、特定用語《スペシファイヤー》にいくつか新しいものが登場してきました。

「死別反応除外基準」というのは、死別に引き続いて強度の悲哀反応が起きた場合に、それがたとえ大うつ病の診断基準を満たしていても、大うつ病としないという除外が前は設けられていた。ですが、ＤＳＭ－ⅣからＤＳＭ－５になるときに、大きな議論が行われました。大うつ病の場合は、先立つ何らかの喪失反応があるというのが一般的なので、死別だけを例外としないほうがいいということで除外が撤廃されたのです。

これに対して、「正常の悲哀とうつ病とを混同させる」という批判が、ウェイクフィールド*たちから非常に強く起きた。つまり、正常な悲哀と疾病のうつとのバウンダリーが、これで不明確になるのではないかということです。**うつ病の診断に関しては、これが大きく批判された点だと思います。

一方、バイポーラーのほうの診断は、STEP-BD***などの研究でわかってきたんですけれども、バイポーラーの抑うつエピソードも躁エピソードも、ピュアなうつ病の症状、あるいは、躁病の症状が出ているばかりではない。抑うつエピソードに躁病の症状が混入していたり、その逆がある、混合状態、つまりDSM-5の「混合性の特徴を伴う」という特定用語が、以前より柔軟な形で使われるようになったと言えるのではないかと思います。

この点に関して、特にバイポーラー・スペクトラムの概念が、アキスカル、ガミー****たちから提唱されて、「混合性の特徴を伴う」という特定用語に落ち着いた、この流れを坂元先生、詳しくご説明いただけますでしょうか。

アキスカルのバイポーラー概念*****

坂元　有名なアキスカルのバイポーラー・スペクトラムですが、彼が意図したのは、気分障害でトレイト（trait）とステイト（state）を二分法的に分けるということをいったん止揚して、テンペラメント（temperament）という概念でそれを統一的に理解するということです。つまり、気質から疾患に至る連続体として見ようということです。

単極性うつ病と双極性障害は連続している。両者の間には明確な境界線があるわけでは

* Wakefield JC

** 二一六頁も参照。

*** Systematic Treatment Enhancement Program for Bipolar Disorder
NIMHが資金を提供する双極性障害の体系的治療改善プログラム。うつ病や躁病の治療、再発予防に最も効果的な治療法など、双極性障害の長期外来患者研究に関する包括的な情報を提供。

**** Ghaemi SN

***** Akiskal HS et al: *Psychiatr Clin North Am*: 517-534, 1999
七七頁も参照。

ない。よく見ると、うつ病だという単極性の人のなかにも、バイポラリティ（bipolarity）を有する人が少なくない。そして、双極性障害の前駆状態として、発揚気質、循環気質などを重要視しようということです。

アキスカルのいちばん言いたいところは、バイポラリティが入っているうつ病の患者さんに不用意に抗うつ薬だけを使うと、負の作用にさらすことになってしまう、気分安定薬をきちんと使うことで、そういう治療の恩恵を患者さんが得られるようにすることであるということです。バイポラリティを見逃してはいけないというのが、治療の面からいちばん大きなバイポーラー・スペクトラム概念の趣旨だと思います。

そして、バイポーラー・スペクトラムは、どんどん増えていくので全部覚えられないのですが、まず、「双極0型」「1／4型：抗うつ薬の迅速な効果発現とその中折れが見られるうつ病」「1／2型：統合失調双極性障害」「Ⅰ型：躁うつ病」「Ⅰと1／2型：軽躁の反復があるがうつ病がないもの」「Ⅱ型」「Ⅱと1／2型：気分循環気質のうつ病」「Ⅲ型：抗うつ薬や身体的治療によってのみ起こる軽躁とうつ病」「Ⅲと1／2型：物質ないしアルコール乱用によってのみ起こる軽躁とうつ病」「Ⅳ型：発揚気質者のうつ病」「Ⅴ型：うつ病に見られる混合性軽躁エピソード」「Ⅵ型：双極性障害と認知症との移行領域」です。統合失調症から認知症まで含んでいる、非常に広大なスペクトラムだということです。

ただ、これが、どうやって実証できるのかという問題があります。寺尾岳先生のグループが、発揚気質や循環気質を有する大うつ病患者は、そうではない大うつ病患者と比較して、抗うつ薬よりも気分安定薬によく反応したと言っています。[*] このことから、アキスカルの言っている、例えば、双極Ⅱと1／2や双極Ⅳというような類型の妥当性が、ある程

* Goto et al: *J Affect Disord* 129: 54-58, 2011

度示されたのではないかと思います。

ガミーのバイポーラー・スペクトラム概念[**]

坂元　よく同じバイポーラー・スペクトラムだと誤解・混同されるんですが、ガミーが言っているのは、明確な躁・軽躁エピソードはないけれども、何らかのバイポラリティを有する気分障害です。明らかなバイポーラーではなく、普通に診断すると「うつ病」とつくような人たちにバイポラリティがあるような一群を、「バイポーラー・スペクトラム障害」と診断しましょうということです。

ガミーの「双極スペクトラム障害の診断基準」は以下のようなものです。一回はうつ病エピソードがなくてはいけない、そして躁・軽躁エピソードがあったことがない。彼がいちばん重視するのは遺伝歴です。バイポーラーの家族歴。そして、抗うつ薬によって惹起される躁あるいは軽躁エピソード。そして、発揚気質、反復性うつ病エピソード、短い大うつ病エピソード、非定型うつ症状、精神病症状、若年発症、産後うつ病、抗うつ薬の効果減弱、三回以上の抗うつ薬治療の非反応というものが、彼によればバイポラリティだと言うのです。うつ病だけれども、こういうものを多く満たす人は、「バイポーラー・スペクトラム障害だ」というわけです。

たぶん、ガミーの言いたいことは、この人たちに不用意に抗うつ薬を使うのは用心しなさいということだと思います。

** Ghaemi SN et al: *Psychiatr Pract* 7: 287-297, 2001

バイポラリティの指標

坂元　さらにバイポラリティの指標となるものについて見ていきたいと思います。北海道大学の田中輝明先生の指標*から一部引用して改訂させていただくと、「at-risk: potential」の徴候として、双極性障害の家族歴、若年発症、非定型症状、特徴的な経過（三回以上の反復エピソード／三カ月未満の短期エピソード）、治療抵抗性が挙げられています。私はさらにそこに季節連関性と産後うつ病を加えて考えてみました。一方、次の項目としては、抗うつ薬で躁転、アクチベーションを起こす、混合性うつ病、閾値下の躁症状、発揚気質、循環気質というように、何らかの躁性要素が含まれているものです。これは、もうスペクトラムと言っていいのではないでしょうか。

ガミーの基準で挙げられた項目には、エビデンスがあまりなく、経験上ということになると思うのですが、そのエビデンスを確かめたのが、東京医科大学の井上猛先生たちのJET-LMBP研究**です。うつ病と双極性障害の患者さんを比べて、どの因子があると、より双極性が疑われるかということです（［対象］大うつ病エピソード［DSM-Ⅳ-TR］を呈して医療機関を受診した四四八例。［方法］多変量解析）。

その結果を見ると、抗うつ薬による躁転、混合状態、それから、過去一年のエピソード数の多さ、さらに発症年齢の若さ、自殺企図歴、こういうものが、より双極性障害の人に多かったということは、取りも直さず、こういう因子がバイポラリティの指標であると言っていいのかなというふうに思います（下表参照）。

*田中輝明：臨床精神薬理 19: 791-796, 2016

** Inoue T et al: *J Affect Disord* 174: 535-541, 2015

説明変数	P値	オッズ比	95%信頼区間
抗うつ薬による躁転	<0.001	79.308	16.530−380.496
抑うつ性混合状態	<0.001	17.885	7.074−45.219
過去1年間の病相回数（2回以上）	0.003	5.941	1.814−19.460
双極性障害の家族歴	0.061	2.415	0.959−6.080
大うつ病エピソードの発症年齢（25歳未満）	<0.001	3.600	1.837−7.058
自殺企図歴	0.041	2.128	1.033−4.386
著明な体重増加または食欲増加	0.223	1.684	0.728−3.897
病的罪責感	0.112	0.551	0.264−1.150
対人関係の拒絶に関する敏感性	0.092	1.729	0.915−3.267

バイポーラー・スペクトラム診断の意義と懸念

坂元　気分変動が目立つ場合には、ややもすると気分障害ではなくてパーソナリティ障害ではないかと考えがちですが、バイポーラーを見逃してはいけません。いわゆる現代型のうつ病がバイポーラーの経過をとり得ることや、不安が目立つ人たちがバイポーラー・スペクトラムであることも考えなくてはいけません。双極性を広く取る意義としては、そういった人たちに抗うつ薬を不用意に処方すると病態が複雑化する。あるいは、自殺の危険性まで生じるということです。

　しかし、それでは、そういう用心をする意味はどの程度あるのかということですが、例えば、ガミーの言うバイポーラー・スペクトラム障害というのは、本当にバイポーラーに展開するのかどうかと言うと、ジンマーマン***によると移行率はせいぜい二〇～三〇%で、いくつかの研究を統合すると、けっして多くないということになるようです****。

　そうなってくると、バイポーラー・スペクトラム概念はとても重要ですが、あまりそれを言い過ぎると、何でもかんでも双極性障害になってしまう。バイポーラー・スペクトラム障害と言いながらも、実態はもうバイポーラーとしての扱いになってしまう。双極性障害の過剰診断につながる危険性はないのかということです。これをジンマーマンたちは、データで示しました。バイポーラーと診断された患者のうち、四三・四%のみがSCIDでもバイポーラーと診断された。あとは単極であったり、それこそパーソナリティ障害であったりしたということです*****。

　DSM−5では、「他の特定される双極性障害および関連障害」が加わりました******。これ

*** Zimmerman M

**** Zimmerman M: *J Clin Psychiatry* 73: 437-443, 2012

***** Zimmerman M: *J Clin Psychiatry* 73: 437-443, 2012

****** 「短期間の軽躁病エピソード（二～三日間）および抑うつエピソード」と「不十分な症状を伴う軽躁エピソードおよび抑うつエピソード」

を双極性障害に含める妥当性はどうなのか。双極性がこれでかなり広がる、それが過剰診断につながらないかという懸念が生じるところです。

四年前に、ある製薬企業の講演会に参加する四〇五人の精神科医に「先生たちは、双極性の徴候があったら、なるべく広く双極Ⅱ型、特定不能の双極性障害というふうに、積極的にバイポーラーと考えるのか」と尋ねたところ、かなりの参加者（七割ぐらい）が「双極性を広く取ろうと思っている」という見解をお持ちでした。

それでは、双極性障害はなぜ過剰診断をしてはいけないのか。実際は、見逃しのほうがはるかに多く問題が大きいとは思うのですが、逆に過剰診断をした場合に、いったい何が起こり得るかということです。

例えば、うつ病の人でも多弁や攻撃性が見られることがあります。本当はきちんと抗うつ薬で治療したほうがいい場合でも、ちょっとそういう要素があるだけで双極性だと言って、きちんとした抗うつ療法がされなくなる可能性はないのか。それから、双極性障害と診断がつくと、薬が確実に増える。気分安定薬が加わる。あるいは、抗精神病薬が加わる。薬物療法偏重になる可能性、過剰処方の問題が出てくる。それから、疾病レベルまで行かないような「正常な気分の変動」までもが、バイポーラーとされて、過剰な医学化の対象になりはしないかという問題もあります。

あとは、双極性障害は、どの本を見ても、「転帰不良」とまではいかないのですが、必ず「一生つき合う病気である。再発再燃を繰り返し、長期にわたる治療が必要」というようなことが書かれている。それは、本当に中核群の双極性障害の人々には必要な情報なのですが、そうではない単極性うつ病の人たちやうつ病でも双極性障害でもない人たちにそういう情報が誤って伝わることで、家族、本人に何らかの悪影響があるのではないか、というようなことも考えます。

混合状態

坂元　引き続いて、混合状態ですが、クレペリンが、思考障害、気分変調、意志障害の各側面から八通りのパターンを示しています。それぞれ微妙に対極の要素が入ってきます。

それによると、「混合性の要素や不安がまったくない純粋な躁病やうつ病はむしろまれであり、混合性の病態を伴うものこそ躁うつ病の本態である」ということを示したとも言えます。このクレペリンの見解は、今日でもその妥当性を失っていないのではないでしょうか。

反対極の症状要素の混入（たとえ軽度のものであっても）に絶えず配慮する治療姿勢が重要ではないかと思います。そういう症例は、アモルフ（無定型）な病態を呈しやすいので、パーソナリティ障害と誤診されることもまれではありません。あらゆる精神疾患の中でも、特に混合状態は自殺のリスクが高いことが知られていますので誤診は許されません。

混合性うつ病では、不用意に抗うつ薬が処方された場合に、病態不安定化や躁転の可能性がある。あるいは、抑うつを伴う躁病（混合性躁病）の場合は、躁病だけれども「抑うつがある」ということに対する配慮も必要ではないか。ただ無理矢理に薬物療法で鎮静し、症状を除去し、現実吟味を迫るというのは、その抑うつが大きければ大きいほど好ましくないこともある。例えば、葬式躁病などは、そんな要素があるかなというふうに思うのです。

ＤＳＭ-Ⅳまでは、「躁病エピソードと大うつ病エピソードを同時に毎日満たす」とい

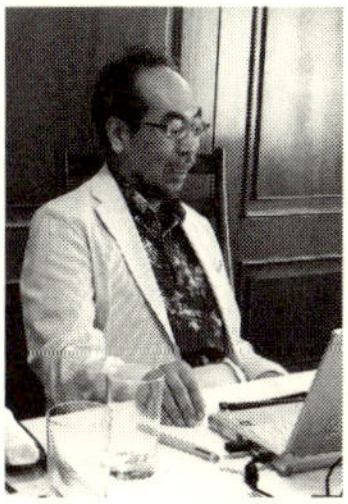

う、まったく現実的ではない混合性エピソードの基準がありましたね。そのため混合状態に十分な検討が行われなかった。

これに関して、先生方は今までどのぐらいこの基準を満たした人をご覧になりましたか。僕は三五年間で一人も見たことはないですね。一週間毎日、躁病エピソードと、大うつ病エピソードの症状を同時に完全に満たすというようなことが本当にあり得るのでしょうか。

ただ、ゴールドバーグ*のSTEP-BDの結果**を見ると、なんと、双極性うつ病で躁症状が四つ以上ある(full mixed episode)のが一四・八％もある。つまり双極性うつ病一、三八〇名のうち、二〇四名もこのDSM-Ⅳの混合性エピソードを満たしたという結果になっています。STEP-BD研究にケチをつけてもしょうがないのですが、これには非常に強い違和感を抱くわけです。

混合状態の一般的な類型には、躁と抑うつが両方とも優勢であるもの(いわゆる混合Ⅰ型)、あるいは、躁が優勢のもの(不快躁病・不安躁病)、うつのほうが主体のもの(混合性うつ病)、また、軽躁と軽うつの混合というものもあります。今は、ラピッドサイクラーは混合状態から省くのですが、ウルトラ・ラピッドサイクラーは、混合状態の一つの類型ではないかというふうに思います。

* Goldberg JF
** Goldberg JF et al: *Am J Psychiatry* 166: 173-181, 2009

混合性うつ病の臨床像

坂元　次にベナッジ***の研究を取り上げます。ランセットに出たものですが、「うつ病エピソードがある」そして「躁病、軽躁エピソードの基準を二から三以上満たす」という人たち

*** Benazzi F

を調べたところ、双極性うつ病の六〇%、うつ病の三〇%に混合性うつ病が見られた。バイポーラーとの関連が強く、双極性障害になりやすい、うつ病よりも双極性障害で見られる、双極性障害の家族歴が多い、うつ病よりも抗うつ薬で躁転しやすい。そういう結果が得られたというものです。****

こういった成果も考慮された結果だと思うのですが、DSM−5ではそれまでも各方面から批判の大きかったDSM−Ⅳまでの混合性エピソードは廃止されました。そして、「混合性の特徴」の特定用語が出来ました。*****

「躁または軽躁エピソード」に関しては、躁、軽躁エピソード期間の大半において、以下の症状のうち少なくとも三つ以上が存在すること。1.不快気分または抑うつ気分、2.興味または喜びの著しい減退、3.精神運動性の制止、4.易疲労感、または気力の減退、5.無価値感、6.死についての反復思考。

「抑うつエピソード」に関しては、1.高揚、開放的な気分、2.自尊心の肥大、3.多弁、4.観念奔逸、5.目標指向性の活動の増加、6.困った結果につながる可能性が高い活動、7.睡眠欲求の減少、のうちの三つ以上です。

しかし、注意しなければいけないのは、「本項目にカウントされない症状」です。抑うつ症状としては、焦燥、不眠または過眠、体重減少または増加、決断困難などがあっても抑うつ症状としてカウントされません。躁症状としては、易怒性、注意散漫、精神運動焦燥などがあっても躁症状としてカウントはされません。まあDSM−Ⅳよりは改善されているとは思いますが、まだ課題があるのではないでしょうか。

**** Benazzi F: *Lancet* 369: 935-945, 2007

*****ICD−11(案)では、混合性エピソードが残されている。両エピソードの特徴と合致することと定義されている。

混合状態に関する今後の課題

坂元　反対極の症状を「三つ以上」とした基準は、はたして妥当なのか。二つ以下は、混合状態にはならないのか。私は、そうではなくて、たとえ微細なものでも反対極の症状が混入している場合は、治療上の配慮が必要だと考えます。DSM－5のような特定用語を重視するよりも、微細な混合状態を見逃さないことのほうが重要ではないのでしょうか。

今いちばん批判があるところは「焦燥」のあたりでしょうか。「焦燥」を反対極の症状から除外したのは妥当か、という点です。除外の理由は、易怒性、注意散漫、精神運動性焦燥に共通して見られる「焦燥」が、うつでも躁でも両方に入ってくる。だから、除外したのだという考えのようです。しかし、クコプルスが言うように、この「焦燥」こそが混合性うつ病の中核症状だ、という意見もあるわけです*。また、「不安」の要素が入っていないのも混合性の特徴の実態に合っていないのではないかという指摘**もあります。その検討も必要ではないでしょうか。

こうした理由から、混合状態を適切に把握できない場合には、自殺のリスクを過小評価することになってしまう。抗うつ薬の不適切な使用による病態不安定化、躁転を招いてしまう。ただ、そうした問題点だけではなくて、抑うつ性障害における混合性の特徴というのは、将来の双極性障害への展開の重要な予測因子だという指摘は、とても適切であったということにも注目したいと思います。

以上、バイポーラー・スペクトラムと混合状態についてのお話をしました。

神庭　大変重要な診断概念の提案と、それがDSM－5でどうまとまってきたかというお話

* Koukopoulous A et al: *Acta Psychiatr Scand* 129(1): 4-16, 2014

** Cassidy F: *Bipolar Disord* 12: 437-439, 2010

をしていただきました。樋口先生、何かありますか。

「スペクトラム」というのは一つの考え方

樋口　今の話の中で重要な点を数多く指摘していただいたと思います。まず、「スペクトラム」の持っている意味についてですが、こういう要素を持った人を診た場合、治療を考える上で慎重でなければならないと思います。それがいちばんポイントだと坂元先生も指摘されましたけれども、本当にその通りだと思いますね。

私たちは、この「スペクトラム」という考え方をしっかりと身につけておく、知っておくことは必要だと思いますが、一方では、例えば家族歴がありました、誰が非定型でしたとか、そういうものがいくつかあると、「ああ、これはもうバイポーラーだ」というふうに安易に決めてしまうのはどうなんだろう。特に、最近の若いレジデントの人たちに、驚くほどDSM診断で、それも症状のあるなしという○×方式で診断をする姿勢が目立ちます。おそらく二〇年前と比べると、明らかにそういうパターンになっていると思うんです。

そういうところに「スペクトラム」の考え方が入ると、簡単に「これはバイポラリティ」というふうになってしまうのではないか。最近、私は臨床に復帰したので若い人たちとも接する機会が多くあるんですが、「怖いな」という気がしています。その辺は相当注意をしていかないといけない。ここで言っている「スペクトラム」の考え方というのは、やっぱりあくまでも「一つの考え方」だということです。アキスカルが言っている、あるいはガミーが言っているのと同じような一つの考え方なんだ、ということを念頭に置きつつ症例を診ていくことが大切だと思います。それにすぐにパッと飛びついて診断してしま

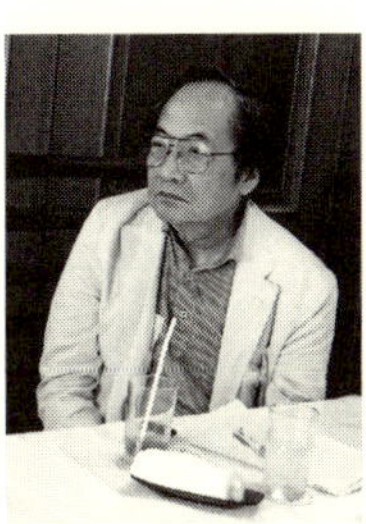

われると、ちょっと困るなというのはありますね。

実際、そういう診断で、紹介状を持ってやって来る患者さんが何人もいます。特にこういう症例です。抑うつ状態はもちろん、抑うつエピソードははっきりとつかまる。しかし、躁病の状態、はっきりした躁エピソードでなく、ちょっとしたエピソードがあるとか、薬の反応がどうだったとか、非定型の病状だとか、それだけでバイポーラーと診断して治療してきているケースがある。私は「本当かな」と思いたくなって、気分安定薬をいったんやめることもあります。

もちろんそれでうつ病が悪くなったりすることがあったり、あるいは、軽躁の状態が再確認されて、「ああ、これはたしかにそうだな」というケースもありますが、まったくそうではない、バイポーラーらしきものが何も出てこない患者さんもなかにはいます。これまでバイポーラーと診断されてきた患者さんの家族が、この診断で本当に間違いはないのかとセカンドオピニオンを求めてくるケースがあります。「バイポーラーという診断がつくと、これは一生ものと本には書かれている。本当に一生この病気とつき合っていくことになるのか」と。つい最近もありました。

だから、その辺は、私たちはかなり慎重にしなくてはいけないし、特に教育の現場で、若い人たちには、これをどういうふうに伝えて、どう理解してもらうかを、しっかりと考えておく必要があるなと強く感じますね。

神庭　前の座談会のときにも出た話なんですが、DSM-Ⅲが出てきた一九八〇年、僕たちは、だいたいその前後に精神科医になっています。それまではDSMがなくて、伝統的な精神病理を学んで、当時の疾病分類や診断の問題点というのもわかっていたところでDSM-Ⅲが出てきて、ある程度整理されたと思うんです。

でもそれは、従来の疾病分類がわかった上で、それをどうしたらいいのかということで出てきた一つの提案であって、結論ではないはずだったんです。だから、ＤＳＭもⅣ、５と改訂されてきたし、それに刺激されていろんな議論が行われ、スペクトラムのような考え方も出てきた。疑問への答えとして次の案がまた出てくる、というふうに常に改訂されていくべき問題です。

じゃ、なぜ今これが答えなのかと言うと、遡って、それまでの膨大な資料と議論を紐解かないとわからないのです。出来たものだけが絶対的な診断基準で、疑いないのだという考え方が、広がっているとすると、これは少し問題だろうと思います。

もう一点、先ほどの坂元先生のお話の中の、パーソナリティ障害と、バイポーラーの異同は、ずっと議論がありますよね。

僕が診ていた患者さんで、はっきりと軽躁エピソードがあるんですけれども、ほとんどの時間を抑うつエピソードで過ごしています。バイポーラーの二〇年の転帰を調べた研究では、その間の半分は寛解していたとしても、残りのほとんどが抑うつエピソードです。軽躁とか躁の期間は短い。

その方は、長い抑うつエピソードに入ってしまった。抗うつ薬は効かず希死念慮が強まったために入院したんです。そうしたら、担当の先生が、「この人は回避性と依存性のパーソナリティの問題を持っている」と返書に書かれた。

でも、この人はエピソードがはっきりある。エピソードから抜けたときにパーソナリティを評価して、そう言うならわかるけれども、まだ抑うつエピソードの中にいて、「会社に行きたくても行けない」と言うのを回避性と判断し、「助けてくれ」「苦しい」は依存性と誤解されてしまった。パーソナリティとバイポーラーの判断について、先生はどういうふうにアドバイスしますか。

坂元　そうですね。やはりエピソード中には判断するな、ですか。判定はできないですね。その人をよく知っている人からの確かな情報がない限り、安易にその人のパーソナリティを評価判断はすべきではないですね。

エピソードになると、往々にして、人格の浅瀬が見えると言う人たちもけっして少なくありません。抑うつのとき、ボーダーライン状態になる人も少なくない。そこで安易にそう決めつけずに、きちんと治療することで、特にパーソナリティの問題が感じられなくなるような状態に回復する人がけっして少なくないんだということです。

それはもう経験を積むしかないですが、どうしても目の前でいろいろな問題行動、アクティングアウトとかを起こされると、こちらの逆転移が起きてきて、はじめはうつ病だと思っていても、ボーダーラインだというふうに考えが流れがちですね。それは、どんな熱心な治療者でもそうだと思うんですが、そこでもう一度踏みとどまらなければいけない。この人は今病気である、この時点でパーソナリティを評価はできない、してはいけない、ということを、若い先生方にはきちんと言いたいと思います。

そう言いながら自分自身でも、問題行動をされると、本当はやっぱりパーソナリティの問題ではないかと思うときもあるのですが、それでも、やっぱり病気の影響は軽く見るべきではないというのは、言い過ぎることはないと思います。

カタトニア概念の変遷

神庭　カタトニア（catatonia）に関しては、言うまでもなく、カールバウム*が一九世紀に疾

* Kahlbaum KL

患として提案して、それがクレペリンによって統合失調症の一亜型と位置づけられ、DSMでもそういうふうに位置づけられてきていたのですが、一方で、うつ病におけるカタトニア状態というのは、うつ病性昏迷が一般的ですよね。

DSMが、今回、カタトニアを統合失調症の亜型から外し、カタトニアは統合失調症、抑うつ性障害、双極性障害などで現われる病態像（症候群）の特徴（特定用語）としてつけるようになりました。また、従来からよく知られているように、脳炎などの身体疾患に伴って現れることがあるし、認知症や、あるいは神経発達症でもカタトニアが出てくる。細かいことを言うと、それぞれ微妙に違うように思います。

カタトニアが、統合失調症から離れて、精神運動性の特徴的な障害を伴う一つの症候群として位置づけられてきたというのは、大変重要だと思うんです。なぜかと言いますと、治療法に直結する診断だからです。[**] 抗精神病薬はカタトニアで悪性症候群を招きやすいということもあります。しかもカタトニアと悪性症候群は鑑別が難しい。ですから迷ったら、抗精神病薬を増量したり導入したりする前に、ベンゾジアゼピンを試すのがよくて、それがうまく行かないときには、ECTが著効します。治療と直結した症候群として位置づけられてきたというのは、大きな進歩ではなかったかなと思います。

** Walther S et al: *CNS Spectr*, 2016

不安は気分障害の主要な症状の一つ

坂元　双極性障害の患者さんの経過を、不安の程度によって見てみますと、不安が強くなるにつれて、エピソードの期間が延びる。つまり、不安が強い人ほど病気であるエピソード期間が長いということがデータで示されています。[***]

*** Coryell W et al: *Am J Psychiatry* 166: 1238-1245, 2009

次に、不安症を併発すると、双極性障害はどのような特徴を持つかということですが、「気分障害の発症が早く」なります。また、「うつ病エピソードの反復回数が多く、重症度が高く、治療反応性に乏しい」「正常気分の期間が減少する」「薬物およびアルコール使用障害になりやすい」「気分安定薬への反応が悪い」「多剤併用になりやすい」「薬物誘発性躁状態の危険性が高まる」「自殺企図が増加する」などが見られます。双極性障害、不安症の合併によって、患者さんの機能レベル、ＱＯＬが極端に低下してしまうというふうにも言われています。*

ＳＴＡＲ*Ｄ研究の一部では、「不安症状を伴ううつ病」（一、五三〇例）と「不安症状を伴わないうつ病」（一、三四六例）を比べると、寛解率に明らかな差があります。不安を伴うと、それだけアウトカムが悪くなるという結果が出ています。**

そういう不安が目立つ不安うつ病には、「より重症」「治療抵抗性で慢性経過をとりやすい」「自殺の危険性が高い」「再発しやすい」「薬物の副作用に敏感」という特徴があると言われています。*** 不安症を併発するうつ病の臨床的経過の特徴としては、だいたい不安症から始まってうつ病に移行したり、うつ病を併発するということがあります。そして、「治療抵抗性で予後不良」が挙げられます。

それでは、うつ病で不安はどのぐらい見られるかと言うと、ハミルトンのデータでは九五％です。**** 程度の差はあれ、ほとんどの患者さんが不安を伴っています。すなわち、不安というのは気分障害の主要な症状の一つであり、気分障害の重症度、治療反応性、自然経過、社会機能障害など、すべてに明らかな悪影響を与えるものですが、ＤＳＭ-Ⅳまでは、気分障害の不安の有無や程度を正確に評価する基準がありませんでした。

そこで、ＤＳＭ-５になって、ご存じのように、「不安性の苦痛」（アンクシャス・ディス

*塩入俊樹、渡邊斉：精神科 24: 19-27, 2014

** Fava M et al: *Am J Psychiatry* 165(3): 342-351, 2008 より

*** 桑原秀樹、塩入俊樹：臨床精神薬理 19: 1441-1453, 2016

**** Hamilton M: *Br J Clin Pharmacol* 15(Suppl. 2): 1365-2125, 1983

トレス）の特定用語ができました。以下のうち少なくとも二つが躁病、軽躁病、うつ病エピソードの大部分の時期に存在することと定義されています。「張りつめた、または緊張した感覚」「異常に落ち着かないという感覚」「心配のための集中困難」「何か恐ろしいことが起きるかもしれないという恐怖」「自分をコントロールできなくなるかもしれないという感覚」。さらに重症度を分けるのですが、軽症はそれらのうち二症状、中等症は三症状、中等から重症が四から五症状、重症は運動性の焦燥（激越）を伴う四〜五症状となっています。

なぜこういう特定用語がつけられたかと言いますと、今まで見てきましたように、不安がある、不安が目立つ気分障害は、「予後不良である」「自殺行動やアルコール依存を呈しやすい」「治療反応性が低くなりやすい」。だから、そういった人は、注意して診なければいけないということです。

それでは「不安性の苦痛」の特定用語を満たすうつ病の患者さんはどのぐらいいるのかというと、データはあまりないような気がします。症例数は少ないのですが、私が以前抗うつ薬一剤に反応しないうつ病の患者さん四一例で調べたところ、「不安性の苦痛」を伴うタイプは七一％とかなり多く見られました。ただ、これは治療反応性があまりよくない人たちですので、高率に出たという可能性があります。どんな症状が多かったかと言うと、「緊張感」「心配事のために集中が困難」という。二項目が特に目立って多かったです。

「不安性の苦痛」という特定用語を作って、そういう患者さんをきちんと評価しようという考え方はとてもいいのですが、その人たちにどういう治療をしたらいいのかということが今後の大きな課題になると思います。今の段階では、「その人たちは予後不良ですよ」

「注意しなさいよ」と言うだけで、どういう治療をしたらいいのかというエビデンスが欠けているのが、いちばんの問題です。
不安うつ病や不安が目立つ双極性うつ病は治療のエビデンスが極めて乏しい。せいぜいあまり抗うつ薬を使わずに、非定型抗精神病薬を使うとか、気分安定薬を使うとか、その程度ではないでしょうか。せっかくそういう特定用語を作ったのだから、その人たちに対する治療をもう少し検討しなくてはいけないというふうに思います。

双極性障害（BP）と不安症（AD）の併存率

坂元　二〇年前に議論した覚えがあるのですが、*「双極性障害の人にパニック障害が結構合併する」と私が言ったときに、樋口先生が「うーん、それは納得できません」と言われた。「それは、違和感が非常に強い」と。
樋口　え、言いましたっけ？（笑）
坂元　神庭先生もそうおっしゃって、「うつ病でパニック障害を合併する人はいるけれども、バイポーラーと不安症がそんなに合併するというのは、臨床上経験がない」というお話だったのですが、DSM-5にはしっかり書いてありますね。
樋口　そうですね。
坂元　不安症は最も多い併存症で、双極性障害患者の四分の三に起こる、と。
樋口　四分の三！
坂元　メリカンガス**のデータでも、コミュニティ調査ですが、六一、三九二人で、バイポーラーⅠの七七%、その他のバイポーラーⅡの七五%に不安症が併存すると示されてい

*八五頁を参照。

** Merikangas KR

ます[***]。一、六〇〇人の調査でも、双極性障害の五三％にパニック障害、五二％にＧＡＤ、四八％にＳＡＤが併存するとなっているんです。もう二〇年経ちましたけれども、これはやっぱり違和感はぬぐえないですよね。問題は、日本でのきちんとしたデータがないということなんです。

樋口　ないですね。

坂元　菅谷先生らがパニック障害の二一・三％に双極性障害が併存すると報告しています[****]が、それ以外に体系的な研究がないので何も言えない。双極性障害の人で、不安症を私たちが見逃してしまっているのか、あるいは、躁病のときは不安症が軽減しますよね。それで見逃してしまうのか。あるいは、不安症の患者さんを、不安症だけだと思って診ていて、実はバイポーラーの既往が見逃されているのか。人種や文化差ということはちょっとあり得ないと思うのですが、アメリカでは、不安症はそれなりにいるのでしょうが、その人たちに双極性障害の診断が過剰に診断されているからなのか。

いずれにしても、日本でのデータがないことにはものが言えない。不安症が過剰診断されているという可能性はないのか。つまりバイポーラーと不安症の併存ではなくて、「不安性の苦痛」を伴う双極性障害というのが、両者の合併として過剰診断されてきた可能性はないのか。そんなことを、この二〇年間ずっと考えてきました。樋口先生の違和感にどう答えたらいいのか。

樋口　そうですね。いや、たしかに違和感が、今でもあります。

神庭　ありますね。

樋口　臨床経験として、先生なんかはわりとパニック障害とかが多いんでしょう?　患者さんを診ていると。

*** Merikangas KR et al: *Arch Gen Psychiatry* 68: 241-251, 2011

**** Sugaya et al: *J Affective Disord* 147: 411-415, 2013

坂元　パニック障害からバイポーラーに移行したという人は……合わせて五〇％とか、それはちょっと考えにくいです。

樋口　どうしてこういうことが起こるんですかね。やっぱり先生が今言われたように、アメリカでのバイポーラーのクライテリア（criteria）が違うとか、あるいは、逆に、不安症と双極性障害の捉え方にどこか違いがあるのか。

坂元　そうですね。一つは、バイポーラーの診断が大きく変わらないとすれば、不安症が過剰診断されて、それこそ、このアンクシャス・ディストレス・レベルのものが不安症の合併として捉えられているのか。

樋口　まあ、それは一つ考えられますね。ただ、日本と、例えばアメリカで、この不安症そのものの有病率とかは、そんなに大きな違いはないわけですよね。

坂元　ええ、違わないです。

樋口　よくわかりませんね、二〇年経っても。

神庭　二〇年経っても、あまり変わらないですよ。ただし「不安性の苦痛」を伴う（with anxious distress）という特定用語がついたのは、これは大切なことだったと思うんですが、もともとわれわれは臨床的には、不安のないうつ病を診ることはほとんどなくて、大半の人は何らかの不安を抱えていますよね。将来の不安、現在の不安、薬物への不安、過去への後悔とかですね。操作的診断基準では、不安症と気分障害とを分けるために、気分障害の診断基準の項目の中には「不安」という症状は置けないわけですよ。逆に不安障害のほうに「抑うつ気分」を置けない。そうしないと二つのカテゴリーを分離できないですからね。

先ほどの話に戻りますけれども、その操作的診断だけを勉強しているならば、うつ病には不安はないのかと思うわけです。この特定用語がついたことで、うつ病の患者さんの不安にも焦点を当てて、診断をつけたり治療をすることにつながると思うので、大切な特定用語ではないかと思いますね。

気分変調症概念*の変遷

樋口　概念の変遷という意味で言うと、持続性で慢性の経過を示す軽症のうつ状態というのは、もちろん以前から知られているわけです。従来は、これを「抑うつ神経症」と呼んだり、抑うつパーソナリティの一部分も含まれたと思います。それが、DSM-Ⅲで「気分障害」の中に位置づけて、DSM-Ⅳ-TRでは「気分変調性障害」、DSM-5では「持続性抑うつ障害」というふうに名称を変更されていますけれども、ほぼ概念としては同じです。

慢性の抑うつ状態で、少なくとも持続が二年間、この間に無症状の間歇期が二カ月を超えないという診断基準は、そんなに大きく変わっていないと思います。ICD-10でも、DSMの分類に準じて「持続性気分障害」というふうに呼んでいます。一言で言うと、「軽症慢性うつ病」と言えるわけですが、米国では人口の五～六％です。抗うつ薬に反応する一群もあるけれど心理療法が有効、あるいは併用が勧められる、というふうに一般的には書かれているということです。

かつて「気分変調症」という概念が登場したときには、それ以前の「抑うつ神経症」というものを含んでいました。それはいいんだけれども、それ以外に、DSM-5では「慢性うつ病」も一部含まれた。**そうすると、今で言う「適応障害」、「適応障害」のなかでも

*七七頁を参照。

**ICD-11（案）の気分変調症では慢性のうつ病は含まれない。また、うつ病の特定用語に「部分寛解」はあるが「慢性」がない。

期間が慢性的に経過するというものとどう区別されるのかという疑問がつねづね私の中にあって、解決できていないんです。「気分変調症」という概念そのものは、それまで分かれていたいくつかのものを、統合して考えていくという意味では、この概念が出来たことによって整理されたかなと思います。

ただ、治療的な面で言うと相変わらずで、気分変調性障害に、薬物療法はどうなのか、精神療法がより有効なのかというあたりになると、実は必ずしも何か一つでは説明できない。薬物療法で効果をもたらすものもあれば、ほとんど薬物療法をやっても効果がないという一群もあります。基本的には、精神療法を中心にとか、認知療法が必要だとかという一群があったりもするので、必ずしも、全体として一つの概念で治療的に統一されているものではない。やっぱりヘテロなのではないかというのは、今でも私の中では残っています。

神庭　有り難うございました。坂元先生、この「気分変調症」という診断は、どのぐらいの頻度でつけますか。

坂元　かなりつけますね。これを満たすような軽うつ状態がしばらく続いている人たちで、うつ病の基準を満たさないものです。ただ、気分変調症の人の大多数は、いずれかの時期に大うつ病を満たすということです。

樋口　うつ病エピソードがあるよね。二重うつ病ね。

坂元　いわゆる二重うつ病になるということですよね。それを、二つのうつ病としていいのか。つまり、二つの別の病気が重なったものとしていいのかどうか。それとも軽いものが重症化するというように統一的に見るべきなのか、つまり全部をうつ病と見るべきなのか、というところがわからないですね。

たしか、昔、アキスカルは、薬に反応しやすい一群を「サブアフェクティブ・ディスチミア（subaffective dysthymia）」と言って注目して、その人たちに抗うつ薬を使っているとどこかで軽躁が出てきて、その辺が彼のスペクトラム概念に発展していったと思うんです。この人たちの治療は、（少なくとも薬物療法では）あまりうまく行くということはありません。このアキスカルの言うような、きれいな「サブアフェクティブ・ディスチミア」という人たちを治療した経験はあまりないですね。やっぱりこの人たちには、環境調整なり、精神療法なり、それこそ対人関係療法、認知療法が必要になるのではないかなと思います。

一つ疑問なのは、DSM-5で二つが統合されて、「持続性抑うつ障害（気分変調症）」となりましたよね。DSM-Ⅳまでの慢性の大うつ病と気分変調性障害とを統合したと書いてあるのですが、DSM-Ⅳの「慢性大うつ病」というのがちょっとよくわからないのです。なぜこの二つを統合したのか。一方はうつ病ですよね。慢性であろうがなかろうが、うつ病です。それと気分変調症。違うものをなぜ足したのか。意義がよくわからないなというふうに思います。何のためにそれをしたのか。

樋口　たしかにね。相手は、慢性うつ病、あくまでもうつ病エピソードだからね。それを加えたというのは、たしかに。

適応障害と発達障害

神庭　先ほど、樋口先生もおっしゃったんですけれども、適応障害の慢性化*している患者さんは多いと思うんです。DSM-Ⅳから5への改訂で、適応障害は「ストレス関連疾患」

*二一〇～二一一頁参照。

のほうに置かれて、抑うつが著明とか、不安が著明というサブカテゴリーがなくなりました。けれども、この「ストレス関連疾患」のほうに置かれたことで、明確にストレスがあって、そのストレスが起因してうつや不安あるいは、行動の障害が起きている、という位置づけがより明確になったと思うんです。

そうすると、僕が診る患者さんの多くは、どちらかと言うと、職場の過重労務がきっかけで症状が起きてきていて、それが慢性化している。二年まで行く人はそう多くはないのですが、例えば職場だと、その職場から離れていれば症状は良くなるけれども、戻ろうとするとまた悪くなる。起因となったストレスが、生活に密着していて切り離せない場合は、なかなかストレスが去らないので症状を引きずる方がいますよね。

その場合、慢性の適応障害と位置づけたほうがいいのか、あるいは、二年経ったから気分変調症と置き換えたほうがいいのかというのは、いつも疑問に思っているんです。

樋口　そうそう、そうですね。その場合、それをどう考えるかというのはありますね。明らかに始まりのところはストレスがリスクとなって起こってきている。だから、一般的には、ストレスが何らかの形で解決されるとか除去されると、適応障害の場合は回復するわけですよね。ところが、明らかにパワハラを受けたストレスが、あるいは、相当ハードな仕事上の負荷が「軽減された、あるいは解決された」にもかかわらず、ずっとうつが残ってしまう人たちがいるんですよね。

そうするとこれは、うつ病ということで、しかも、それが慢性的に経過すると、今の気分変調性障害の中に位置づけられるのか。その場合は、そうやって位置づけていいのだろうかと思いますけれども、神庭先生のお話にあったようなストレスが完全には取り去られていない、引きずっているという場合、それは二年経過しても、慢性の適応障害という話でいいのかどうか。

坂元　シュナイダーは、異常体験反応を外的体験反応と内的体験反応に分けていますね。外的ストレスが大きい場合と、本人の脆弱性について。

樋口　脆弱性を持っている場合とね。

坂元　適応障害というのは、本来は外的なストレスが大きくて、その人の脆弱性はあまりないのに反応を起こす場合、つまり外的体験反応としての診断ではないでしょうか。しかし、客観的に見て、それほどのストレスではなく、他の人も同じ職場にいるのに、なぜその人だけうつになるのかと考えると、その人の脆弱性や神経症性が問題となる。つまり内的体験反応で、それが神経症とか、気分変調症として考えてよいのではないでしょうか。最近は、何でもかんでも適応障害とされてしまいますよね。会社に入りました、仕事をしました、うまく行きません、憂うつです、適応障害です……というのでいいのかどうか。

神庭　その本人の脆弱性という問題は強弱こそあれ、ＰＴＳＤも含めてすべての精神疾患に関わってきます。原因が本人にあるのか、環境か。両者は独立しているわけではありませんから、切り分けることが難しい。例えば、労災を認定するときに結構やっかいな問題が起きてくるのではないかと思っています。

樋口　そうそう。

神庭　話は変わりますが慢性の抑うつ神経症の患者さん（六〇歳代）でしたが、ご主人が非常に手厚く看病をして、何でもかんでも手伝って、本人は何もしない、寝たり起きたりの生活をしていた。それが、支持的精神療法と行動活性化で根気よく対応しているうちに、少しずつお花を生けたりとか、一緒に旅行に行ったりとか、だんだんできるようになっ

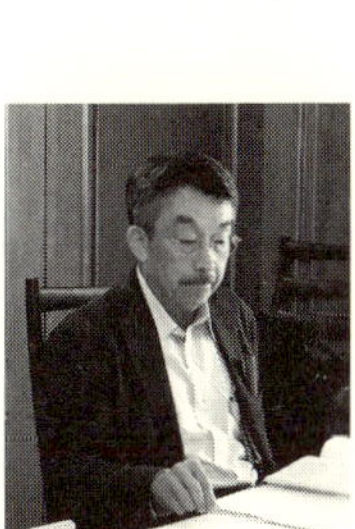

た。具合が悪い悪いと言い続けていたのに、何がきっかけかわからないまま、徐々に元気になったんです。波はありますが身体愁訴も抑うつ感も不安も訴えられなくなって、元気になられたんです。何年も、それこそ六年くらいかかりましたけれど。

樋口　それは、環境調整のようなものが関係ないですか。

神庭　環境調整は特にしていません。ご主人は、非常に手厚く看病されて、この患者さんが治らないのは、ご主人が甘やかしすぎているからではないか、共依存ではないかと思えるほど献身的な方だったんです。ところが今では、二人で北海道へ行ったりして、老後を楽しく過ごしています。薬も対症療法的に飲んでいただいていましたけどね。丁寧に対応（傾聴と支持、行動活性化など）していると気分変調症も、治るときは治るんだなと思いました。

樋口　私が最近ちょっと自己反省をしながら診ている患者さんですけれど、これは気分変調症としか言いようがないなと思って診ていたのですが、背景に発達障害が潜んでいるのを、こちらが見落としていたケースです。ずっと慢性的に抑うつがあるんだけれども、その背後にはそういうことを引き起こしている発達障害があって、それでいろんなところでうまく行かなくなって、不適応みたいなものをずっと引きずっている。最近、大人の発達障害がずいぶん取り沙汰されるようになって、いやでもそこに注意を向けざるを得なくなって、「ああ、これはやっぱりそうか」と気がついたと言えるのかな。

神庭　そうですね。前回の座談会では、「発達障害」の話は、たぶん出ていないんじゃないかと思うんですよね。

樋口　ないと思いますね。二〇年前には、「発達障害」と言うと子どものことしかなかったと思います。やっぱり、この二〇年の間の一つの大きな変化です。

神庭　発達障害のコミュニケーション能力の問題ですね。この二〇年間でこの特徴を持つ人が増えたのか、あるいは、コミュニケーションの苦手な人が生きにくい社会に変わったのか、そこはわからないんですけれども、社会的コミュニケーション能力を評価するという見方が、私たち精神科医に強く植えつけられたように思います。

樋口　そうですね。

第三章　社会の変化とうつ病の病態像の変化

新型うつ病と現代型うつ病

神庭　適応障害のことも少しお話しいただいたんですが、この間に、「新型うつ病」や「現代型うつ病」というような形で診断されたり呼ばれたりする方々が目立ってきたことがありました。* 今でも、おそらく職域で働いていらっしゃる産業医や精神科医の先生たちは、数多く診ていらっしゃるのではないかと思います。

これに関しては、改めて一から話す必要もなかろうと思うのですが、現在、先生方が診察されていて、いわゆる「新型うつ病」「現代型うつ病」と思われる方々は、相変わらず多いでしょうか。そして、また、どのような局面でそういう方々が病気になっていらっしゃるのでしょうか。もしご経験があれば、お話しいただきたいのですけれど。

坂元　現代型、新型うつ病というのは、概念上もまだまだ混乱しているわけですよね。それで、いちばんの問題は、うつ病ではない人たちに、いわゆる新型だ、現代型だというようなレッテルを貼ってしまって、周りの陰性感情が非常に強くなることです。ひいては、うつ病そのものに対しても陰性感情が生じてしまい、うつ病の人全般に対して、怠けだ、甘えだ、我がままだというようなことに発展しかねない問題があると思うんです。

*九七頁にて、坂元が一九九九年当時すでに病前性格の自己愛性が強まっていることに言及している。

この問題を論じるときには、うつ病の診断基準は満たした上で、いわゆる現代型、新型の特徴、例えば、「他責的である」とか、「仕事はできないけれども遊びはできる」とか、そういう特徴を持った若者の軽症うつ病として論ずるべきであって、うつ病の診断基準を満たさない、ちょっと不調である、職場に行きたくないというような人たちまでもが、うつ病として論じられてしまう。そして、そういう人たちはうつ病なのか、怠けかという二分法的な議論になって、結論として、「あれは我がままでしょう」「病気じゃないですね」というようになるのがいちばんの問題ではないかと思います。

若い人たちの軽症うつ病は、職場でずいぶん見ます。それこそ適応障害か、軽いうつ病か、判断に苦しむことが多いのですが、そのなかで、たしかに我がままを言ったり、他責的だったりする人は少なくないです。けれども、それをすぐ「新型」だと言ってしまうのはどうかなと思います。

だいたい職場でも、「なんちゃってうつ病」みたいな感じで、ややもすると陰性感情を持たれやすい。職場の上司や、人事労務管理者のあたりは、そういった人に対してかなり厳しい目を向けがちです。そういう陰性感情をことさら引き出すのはいかがなものかというふうに思います。そんな明らかな、典型的な「新型うつ病」というのは見たことがありません。目に余る人の場合には、うつ病でないことのほうが多いのではないでしょうか。いちばん基本的なところが抜けてしまった議論ではないかなと思います。

神庭　うつ病でないのに新型や現代型うつ病という病名をつけてしまっている。

坂元　うつ病でない人たちに何型だとか名前をつけて、そんなうつ病があると言う。そうすると、うつ病なんてそんなものじゃないかとかいうふうな世論が出来てしまうことを、とても強く懸念します。

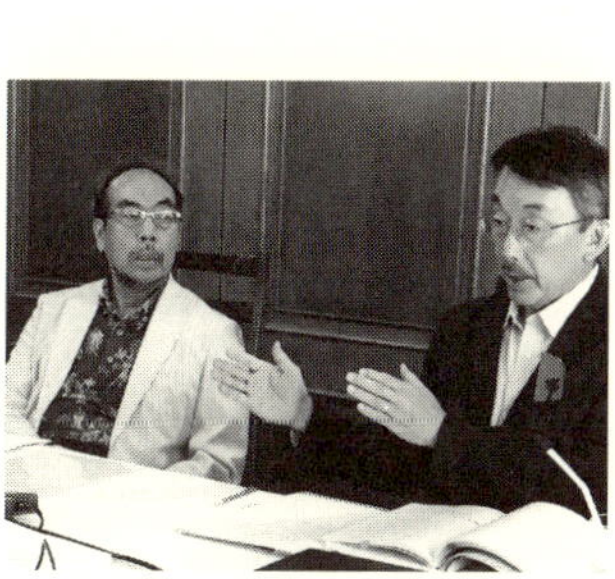

神庭　新型うつ病イコール「怠け」として理解されていて、そういう視線でうつ病全体が見られてしまう可能性もあるという点ですね。樋口先生は、この問題に関して何かお考えがありますか。

樋口　私は、もちろん坂元先生が言われたことと同感なんですけれども、もう一つ、意識的に、まず「新型うつ病」という言葉は、私自身の中では死語にしているんです。だから、患者さんにも、「あなたは新型うつ病です」と言ったことは一度もない。これはメディアが作った言葉で正式な学術用語ではないということは、日本うつ病学会（二〇一二）が表明しています。

とはいえ、マスコミ用語の「現代型うつ病」というふうに呼ばれているものは、私は存在すると思うんです。それは、「新型うつ病」とやはり区別して整理して使っておく必要があるかと思います。特に今の比較的若い世代の、二〇代、四〇代前半ぐらいまでのうつ病の患者さんは、われわれがかつていわゆる古典的なうつ病として、「これがうつ病である」「うつ病とはこういうものだ」と思っていたものとは、様相が違うということです。

中身で言うと、やはり「自責」のところがいちばん大きく違うのかな。おしなべて「うつ病の患者さんは自責的である」という古典的な概念を、私たちは少し変更していく必要があると思います。

だけど、我がままに通じるような、あるいは、プライベートのときには楽しくやっているというような、メディアが言う「新型のうつ病」と「現代型うつ病」とは、違うものを指していると思っています。

そういう見方をすれば、若い世代のうつ病にも、実は古典的なうつ病が、数は減っているかもしれないけれども、きちんと存在している……きちんとじゃないか（笑）、あるわけですよ。これは、もうちょっとこれから研究をしなければいけないのでしょうが、抗うつ薬にきっちり反応する人というのは、やっぱりそっちのタイプが圧倒的に多いように思います。「現代型うつ病」というふうになると、やはりそこには薬物反応性が必ずしも良くない人たちも入ってくるように思います。

だから、それは背景が変化したというふうに私はあんまり考えていなくて、そのうつ病自体が変化した、「現代型うつ病」というものをもたらしている何らかの病理的な、あるいは病態的なものに古典的なものとの違いがあるのではないか、というふうに思っているのですが、そこはまだよくわかりません。

とにかくそういう一群の人たちがいることは確かで、他罰的で、「自分をこうしたのは会社のせいだ」みたいな文句を言ったりする人はいます。だけど、やっぱりそれは、いろんな形での治療、薬物療法も含めて、精神療法的なこと、認知療法的なことをやることによって治療できる人たちである、改善が期待できる人たちであるというふうに思っています。

他罰的か自責的か

神庭　お二人の話を聞いていて、他罰的か自責的かというのは、病前のパーソナリティとしてクローズアップされてきましたけれども、もともと日本のうつ病論、うつ病観は、下田の執着気質にしても、模範的な日本人が、熱心に仕事をして、壁に突き当たったときにうつ病になっていくというものでした。テレンバッハ*は、もう少し熱中性というのを弱めた形で「メランコリー親和型」を提唱して、それが日本にすっと受け入れられましたよね。下田がそういう畑を耕していたから、土壌の中にテレンバッハの話がうまく入り込んでき

* Tellenbach H

た。われわれは、うつ病と言うと必ず自分を責めて（多くの人はそうなんですけれども）、罪責念慮で、罪責妄想を持って、自殺を考えるというような、ステレオ・タイプのイメージを持っていた。

ところが、この二〇年か三〇年かの間に、自己主張を促す流れが生まれてきていて、必ずしも自分が悪いとばかり考えなくなってきた。その中には、他罰的な傾向が強い方もいて、われわれは違和感を持つわけですね。なぜこの人は、このうつ病の中で他罰的なことが言えるのだろうか、と。

余談ながら、認知と気分との、スキーマとうつとの間の悪循環で考えると、他罰的だと、そこまで自分を追い込まないのではないか。他罰的だということ自体が、うつ病の悪化に予防的に作用しているのではないかと感じたりもしているんです。その他罰性がなくなったときのほうが、うつ病は重症化していく。重症化したうつ病には、抗うつ薬が効きやすいのかなというふうにも考えたりして、まあ何の根拠もありませんけれど。

樋口　これは、もしご存じだったら教えてほしいんですけれど、日本人の特性、むしろ一時代前の日本人の特性として、「自責的」というものがあった。外国では、あんまりそういうものを、うつ病の病前性格というような形では捉えられていなかったのですか。

神庭　テレンバッハが、第二次世界大戦後の復興期のドイツのカルチャーの中で、その典型的なうつ病を抽出してきています。ただ、英米圏では、「神経質」「ニューロティシズム（neuroticism）」なんです。あるいは、「強迫」。だから、ちょっと違う。

坂元　他罰と自責というのが、必ずしも二分法的なものではなくて、他罰的であり、自責的でもあるということもあるのではないでしょうか。

神庭　どちらが顕著かということですね。

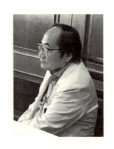

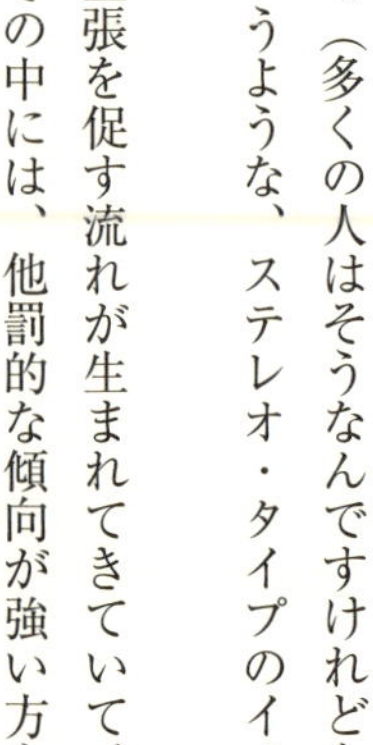

坂元　私は若い人たちの軽症うつ病の治療としていつもこんなことを考えています。精神療法的なアプローチなのですが、うつ病と言えば、普通は休養ですけれども、こういう若い人たちの軽症うつ病では、いつもそれがいいとは限らない。病状によっては、多少辛くても、仕事、家事をしながら生活のリズムを整えることも大事だと。だから、「まあ、薬を飲んで寝ていればいいよ」みたいなことは、けっして言わない。薬に過度な期待はさせないんです。

環境の変化に期待する。まあ人事異動です。特に、発達障害傾向のある人たちは、ある所ではうまく行かなくても、その人たちの才能が発揮できる所に移れば、それなりに働ける人もいるのではないかと思います。あとは、周囲が病気を理解した上で、あまり過保護にはしないこと。あまり本人に迎合しすぎず、言うべきことは言う。例えば、職務の規律などを守れない場合は、きちんと言うべきではないかと思います。

一方でそういう人には、「病気じゃない」「怠けだ」ということで、周りが陰性感情を抱きやすい。しかし、行き過ぎた陰性感情は慎み、ある程度気長な対応もしなければいけない。今の労働環境というのは、けっして昔より良くはなっていないですよね。苛酷です。今の若者が脆弱になったとは言い切れないにしても、そういった人たちが以前よりもずっと苛酷な環境で働いているのではないか。そうした状況で、どうしたら彼らのレジリアンスを最大限引き出せるかということを考える。こんなことを、彼らの臨床の場で考えたりしています。

正常の悲哀、適応障害、うつのバウンダリー

坂元　先ほどの神庭先生の話にも出ていましたけれども、まず「死別反応の規定」についてですが、DSM-Ⅳでは、「死別の場合は抑うつ症状が二カ月以上持続する場合に大うつ病エピソードと診断される」と規定されていました。二カ月で、その悲哀から立ち直らないと、病気だということにされたということです。その除外基準を巡る論争は、先ほどの話に出ていましたウェイクフィールドから始まりました。* さまざまな苦痛や喪失に対する「正常な悲哀」が大うつ病性障害と診断されて不適切な治療の対象になっている。そういうことで、死別反応除外基準をDSM-Ⅳよりもっと拡大すべきだと主張しました。

それに対して、ケンドラー** は、「正常の悲哀」と大うつ病を区別するための信頼できる方法をウェイクフィールドは示していないではないかと言うのです。*** 普通、死別後の抑うつは見かけ上了解可能ですね。それが疾患の見落としにつながるんだということで、死別反応の除外基準の削除を主張したのです。

そして、DSM-5ではこの死別反応の除外基準が削除された。死別反応も他の喪失体験による反応も症状・経過に差異はないので、死別反応を特別視するのは不適切であるという考えが、その背景にはあるのです。大うつ病性障害の大半は、喪失体験をはじめとする何らかのストレスフルライフイベントを契機として発症するのだと。そして、うつ病であれば、早期に治療することが重要である、としたわけです。

一方、反対派は、子ども、配偶者などを亡くした後の了解可能な抑うつ症状を安易に病気とする危険性。つまり、以前は二カ月だったのですが、今度は二週間で立ち直らないと

* Wakefield JC: *Clinical Psychol Rev* 33: 825-845, 2013

** Kendler KS

*** Kendler KS et al: *Am J Psychiatry* 165: 1449-1455, 2008

病気とされてしまうということの問題性を指摘しました。

重大な喪失に対する反応は抑うつエピソードに類似している場合があります。正常な反応に加えて抑うつエピソードの存在も入念に検討すべきです。

「悲嘆」と「抑うつエピソード」の鑑別に関してＤＳＭ－５には、細かい注釈が書かれています。

「主要な感情」に関しては、「悲嘆」では、空虚感と喪失感。「抑うつエピソード」では、持続的な抑うつ気分。

「不快気分」に関しては、「悲嘆」は弱まりながらも波状的に反復します。だいたい内容は故人に関係することです。「抑うつエピソード」では、「不快気分」が持続し、特定の考えや関心事には結びつきません。

「肯定的な情動やユーモア」は、死別反応では残されているけれども、「抑うつエピソード」では、ない。

「思考内容」は、「悲嘆」では、故人についての考えや思い出に没頭する。「抑うつエピソード」では、自己批判的または悲観的な反復想起が見られます。

「自己評価」に関しては、「悲嘆」では、一般的に保たれます。もし自己批判的になるとしたら、故人ときちんと向き合わなかったという思いがある場合です。「抑うつエピソード」では、無価値観と自己嫌悪があります。

「死をめぐる考え」は、「悲嘆」では、故人が亡くなっているわけなので、故人と結びつくことに関する考え。一方、「抑うつエピソード」では、希死念慮です。

このように、ある程度鑑別可能であるとされています。

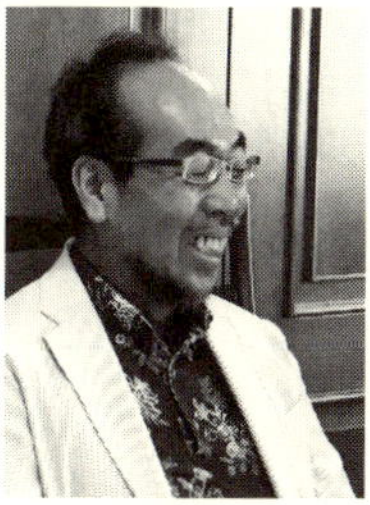

適応障害かうつ病か

坂元　次に「適応障害とうつ病」についてですが、ＤＳＭ－５の適応障害の診断基準をもう一度見てみます。

「はっきりと確認できるストレス因子に反応して三カ月以内に情緒面または行動面の症状が出現するもので、そのストレス因に不釣り合いな程度や強度を持つ著しい苦痛あるいは社会的・職業的機能の重大な障害を示すもの」

「社会的・職業的機能の重大な障害」というのは重症すぎる表現です。これでは「大うつ病の軽症」よりも重篤な印象があります。軽症うつ病の基準では、「就労や就学状況、家事などにおける機能障害等が軽度のもの」ですから、適応障害のほうがうつ病よりも重いことになってしまいます。この点は今後訂正が必要ではないでしょうか。実際には、ここまで行かないものでも適応障害と診断していることが多いのではないかと思います。

適応障害と大うつ病の鑑別はしばしば困難で、新患診療の際の診断でいちばん頭を悩ませるのは、この人は適応障害かうつ病かということです。私は初診の際には、どちらか一つに決めつけずに、「うつ病あるいは適応障害」「適応障害あるいはうつ病の初期」といった二つの診断名をつけることもあります。

大うつ病の診断基準（特に「ほとんど一日中、ほとんど毎日明らかに」という限定句）を厳密に適用した場合には、うつ病診断が大幅に減るのではないでしょうか。その分、適応障害診断が増加するように思います。DSMで診断しましたと言っても、本当にDSMをちゃんと使っているのかどうか。不適切な使用が多いような気がしてなりません。

個々の患者の抑うつ状態を、生物学的基盤による部分が大きいうつ病か、ストレス状況・喪失体験に対する了解可能な心理反応とみなすかという鑑別は、はたして可能なのかどうか。生物学的基盤が大きいとの判断材料は何か。いわゆる内因性、症状で言えばメランコリアということなのでしょうか。そして、「了解可能性」ですが、誰にとって了解可能なのか、誰が了解可能性を判断するのか。

DSM-5では、まあⅣでもそうですが、これらの議論を回避して、適応障害とうつ病の鑑別を主にうつ状態の重症度によって行っています。うつ病を満たせばうつ病、満たさなければ適応障害だとしていますが、はたしてそれに妥当性はあるのでしょうか。

適応障害をめぐる最も重大な陥穽は、明白なストレス因子によってうつ病が誘発される場合に潜んでいるのではないかと思います。例えば、メランコリー親和型性格のサラリーマンが配置転換や昇進を契機にうつ病を発症するというのは、最も典型的なうつ病だと言えるわけです。そのうつ病が大うつ病エピソードの診断基準を厳密には満たさないことはべつに珍しいことではありません。そういう「軽症の内因性うつ病」が「抑うつ気分を伴う適応障害」と誤診され、DSM-5なら正しい診断ということになるのですが、適切な抗うつ療法の対象とされず、やがて重症化したり、自殺企図などに至るようなことがあれば、それこそ大きな問題ではないのでしょうか。

適応障害、うつ病の鑑別上最も重要な指標は「気分非反応性」だという大前晋先生の指摘*は妥当だと思います。うつ病の場合は、何かいい出来事があってもほとんど気分が反応しないということです。

*大前晋：精神神経誌 111(5) 486-501, 2009

そうすると、「非定型うつ病」*というのは「気分反応性」が主たる診断項目ですから、それはうつ病ではないということになってしまいます。**さらには「気分反応性」の信頼性の高い評価、判断は可能かということも問題になります。ＡＤＤＳ（Atypical Depressive Disorder Scale）というのがあるんですね。それで、「気分反応性」プラスとするのは、「いい出来事があったときに、あなたは気分が五〇％以上良くなりますか」というのですが、いかにもアメリカ人らしい発想ですね。そんなことでは判定できないという気がします。

そもそも、うつ病か適応障害か、という二分法的なカテゴリー鑑別診断の態度は、本当にいつも適切な治療に貢献する正しい診断とは限らないのではないかなという気がします。

患者の呈しているうつ状態が、うつ病・適応障害・性格起因性のどれによるものか。シュナイダーの言う外的体験反応としての適応障害よりも本人の脆弱性に関係しているようだとか、うつ状態のスペクトラムのおおよそどのあたりに位置しているかなどを判断して、対応を考える。内因の要素がどのぐらい、適応障害の要素がどのぐらい、その人の脆弱性がどのぐらいで、どの位置にあるのかということで、抗うつ療法とか、環境調整とか、あるいは、認知行動療法にしても、その比重を調整していくというのが重要ではないかな、という気がしています。

正常な悲哀、適応障害、うつ病のバウンダリーをめぐる問題はもう何十年も考えてきたけれどもまだよくわからない。死ぬまでわからないのではないかなとも思うのですが、いかがでしょうか。

神庭　適応障害の研究というのはほとんどないんですよね。

坂元　ないですねえ。

＊ＤＳＭ－５では「非定型の特徴を伴う」という特定用語が残されたが、ＩＣＤ－11（案）からは削除されている。

＊＊九八頁も参照。

神庭　海外でもないんです。ちょっと目にした論文[**]があって、それは、適応障害がより重度の精神疾患へのゲートウェイの疾患であって、適応障害だからといって、適切に治療しないと、さらに二次的な精神疾患を招くというのが出てきたんです。

たしかにその通りで、適応障害と診断したら、それはどんなストレス因子をきっかけに起きているのか、ストレス因子がなくなっても治らないとしたら、それはなぜかを考えないといけない。適応障害はトラウマを抱えていると治りにくいのではないかと思います。ストレス因子で起きていても、ストレス因子が生活に密着していて取り除けない場合がありますものね。取り除けないときに、適応障害だから軽い病気なんだと思わないほうがいい。薬物も必要かもしれませんけれども、精神療法と環境調整をかなりな強度をもってしないと。実際、適応障害の研究が本当に少ないので、二〇年前も今もわからないというのは当然なのかもしれないです。

そもそも夫から毎日DVを受けている女性が抑うつ状態になったとき「適応障害」と呼んでいいのか疑問です。適応しようとするから症状が出る。逃げられれば正常。「適応障害」は適応できない脆弱な人という見方をされないためにも、本来「適応反応症」とするべきでしょう。

坂元　なるほど。「適応障害」という診断目の一つの問題は、しばしば不適応と混同されてしまうことですね。「適応反応症」あるいは「ストレス反応症」とでもしたほうがより実態を表しているのではないかと思います。

**O'Donnell ML et al: *Am J Psychiatry* 173: 1231-1238, 2016

時間軸を持った縦断的な見方を――保留して様子を見る

樋口　二〇年前もこういうディスカッションをしたと思うんですけれども、神庭先生が今言われた通り、うつ病と適応障害がクリアカットできるほどの精度を持っていないわけですよね。ですから注意しなければいけないのは、一つは、症状がいくつ揃っているからこう、というふうに症状だけで判断するのは間違いだろうと思います。

適応障害という場合も、さっきの話にあったように、じゃ、何かのイベントがあって、それがかなりストレスになって今の状態があるという場合にも、そのストレスが因果関係を持って起こっているかどうかというのは、これはある意味、時間軸を持った見方をしないと、横断面で切ってそこで診断できますかと言われると、やっぱり無理があると思うんですよね。だから、坂元先生が初診のときに、二つのうちのいずれかという診断をつけられるのは、私もその通りだと思っています。最近は少しは経過も加味するようになったけれども、DSMで横断的に診断してそこで治療方針の決着をつけてしまうと、無理があると思うんですよね。

われわれが若い頃によく教えられたのは、「縦断的に見なさい」ということですね。経過を見ているうちに違ってくるよ、見えてくるよということを言われた。その側面というのはやっぱりあると思うんですよね。

だから、最近、比較的軽症のものが増えてきている中では、特にそういうことを切実に感じることがあって、まあ、いきなり薬は使わない。最近のガイドラインには書いてありますけれども、いきなり薬を使うという方式をとらなくてもいい症例は増えてきているように思います。あるいは、眠剤だけで様子を見ても大丈夫そうな人たちは、やっぱりしばらく「見る」ということをやってみて、実際、見えてくる人もいます。それでも見えてこないケースは残りますが、ストレスだったものが除去されると、本当に生き生きとしてきて、ああ、これは明らかに適応障害だったんだなということが見えてくると思います。問題は、放っておけない、治療をしばらく保留して見ることができない程度の抑うつ状態の場合です。これはやっぱり治療を先行させていく必要があるだろうと思います。

最近経験した中で、「ああ、こういうふうになっているんだ」と思った例がありますのでお話ししますと、その人は大学を卒業して就職をしました。三カ月の研修期間を終えてある地方に行った。営業の担当者として保険関係の仕事をしている人ですが、いきなり相当数の顧客をあてがわれて、一人で顧客を相手に営業活動をすることになったんです。先輩と二人で行くわけではない。まったく一人でやらされることになった。それで、あっぷあっぷ状態になって、その人は会社を休むようになり、ついに近くのクリニックを受診したら、うつ病だと診断された。しかも、「一年間休職をしなさい」と言われた。実家が東京なものだから、休養を兼ねて東京に戻りました。それで、こちら（東京）の医療機関にというので私のクリニックを受診されたんです。

ところが、初診時はまったく元気なんです。けろっとしている。「どうなっているの」と言ったら、「いや、会社を休んでこっちに戻ったらまったく何でもなくて、食欲もあるし眠ることもできるし、毎日退屈でしょうがないです」と言うので、「それじゃあ、あなたはうつ病じゃないよ。診断書を書くから、もう一度、その産業医のところへ行って、診断書を出して話をしたらどう？」と言ったんです。それで、その人は地方に戻った。そうしたら、産業医から「リワークプログラムに三カ月乗っていらっしゃい」と言われたとい

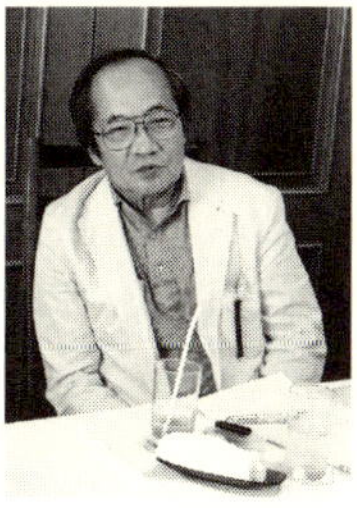

う。

神庭　最近は、ルーチンのこととして、リワークを受けることを会社が決めていますからねえ。

樋口　そう、これはちょっと驚きだった。この話は後でまた出るかもしれないけれども、こんなふうにかなり過剰で機械的な対応をするのは、企業が一方では、自殺の問題、過重労働の問題というのに非常にセンシティブになっていて、「何もやっていないというのは許されない」という意識があるからなんでしょうかね。けれども、どうも振り子が逆に振れてしまって、何でもかんでも重い人と同じ対処の仕方をする、みたいなことになっている感があります。

その人の経過を見ていても、ああ、やっぱりこれは適応障害で、最初のところで診断したのが間違いだったんじゃないのかなと。少なくとももう少し経過を見れば、見えてくるはずだったんじゃないかと思ったんです。

神庭　いや、先生がおっしゃるように、ＤＳＭにしてもＩＣＤにしても、そのときに診断をつけないといけないと思いがちですけれども、実際に精神科の診断は暫定診断が多く、「保留」することも大事だと思うんですね。

樋口　そうです、そうです。

神庭　保留して、様子を見ていく、常に診断を考え続ける。その最たる例が、うつ病。「うつ病」は、暫定診断ですよ。いつ双極性障害に変わるかわからないわけですから。これはちょっと特殊な例かもしれませんが、適応障害とうつ病、あるいは、悲哀反応、その他諸々の診断は、あくまで暫定診断としておくほうが安全です。さまざまな情報を入手し介入を加えて、病態がどう変わるかを見ながら、総合的に決めていってもいいのかもしれません。

樋口　そうなんです。

神庭　今、職場の話が出て、樋口先生のほうから触れていただきましたけれども、「悲哀」と「適応障害」について坂元先生から追加はありませんか。

坂元　つい最近診た人で、七六歳の女性ですが、最愛の息子さん（五一歳）を突然亡くしました。非常に活発な息子さんで、テニス、サッカー、いろんなサークルで代表をするといった社交家で、エネルギッシュな人でした。ただ、何年か前に離婚して、一人暮らしをしていました。仕事もバリバリ、趣味もバリバリの人でしたが、一人暮らしだったので亡くなったのに気づかれず、二～三日して、近所の人に「何か様子がおかしい」と言われてお母さんが駆けつけ、亡くなっているのがわかった。死因もわからず、監察医に送られて死因の究明を待っているところでした。もう悲しくて悲しくて、毎日泣き暮らして、食事も喉を通らない。夜も眠れない。

そういうのが二週間続いて、近所の内科の先生にかかったら、スボレキサントを出された。しかし、まったく効かないで、悲しみが募る一方。その内科の先生から、「心療内科に行ったらどうですか」と言われて、私のところへ来ました。息子さんが亡くなって一カ月の頃です。DSM-5では、きれいな大うつ病なんですけれども、これがDSM-Ⅳであれば、まだ猶予ですね。死別反応ですよね。

彼女の悲しみに十分に共感した上で、ミルタザピンを半錠出しました。すると、一週間後には別人が入ってきたかと思いました。もう明るい表情で、「先生！」とか言って、「いや、もう息子のことはいいんです。ふっ切れました。まあ、これからは、あの子のためにも私は頑張って残りの人生を楽しく過ごします」と。軽躁転じゃないかと思うぐらい改善

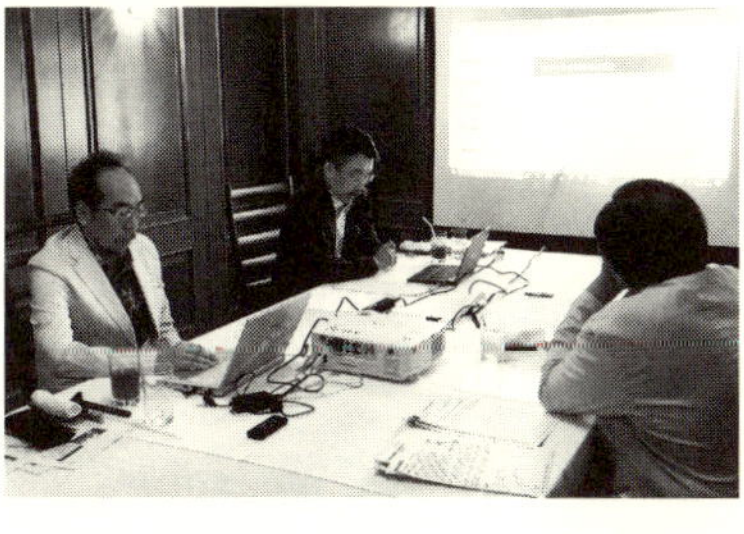

の仕方がすごい。

神庭　すごいですね。

坂元　しかし、多弁もないし、睡眠欲求の減少もない。他の躁症状もないので軽躁転ではありません。これは、診断はいったい何なのか。うつ病で、ミルタザピンが著効して、一週間で治ったと見ていいのか。

樋口　半錠ですか。

坂元　半錠です。うつ病はこんなに早く治りません。死別反応としても、そんなにすぐには良くはならないですよね。

樋口　ならないね。

神庭　でも先生、そのあとでまた抑うつが来るかもしれない。

坂元　来るかもしれない……。その人が、明日来るんです（笑）。

第四章　職場のメンタルヘルスの変化

ストレスチェック制度の導入

樋口　労災の話とか、職場環境、それから、自殺の問題は先ほどちょっと触れました。電通で自殺者が出て以来、国を挙げて、過重労働の問題やメンタルヘルス対策がとられ、自殺の問題も労災との絡みで認定されるようなケースが増えてきました。「ストレスチェック制度」が導入されて、職場のメンタルヘルスという点では、以前に比べるとずいぶん進んできたように思います。

精神障害の労災認定の話をすると、まずうつ病であるとか、精神障害を発病していることに加えて、発病する前の六カ月間で、客観的に見て業務による強い心的負担、要するに、ストレスが明らかにあったということが必要です。さらに、業務以外の心理的負担、個人的要因、家族の問題とかが主たる要因として関与していないということが認められて初めて、労災認定の対象になるわけです。これは議論の多い部分でもあるんですが。

それでは、まったく仕事だけで、それ以外の心理的な負担がないという人が存在するのか。相当程度の負荷がかかっているということを言っているようですけれども、「主たる要因として」だから、そこはちょっと議論がある。

ご承知のように、今は、過重労働が見られる場合に、面接をしなければいけないということが法的に規定されています。一〇〇時間以上の時間外労働が見られる人については、必ず面接を行う、それから、時間外労働が一〇〇時間を超えていなくても、疲労の蓄積があって、しかも、労働者自らが面接を希望している場合にはやらなければいけないし、やっています。

それでも、労災の認定件数は年々上がっています。最近で言うと、平成二七年度と四年前の平成二三年度を比べて、どれぐらいになっているかと言うと、四年前には二六・七%だったのが、二七年度にはほぼ三〇%の認定率になっています。ですから、精神障害での労災保障の認定は、少しずつされるようになってきています。

もう一つは、「労働安全衛生法」が改正されたことによって、「ストレスチェック制度」が導入されたというのが大きな話題になりました。これが平成二七（二〇一五）年の一二月から施行されているわけですが、現状としては、ストレスチェック制度によって、どこまでどういう改善が、あるいは一次予防、二次予防ができているのかというのは、まだまだ日が浅くて見えないと思います。

だから、実際に見ていると、高ストレス者と認定された場合でも、ご本人が面接を希望しない限りは軌道に乗らないわけです。その数はけっして多くないようですし、すでに高ストレスの方の中には、治療を受けている方が結構いらっしゃいます。この部分で、何か大きな進展があるのかと言うと、私は見ていてあまり期待できないように思っています。むしろいちばん期待している点は、個人のストレスチェックと言うよりも、ストレスチェックを行うことで、その職場なら職場の環境改善すべきところが、全体として見えてくる。調査の結果全体を総合して解析すると、そういうものが見えてくるということにある

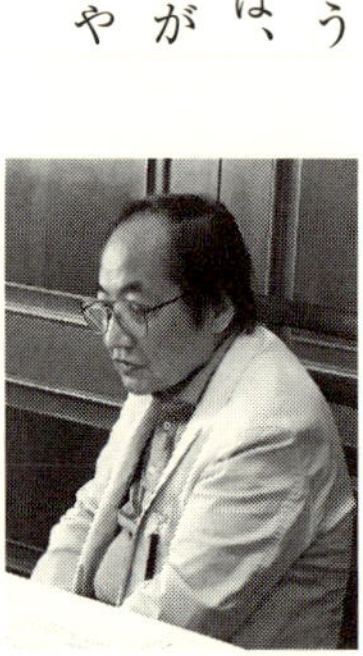

のではないでしょうか。むしろ実際にデータを基にして職場環境を改善すべきことを指摘されて、その改善に取り組む、そこにストレスチェックが果たすいちばん大きな役割があるのかなと思って見ています。

ストレスチェック制度そのものは、なんだかんだいろいろな問題点があってスタートしてきましたが、今のところ、本当にサポートが必要な人はあまり出てこないのではないかと思います。どちらかと言うと、クレーマーの人たちが、いろいろその企業の批判をするために面接を希望してくるのではないかと言われていますけれども、私が知る限りでは、そういうものがそれほど極端に出ているような感じはないように思います。まだそんなにたくさん診てはいないですが。

最終的には、集団的にデータを解析して、それを職場環境の改善に反映させていくというところを大いに期待しています。

神庭　はい、どうも有り難うございました。坂元先生、これに関して、何か思うところはございますか。

坂元　まったくその通りだと思います。まず、この制度は、私は「メンタル不調の人を見つける」という意味のものではなく、「メンタル不調の人を出さない」ということが目的なのだと思っています。高ストレス者を呼び出してどうこうと言うよりは、職場の環境改善にいかに努めるかということが、さらなるメンタル不調者を出さないという面ではいちばん重要です。

あとは、やはり面接の問題があります。私の産業医先は、正社員がだいたい一、〇〇〇人で、ストレスチェックを受けた人が五〇〇人、そして予想通り高ストレス者が五〇人、一〇％です。しかし面接希望はたった三人だけ、つまり六％です。まったく少なすぎる気もするのですが、野村忍先生のデータ*では、各企業ゼロから一〇%ぐらいです。

樋口　そうでしょうね。

坂元　非常に低い。平均三%というデータも出ています。

樋口　そうですね。

坂元　これでは、本来の目的のうちの一つはまったく達成できないです。ここをどうするかということです。面接を受けるときには、会社側にストレスチェックの結果が開示されてしまうということがあるようですが、それを何とかしないと、進んで面接を受けようとする人はいないのではないかと思います。

そして、面接を受けて、その後どうするかということです。それがすぐそのまま職場環境の改善につながるのかどうか。産業医が精神科医であればいいのですが、それ以外の産業医も多いわけで、そういう産業医がどういう面接指導をするのか。極端に言えば、精神科にかかりなさい、心療内科にかかりなさい、ということで終わってしまうのではないかということになります。

労災認定にまつわる問題

坂元　あとは、少し話は戻りますが、労災認定の問題です。時間外の労働時間が明らかに長い場合には、もう有無を言わさず労災が認められると思います。それ以外のストレス要因として多いのはパワハラですね。しかし、パワハラの立証というのは難しいですね。なかなか認められない人が多いのではないかと思います。労災を申請すると、その辺のいきさつをいろいろ聞かれて、私の患者さんで、それでかえって具合が悪くなった人もいます。

*野村忍：ストレス科学：183-187, 2017

そこで、上司から受けた心的外傷がもういっぺん再燃してしまったというようなケースもあります。

ストレスチェック制度は、どうなるのでしょうか。神庭先生のところでは、どうですか。

神庭　まず、労災認定なんですが、これは客観的に評価して認定する上で、どうしても客観的な基準に頼らざるを得ないです。職場のストレス、それはまあ残業ということになると思うんですけれども、そこはもう十分理解しているのですが、先ほどのストレス脆弱性が関与していると思っています。うつ病にしても、統合失調症にしても、その病態の理解、根本的な理解が、ここでは採用されていないわけです。

それはそれで、今申し上げたように、しょうがないことだと思っています。脆弱性を測る方法はないので、導入できないのはわかるんですが、労災認定以降、どうもうつ病というのはストレスで起こるという「ストレス仮説」ですね。それは動物実験においてもそうですね。脆弱性の見方が失われないようにしなければいけないと思っています。それが一つの懸念ですね。

それからもう一つ、ストレスチェック制度で、少ないながらもご相談に来られる方がおられるようです。

樋口　高ストレスで？

神庭　高ストレスで、です。僕の知っている企業では、産業医のところに行って、産業医がちょっと心配だからと言って精神科医に診てもらうという制度に、今度変わりました。正確に何人と言っていたかな。月に五～六人は面接を受けに来ています。

坂元　そんなにですか。

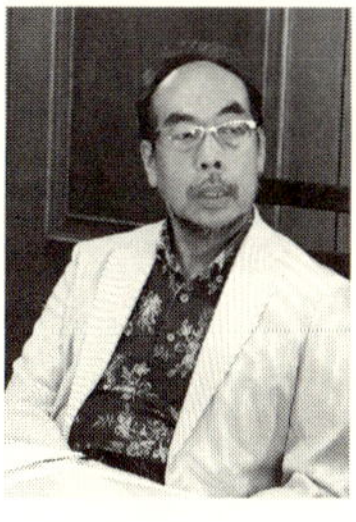

神庭　もっとも社員も数万人います。それを精神科医が手分けして確認する。僕も、一人、二人、ご相談に乗ったんですけれども、特に上司に自分の窮状を相談することができない人たちが多いようです。そこを「はっきりと相談したほうがいいですよ」というようなことで少し背中を押してあげると、解決する程度のこともあります。

ただ、樋口先生がおっしゃったように、これをもっと、高ストレスの職場へフィードバックして、職場単位でストレスを軽減するという方向へ進むのがより好ましいんだろうと思いますけれども。

樋口　一つ横道に逸れた話をしますけれども、最近、私のクリニックでやり始めた試みの一つです。高ストレス者であるかどうかは別にして、職場で特にパワハラを受けているような方が、うつ状態でときどき受診してくるわけですが、そういう人たちが、本当にパワハラであるかどうかとか、それをその人自身が会社に持ち込んでいけるかと言うと、これはなかなか難しいところがあったりするんです。

そこで新しい方法として、企業と私たちが契約を結んでやるわけです。そういう問題を抱えている、ストレスを持っている人と、その上司と、それからクリニックのケースワーカーの三人が、ネット上で情報のやり取りをするというシステムです。ご本人は上司に向かって直接言えないことも、ケースワーカーに向かっては言えるわけです。それはオープンになっているから、上司にちゃんと伝わります。

神庭　ちゃんと伝わるんですね。

樋口　それで、それを見て上司は、やっぱり「ああ、これは自分が何とかしなきゃいけない」と思って、少し対応を変える。一方では、ちょっと問題があるのではないかという事例が実際にあったんです。そういうことをケースワーカーとやり取りしていたら、その上

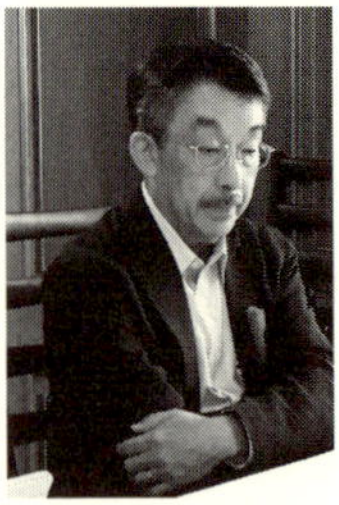

司が「おまえ、そんなことをネットでやり取りするのはやめてくれ」と言ってきた。もともとパワハラをやっている上司だから。でもそうすると、それはシステム上、ちゃんと人事に伝わる。そして、今度はその上司が人事から指導されるという、そういうシステム*です。

神庭　すごいシステムですね。

樋口　やり始めてね。まあどういうふうにこれから展開するかはわからないけれども。

神庭　会社で入る。

樋口　契約するんです。パワハラの話が出たから、これからは、こういう方法もあるのかなという例として。

＊「ＳＰＩＳ」（エスピス）という名前のシステム。

第五章　三環系抗うつ薬からＳＳＲＩの時代へ

ＳＳＲＩ／ＳＮＲＩの登場で何が変わったのか

神庭　それでは、治療の叩き台として、うつ病と双極性障害への治療について振り返ってみたいと思います。

フルボキサミン、パロキセチンの頃、問題になっていたのは、外国で臨床に導入されてから日本で上市されるまで、一〇年以上のタイムラグがあったことです。日本の臨床試験がまだ十分成熟していなかった。樋口先生、フルボキサミンは、プラセボ対象でしたか。

樋口　ではないです。セルトラリンで初めてプラセボを使った。

神庭　そうでしたね。それまで、プラセボもないし、さまざまな規制があった。

樋口　そう、プラセボが使えないというのが、その当時の認識だった。結局、非劣性のみだった。

神庭　まあ一〇年ぐらいの開きがあったんですけれども、エスシタロプラムの頃になると短縮されます。デュロキセチンの導入は、五～六年に短くなってきました。日本でも臨床試験のシステム体制とか理解が進んで、少しずつ早く導入できるようになってきています。それでも、だいぶ遅れたというのが一つの特徴だったのかなと思います。

前にも取り上げましたが、*「私はバリバリの『鬱』です」の広告に代表されるように、うつ病や抗うつ薬の情報が大量に流れてきたのが、ＳＳＲＩの時代だろうと思います。

これには、もちろん功罪両方あります。功の一つには、精神科の敷居が低くなり、早く受診してくれるようになったり、精神科医の役割が大きく求められるようになったり、メンタルヘルスの重要性に社会が気づきはじめたりとか。一方では、この薬を飲めば、元気が出てバリバリと仕事ができるといったプロザックの乱用も見られ、アメリカではコスメティック・サイコファーマコロジーというふうに呼ばれて、*Listening to Prozac*** という本が爆発的に売れたわけです。

それに対してヒーリー***は、ＳＳＲＩの大きな普及にともない、医師が安易に薬を使うようになったことを批判しました。加えて、精神薬理の世界的な研究者たちが、製薬企業から莫大な報酬を受け取っていたことが明るみに出て、「医療におけるサンシャイン法」が、オバマ大統領の時代に医療制度改革の一つとして制定されました。これが二〇一〇年です。日本でもこれを受けて、二〇一五年に「透明性ガイドライン」が制定されました。

臨床試験データを基にした治療

神庭　ＳＳＲＩの時代のもう一つの特徴は、ＳＳＲＩ、ＳＮＲＩをどう使うか、従来の三環系抗うつ薬と比較して何がメリットなのか、逆に三環系抗うつ薬にはどのようなメリットがあるのかという治療の骨格を考える題材が、臨床試験のデータを基に、つまりエビデンス・ベイスト（evidence based）に豊富に作られてきたということが言えると思います。しっかりした臨床試験や治験が行われる時代になったというのも、このＳＳＲＩ、ＳＮＲＩ

* 一六九～一七〇頁参照。

** Peter DK: Listening to Prozac: A Psychi-atrist Explores Antidepressant Drugs and the Remaking of the Self. Penguin Books, 1997

*** Healy D

の時代の大きな変化ではないかと思います。
山梨大学にいた頃に、塩江邦彦君を筆頭に、精神科薬物療法研究会が「うつ病の薬物治療アルゴリズム」*というのを作りました。二〇〇三年です。僕らは軽症・中等症を担当したわけですが、出版後、かなり大きな影響力を持ち、このアルゴリズムはいろいろな所で使われました。例えば、自殺対策の日本医師会のマニュアルの中にも採用されたりして、エビデンス・ベイストの考え方は、この薬物療法研究会のアルゴリズムが日本においては嚆矢だったのではないかと思います。

*塩江邦彦、平野雅巳、神庭重信、二〇〇三

従来は、軽症・中等症のうつ病にはベンゾジアゼピンを出して済ませるという傾向がありました。そして、突出したベンゾジアゼピンの乱用、依存が問題になっていた。抗うつ薬を使っても、効くか効かないかわからないような少量を出しておいて、ベンゾジアゼピンで症状緩和を求める、ということが非常に広く行われていたわけです。それに対して、SSRI、SNRIが、大うつ病の薬物療法のファーストチョイスになるだろうということ、使うなら抗うつ薬を単剤でしっかり使いましょうということをメッセージとして伝えました。

それから、増強療法という考え方があって、SSRI、SNRIにリチウムを併用すると抗うつ効果が増強する。これは、後に非定型抗精神病薬にも、増強の効果があるということがわかってくるのですが、ここではリチウムを増強効果のある薬として位置づけました。それから、SSRI、SNRIは万能ではなくて、十分良くならない場合には、三環系も考慮しましょうということをメッセージとして伝えたということになります。

このとき、軽症と中等症を分けなかったのですが、それは、軽症のケースビネット（case vignette）と、中等症のケースビネットを作って、薬物療法研究会のメンバーに診断

をしてもらったら、軽症と中等症の分離がうまく行かなかったためです。

その後の研究で、例えばカーシュの有名な論文**では、臨床試験のデータを再度解析してみると、うつ病の軽症の場合には、プラセボと抗うつ薬の有効性とが分離できない。一方、うつ病が重度になればなるほど、両者の有効性の差は広がってくると報告がなされて、いろいろなガイドラインが見直されることになります。そういう意味で、このカーシュやフールニイエらの論文***の影響は大きかったと言えます。

ですがこれは、三環系抗うつ薬の頃から、みな漠然と感じていたことです。ただ、カーシュらによる説得力を持つメタ解析のデータが出てきたので、NICEガイドライン****で、軽症の大うつ病の治療が、例えば、まずCBTを優先するというように、大きく見直されることになりました。日本うつ病学会も二〇一二年に、治療法の薬物療法に限定したアルゴリズムではなくガイドラインを作りますが、「軽症の場合は精神療法と心理教育を行う、ただし、抗うつ薬の使用を抑制するものではない」と推奨をします。

おそらく僕の記憶では、それまでは、認知行動療法（CBT）はそれほど注目されていなかったと思うのですが、このNICEがCBTを強く推した。これには英国の医療事情や、ガイドラインを作ったメンバーの背景によるものもあると聞いています。日本でも、厚生労働省がCBTの研究班を作って、ベック*****のところで認知療法を習得してこられた大野裕先生が、普及させていくことになりました。

抗うつ薬のリスクへの留意

神庭　それから、SSRIの時代のもう一つの出来事は、薬による有害事象です。抗うつ薬

** Kirsch I: *PLOS Med* 5(2): e45, 2008

*** Fournier JC: *JAMA* 303: 47-53, 2010

**** National Institute for Health and Care Excellence

***** Beck AT

によって自殺企図、あるいは、自殺念慮のリスクが高まるのではないかということが言われた。特にパロキセチン。例えば、衝動性が高まり、だれかを殺害したとかで新聞記事にもなりました。

実際、抗うつ薬で自殺が増加するかどうかが、世界中で大きな関心が持たれました。当時、日本うつ病学会の理事長だった野村総一郎先生も意見を発表し、その中でプラセボ群のリスクを一としたときの相対リスクが一・九か、二ぐらいにはなるということを報告したわけです。

日本うつ病学会では「抗うつ薬の適正使用に関する委員会」を立ち上げ、樋口先生を委員長として、「SSRI、SNRIを中心とした抗うつ薬の適正使用に関する提言」(二〇〇九年一〇月三〇日) が報告されます。

こうした紆余曲折があって、抗うつ薬療法、認知行動療法、リワークなども含めた、統合的・包括的なうつ病治療が、少しずつ形づくられて、そしてそれが一般的で標準的な治療として受け入れられていった時代だったと思います。

うつ病のリワーク活動の広がり

神庭　この間、もう一つ特徴的だったのは、うつ病のリワーク活動が盛んに行われたことです。二〇〇九年、秋山剛先生、五十嵐良雄先生たちが出された本*がありますが、適切な生活指導や復職準備をすると、より早く勤務可能なレベルに持っていけるのだということが示されて、徐々に復職リワークが一般的になってきました。

すでに述べましたが、「リワーク」という概念がなかったときはどういうふうに治療し

* 『うつ病リワークプログラムのはじめ方』弘文堂

ていたかと言うと、精神科医は患者さんの症状を良くすることにもっぱら関わっていました。例えば、休職して症状が良くなり、寛解状態になった。「症状は寛解しているので、復職もできますよ。ただし、制限勤務で復職させてあげてください」と言って、企業のほうもまだ余裕があった時代で、一日六時間勤務、それも軽作業からにするなどしました。まだこれから十分治っていかなければいけない患者さんを受け入れて、職場の中でサポートして、その人が良くなるまで見守っていたということもできたと思うのです。ですが、一九九一年にバブル経済がはじけて、リストラが始まり、グローバリゼーションの波が押し寄せてくる。経営危機の時代を迎えて、企業の生産効率化が叫ばれる中で、回復途上の患者さんを受け入れて、症状に合わせて軽作業から徐々に、というように仕事を調整する余裕がなくなったのだと思います。しかも、軽作業と言われるものは、アウトソーシングされたり、派遣社員に回される傾向があります。この流れと呼応するように、その作業を専門に引き受ける「リワーク」が登場してきた。需要と供給が相まったと言えるように思うのです。

さらに最近では、企業もリワークを必須条件として求めるようなところも出てきています。必ずリワークをして、リワークのほうでOKが出ないと精神科医がOKと言ってもだめ。そういうような状況が広がっています。プレゼンティーイズム（疾病就業）、すなわち従業員が出社していても、不調により本来発揮されるべきパフォーマンスが低下している状態は、職場全体の生産効率を落とすと考えられているからです。

一九九九年のフルボキサミンを皮切りに、うつ病とは何かとか、治療はどうあるべきかを巡って、専門家のあいだで、あるいは、マスコミや世論を巻き込んで、さまざまな意見が出てきました。うつ病は、生物・心理・社会的な要因が複合して現れるのが大半ですから、それぞれの側面を理解して介入するという基本が、現在、比較的うまく実践できるようになってきたのかなと思います。つまり一言で総括しますと、紆余曲折はありましたが、うつ病治療はある意味では前進したと言えるのではないかと思います。

第六章　双極性障害の治療の変化

双極性障害治療の基本

神庭　双極性障害は再発しやすい疾患ですから、治療の基本は、それぞれのエピソードを治してそれでよしというものではなくて、長期的な観点を持って治療を考えるということになります。また、長期間お薬を飲んでもらう、あるいは、生活リズムを整えてもらう必要があるので、心理教育も非常に重要だということになります。

もちろん、ここでも生物・心理・社会的なアプローチが基本ですが、薬物療法に関しては、気分安定薬を中心にするというコンセンサスが得られているのではないかと思います。つまり、抑うつエピソードには抗うつ薬、躁エピソードには抗精神病薬を使ってエピソードを治していた時代から躁にもうつにも再発予防にも効果が期待できる治療の時代へと変わったのが、この二〇年かなと思います。

気分安定薬と言えば、まずはリチウムです。ただ、リチウムにもノンリスポンダーという問題があって、これが今日《こんにち》まで双極性障害の治療を難しくしている大きな理由だと思います。一方でリチウムが有効な人は、寛解することがあります。

双極性障害の薬物療法に関して特記すべきことは、二〇〇五年に「治療ガイドライン」

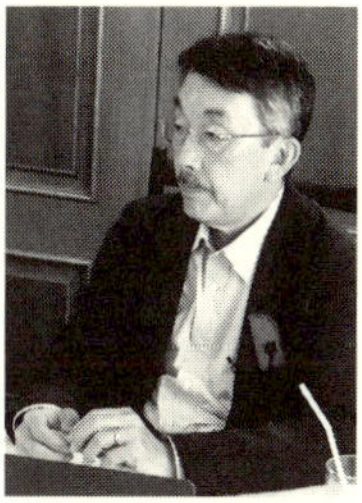

が、カナダのCANMAT／ISBD（国際双極性障害学会）に出されたことではないかと思います。そこでも、気分安定薬の位置づけが明確にされたように思います。[*] 二〇一八年に最近の改訂が行われています。日本でもうつ病学会が「双極性障害の治療ガイドライン」（二〇一一）を作りました。

それから、双極性障害等に抗うつ薬を使うことの是非は、ずっと議論されてきています。つまり、双極性障害の抑うつ状態に抗うつ薬を使うと躁転したり、ラピッドサイクル化したりすることがあるのではないかという意見と、いや、そういうことはないという意見とが対立しているのです。これはなかなか臨床試験がしづらい領域なので、決定的な結論には至れない。

それでISBDは、いろいろな国の専門家の意見を聞いてコンセンサスをまとめました。[**] これによって、いちばんバランスのいい意見が出てきました。のちほど坂元先生が詳しく述べられると思いますが、抗うつ薬は単独では使わないほうがいい。過去に抗うつ薬が効果があったり、再発の予防に有効な場合には使うとしても躁転率の少ないと言われているSSRIを使う。混合状態は特に注意する。いずれにしても双極性障害である限りは気分安定薬の併用が絶対必要だという結論だったと思います。

それから、また自分たちのデータ[***]ですけれども、ネットワークアナリシスで、双極性障害の維持療法に有効かつ安全性とのバランスが最もいいのは、やっぱりリチウムで、第二選択としてラモトリギン、リチウム＋バルプロ酸、オランザピン、クエチアピンなどが出てくる。治療の選択にならないのが、イミプラミン、リチウム＋イミプラミン、こんな結果も出ています。

* Yatham LN et al: *Bipolar Dis* 20: 97-170, 2018

** Pacchiarotti I et al: *Am J Psychiatry* 170: 1249-1262, 2013

*** Miura T et al: *Lancet Psychiatry* 1: 351-359, 2014

治療する上で留意しておくべきこと

神庭　僕なりの考えですけれども、双極性障害では、急性期の治療と維持期の治療は異なるので、急性期に、例えば鎮静作用の強い抗精神病薬を投与することがあっても、維持期のことを考えた治療へと速やかに切り替えていく。つまり、それは、気分安定薬等をどううまく組み合わせていくかということではないかと思います。

リチウムで不十分な場合は、併用したり、切り替えたりしてみる。その場合も、薬物を変更する前後で、きちんと症状を評価しながら切り替えていくという手順が必要ではないか。以前の治療のほうがいいということもあるので、症状を評価し、それをライフチャートとして記録するなどの工夫が必要だと思います。

また患者さんに聞くと、維持期にも軽度の気分の揺れがある。寛解は維持できていても、テンションが上がってしまうことや、逆にテンションが下がったり、一〜二日間気分が滅入ったりします。特に普段よりちょっと元気で、いろいろなことがやれてしまう軽躁の時期があると、再発の予兆なのではないかと考える。その際に、睡眠覚醒リズムのパターンの変化、例えば軽躁であれば睡眠欲求の減少、抑うつであれば不眠に注意を払う。行動記録表が役に立ちます。

それから、初回エピソードの治療と維持治療が、大事だと思っていて、そこをきちんとしないと再発しやすくなりますし、再発すると自己評価や自己効力感が大きく落ちます。職場の評価も落ちご本人の将来の希望を失わせることになったり、あるいは、夫婦関係や親子関係など家庭に影響を及ぼすことがありますので、再発を予防する維持療法というのは、とても重要になってくると思います。

患者さんと医師との長い時間をかけた共同作業になりますので、病気の性質、薬物の性質、生活リズムの重要性、ストレスマネジメントなどを、しっかりと理解していただいて、治療を進めていく必要があります。例えば、「軽く元気なテンションの高い時期が自分には必要だ」とか、「ああいう状態でないと、今自分が背負っている責任を果たせない」といった軽躁への希求を訴える方が、ときどきおられる。その際には「双極性障害の場合は、それが状態を不安定にして、再発へ導いてしまうようなことがあるんですよ」といったことも含めて、心理教育がとても大事だと思っています。その中ではもちろん、ご本人の希望、置かれた環境、再発頻度、重症度、家族歴も含めて総合的に判断して、ケースバイケースのアドバイスをしていく必要があります。

双極性うつ病の治療は気分安定薬が基本ではありますけれども、それに加えて、クエチアピン、あるいは、ラモトリギンに双極性うつ病エピソードの改善効果があることがわかったというのは、大きな進歩だったように思います。というのは、双極性障害と言っても、患者さんはその大半の時間を抑うつエピソードの中で過ごしていて、うつに苦しまれるわけです。抗うつ薬が効く人もいるけれど、大うつ病のようには効かないことが多いからです。再発が予防できれば予後が変わります。

ドパミンアゴニストなども、大きな臨床研究はなかなか行われないですけれど、小規模な研究では有望だとされています。双極性障害は、躁を抑えるよりはうつを上げるほうが難しいので、これからは、さらに双極性うつ病の治療の研究が進む必要があると思っています。樋口先生、どうぞ何か感想とかご意見をお願いします。

樋口　有り難うございました。大変よく整理されたお話をいただいたので、基本的なところは全部押さえられたと思います。

一つ申し上げると、ＳＳＲＩ、ＳＮＲＩが出てきて、たしかに自殺の問題とか、アクチベーションの問題とか、あるいは中止後症状の問題が出てきた、これはみんなで共有する必要があると思います。まあすでにかなり浸透はしてきていると思いますけれども。

私の感想としては、たしかにそういう問題がありながらも、三環系抗うつ薬のときにあった心毒性とか、抗コリン性副作用のあたりが大きく改善されて、ある意味、使いやすさは改善されました。以前は、三環系抗うつ薬は、精神科医は使うけれども、プライマリーケアの医師はとても使えないという時代があった。うつ病の治療というものに対しては、非常に間口が狭い状況があったと思うんです。それが今では、内科の先生方でも、ＳＳＲＩをお使いになって治療される先生が増えてきている。それはそれで非常にいいことであろうと思います。

一方で米国では、もう今は三環系抗うつ薬を使う医者は、若い世代にはほとんどいないというふうに言われています。ところが、日本やヨーロッパでは、すべてがＳＳＲＩ、ＳＮＲＩに置き換えられているわけではなくて、やはり三環系抗うつ薬が使われています。それは逆に言えば、ＳＳＲＩ、ＳＮＲＩでは解決できないうつ病の患者さんがおられるということを意味していると思いますし、それなりの効果を果たしているということがあるのだろうと思います。その点について、十分に認識しておく必要がある。

日本やヨーロッパでは三環系を使って、一部かもしれないけれども患者さんがそれに反応して治療をされているけれど、米国では三環系を使わないでいったいどうやってそういう患者さんを治療しているのか、というのは知りたいところだと思います。それが一点です。

プラセボと抗うつ薬開発の問題点

樋口　もう一つは、プラセボの問題です。これが今非常に大きな問題になっていて、新しい抗うつ薬がほとんど出なくなってきている。原因としては、モノアミン系以外の新しい作用機序の抗うつ薬がなかなか開発されにくい状況があると思います。それから、臨床試験をやっても、なかなかプラセボと差がつかない。抗うつ薬を一つ世に出すためには、一〇〇億円ぐらい、あるいはもっと上かもしれないお金がかかるわけです。製薬企業がそういうところにもう投資をしないという方向に向かっているように思います。特に、インターナショナル・グローバルの企業は、このところ次々に、向精神薬の開発から撤退してきている。その背景には、プラセボ反応率が非常に大きいことも一因としてあるのだろうと思います。

先ほど神庭先生が言われたように、重症度が高い一群の中ではプラセボの反応率はそんなに上がってこないから、有効性のほうが高くなる。だから、本来はそれで治験をやるといいのかもしれないけれど、患者さんの重症度がかなり高いので、そこにプラセボ試験を行うことの倫理性の問題が出てくる。やっぱりそういったところが苦しいところであろうと思います。

もう一方では、これは先般の議論の中で何度も出てきていますけれども、うつ病は一つの疾患概念で括れるものではなくて、症候群であるということがあります。だから、ある薬が開発されたら、それが何らかのバイオマーカーなり作用機序を反映するような指標でさらに絞り込んで治験をすると、たぶん反応に有意な差が出てくるものがあると思うので

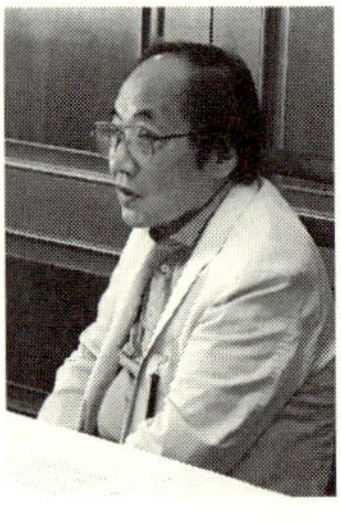

す。それが、うつ病全体を対象にするために薄まってしまって、なかなか差が見えてこないということもあると思います。その辺は、これからの大きな課題だろうと思います。神庭先生をはじめ先生方がそのあたりのグループ分けというか、バイオマーカーを探して、一生懸命選り分けていこうと努力をされているのだと思います。

それから、あともう一つ申し上げるとすれば、ケタミン*がこれから、特に即効性という意味で期待されていると思います。また、ｒＴＭＳ**が、おそらく今年中には認可されて、臨床の場に出てくる。それらは非常に大きな期待を持って待たれているわけですけれども、一方では、あまり期待しすぎるのもどうかなと思うところがあります。

ケタミンに関して言うと、たしかに即効性があるのはその通りですけれど、ある時期しか使えないし、やめるとまたうつが再燃してくる。ある意味、イタチごっこになりはしないかという懸念がある。ケタミンでうつが改善された後、どうやって再燃を防ぐのかという研究が非常に大事になってくるのではないかと思います。

ｒＴＭＳは、日本では海外よりかなり遅れて認可されることになるのですが、その前に一部、巷で使われて非常に問題になった。実際に、その被害をこうむったと言われる方や患者さんも出たりしました。そういう意味では、ｒＴＭＳに対するネガティブなイメージが一方では出てきているところに登場してくるわけですから、かなり慎重に使って、適応をしっかり見極めていく必要があるのではないかと思っています。

すでにアメリカでは、ＥＣＴに比べると明らかに効果は弱いというデータが出ています。抗うつ薬に十分反応できない方には効果が期待されるけれども、ちょっと重症の患者さんに対してはなかなか難しいということも言われています。日本で使っていく場合には、その辺の適応と限界というものをきちんと押さえていく必要がある***。

* Ketamine　解離性麻酔薬で、治療抵抗性うつ病に対する迅速な効果や、自殺念慮の軽減作用が報告されている。

** Repetitive transcranial magnetic stimulatio　反復経頭蓋磁気刺激。脳に外部から磁気による刺激を加えることでうつ病の症状を緩和する治療法。

*** 日本精神神経学会「反復経頭蓋磁気刺激（rTMS）適正使用指針」二〇一八

それから、バイポーラーのところでは、神庭先生の言われたことは非常に大事なことだと思います。特に薬の選択の問題です。日本はずっとバイポーラーを非常に狭い概念で捉えてきたので、それによって過少診断という時代があったと思うんです。最近、バイポーラーⅡ、あるいは、バイポーラー・スペクトラム障害という概念が一部紹介されてきて、今度はやや過剰診断に傾く傾向も混在しているような気がします。過少診断もまだあるけれども、過剰もあるのではないか。そういうところに、バイポーラーに適応を持ったお薬、クエチアピンとかラモトリギンが出てきているわけです。過剰診断と薬の投与が結びついて、ややもすると「とにかくラモトリギン」の投与となりがちな感じがするわけです。

それから、私はやっぱり、双極性うつ病の薬がまだまだ不十分だし足りないと思っています。クエチアピンに関して言うと、体重増加の問題とか糖尿の問題があって、使いづらいところがあるし、ラモトリギンは皮膚症状が出て、最悪の場合は、スティーブンス・ジョンソン症候群*が出てくるというのがあります。

私も今までに何例か経験しています。スティーブンス・ジョンソンまで行きませんけれども皮膚に湿疹が出て、すぐに治癒するというケースが出ています。もっと安全性の高い双極性うつ病の薬が今後も開発されていく必要があるかなというふうに思っています。以上です。

神庭　有り難うございます。坂元先生、どうでしょうか。特に薬物療法ついてのコメントを。

*皮膚粘膜眼症候群。

新規抗うつ薬の本格登場で何が変わったのか

坂元　ＳＳＲＩをはじめとする新規抗うつ薬の本格登場ということでは、もちろんいい面もたくさんあったとは思うのですが、三環系に比べて副作用も少なく安全であるというのがやや強調されすぎていて、安易な処方につながったとよく言われるところですが、その通りだと思います。極端に言うと、診療場面でちょっと憂うつで、やる気が起きない、会社や学校に行く気がしないというだけで、「ではＳＳＲＩ」という風潮が、一部ですがあったことも否定できません。その後、こうした風潮はだいぶ批判されましたが、それが完全に是正されているわけではないようにも思います。

一方、製薬企業によるディジーズ・モンガリング（disease mongering）[**]にも利用されたという側面があったことも否定はできないと思います。『なぜうつ病の人が増えたのか』[***]という本の中では、うつ病患者の「増加」の背景には新規抗うつ薬の販売戦略としてのディジーズ・モンガリングがあるのではないかと指摘されていますが、うつ病患者の増加はそれだけで説明がつくものではないと思います。

あとは、その安全性をあまり過信しすぎるのは良くないということですね。やはりＳＳＲＩにもＳＮＲＩにも、それなりの有害事象があるということをきちんと押さえた上での使用ということを、もう一度考える時期に来ているのではないかというふうに思うわけです。

先ほど、樋口先生のお話にも三環系抗うつ薬の話が出ましたけれども、ＳＳＲＩをはじめとする新規抗うつ薬は三環系抗うつ薬と効果が同等だという意見が大勢を占めています

** 疾病喧伝。
*** 冨高辰一郎、幻冬舎ルネサンス新書、二〇一〇

が、本当なのかどうか。ずいぶん以前に行われたデニッシュ・スタディ（Danish study）[*]では、特に入院を要するような重症例では三環系抗うつ薬のほうが効果が勝るという結果が出ていますが、このこともう一度考えるべきです。新規抗うつ薬で治療していて、治療に難渋する場合には、三環系抗うつ薬をもっと積極的に使用するということもあってもいいのではないでしょうか。最近の若い先生を見ていると、三環系抗うつ薬というのは伝説の薬だと思っているふしがある（笑）。

神庭　使ったことがない人もいるでしょう。

坂元　二〇代、三〇代の先生はそれを使おうという発想は、あまりないのではないでしょうか。

神庭　樋口先生のところでは、結構使っていますか。

樋口　僕は、教えているんです。僕らが教えていかないと、それこそ途絶えちゃうので。こういうふうに使うんだよと、本当に少量から。副作用についても教えるし、用量を上げられるところまで上げるには、こうするんですよと教えている。

坂元　なるほど、指導者によるのでしょうね。それだと、実際に若い人も使っていきますね。

神庭　ＳＳＲＩ、ＳＮＲＩで治らない重い場合には三環系を、という手段を身につけていきますね。それで良くなるんだという経験を持ってもらうと、治療の幅ができる。研修施設で教えたほうがよいですね。

坂元　そうですね。でもやっぱり決定的な問題は、三環系の大量服薬による致死性ですね。今の若い人は、それを使った経験もなければ、そういう痛い目に遭った経験もないので、そこはやはりきっちり注意した上で使ってもらったほうがいいですね。

[*] *J Affect Disord* 18: 289-299, 1990

神庭　僕は、今は、三環系を十分量使うときは原則入院で導入しています。

樋口　私は外来でも使いますけどね。特に、わりと使いやすいと思って使っているのは、アモキサピンとノルトリプチリン（アミトリプチリンの代謝物）です。強い副作用が出にくいので、外来で結構使います。ＳＳＲＩ、ＳＮＲＩを使ってみてだめだったケースというのは、そちらを試してみないと、どうも本当に薬物抵抗性と言えるのかどうかわからない。

神庭　その場合、だいたい何ミリぐらいまでですか。

樋口　アモキサピンの場合は、七五ミリとか一〇〇ミリとか使います。ノルトリプチリンも七五ミリぐらいまでは使いますね。もちろん少量から使って、それで副作用がなければ。たしかに、自殺念慮の強い人とかは使えない。あるいは、かなり注意深く使わないといけないとは思いますけれど。それでも実際、三環系に変えて明らかに良くなる人がいるんですね。

神庭　いますね。

坂元　アモキサピンは非常に使いやすいですね。副作用と言っても、まあ便秘くらい。それがクリアできれば、何とかなりますよね。

あとは、新規抗うつ薬に関するマイナーな話題ですが、これが導入されて薬物相互作用に対する関心が非常に高まった。私はそれまで（三環系の時代）は、薬物相互作用には無頓着だったのですが、フルボキサミンを使うようになってから、ああ、こんなにも薬物相互作用があるのだというので、それからずいぶん注意するようになりました。新規抗うつ薬の導入によって薬物相互作用の重要性が強調されたと考えています。

それから、軽症例に関してですが、さきほど神庭先生が挙げられたハーバード大学のカーシュの論文の影響がありますね。あれで、抗うつ療法に対する批判がかなり高まりまし

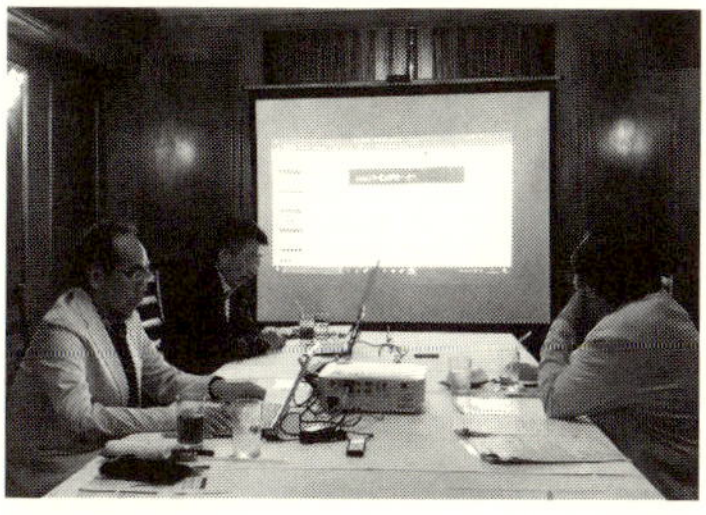

た。軽症あるいは中等症ぐらいまでは、新規抗うつ薬はプラセボと変わらないんだということを、マスコミなどが取り上げて、こんな無駄なことをしていると、抗うつ療法に対する批判が強まったわけです。ただ、その後、カーシュの論文には統計的な解析方法に問題があるとか、方法論にも問題があるということが指摘されているようですね。そのことも考えなければいけない。

逆に、軽症うつ病に新規抗うつ薬は有効であるというスチュアートたち*の報告もあります。ただ、それにもまた方法論的な問題があって、双方ともに問題が指摘されています。ここでいちばん考えておかなくてはいけないことは、軽症うつ病に対して新規抗うつ薬とプラセボの効果の間に有意差が見られなかったということと新規抗うつ薬が無効だということとは、イコールではないということですよね。

樋口 ないです。

神庭 読み違いなんです。

坂元 軽症うつ病では、プラセボの効果が出過ぎて、有意差が出ないということですね。そこを全部飛ばしてしまって、軽症うつ病には抗うつ薬は無効なので使うのは無意味だというのが一人歩きしてしまうことに注意しなければいけないということです。

樋口 乱暴なわけですよね。

アクチベーションの問題

坂元 新規抗うつ薬によるアクチベーションが非常に大きな問題となり、**二〇〇八年から二〇〇九年にかけては新聞やテレビなどでずいぶんと取り上げられ、社会問題にもなりまし

* Stuart JA et al: *J Clin Psychiatry* 73: 518-525, 2012

**二〇〇四年、FDA（アメリカ食品医薬品局）は、新規抗うつ薬により、不安・焦燥・不眠・敵意・衝動性・易刺激性・アカシジア・パニック発作・軽躁・躁などからなるアクチベーション症候群が生ずることがあるという警告を発した。一三六頁に一九九九年当時の議論あり。三環系抗うつにもアクチベーションが認められていた。

た。

樋口　そうですね。

坂元　「アクチベーション」という用語こそ出されてはいませんでしたが、さきほど神庭先生がお話しになった抗うつ薬と自傷他害の関連の問題の背景には、このアクチベーションがあるわけですね。二〇〇七年六月に札幌で開催された日本うつ病学会に向かう機内で読んだいわゆる三大新聞のうちの一つの第一面トップに、「抗うつ薬で自殺増加」というセンセーショナルな記事が載っていたのは今でもはっきりと覚えています。うつ病学会開催の日に偶然出た記事と言うより、学会開催日だということを十分に意識しての記事掲載だったのではないでしょうか。

そこで、私たちの教室では、実際、抗うつ薬によるアクチベーションというものがどのぐらい生じるのかを調べることにしました。それは後ろ向き研究だったのですが、新規抗うつ薬を新たに服用した患者さん七二九人で、四・三％というような数字でした。[***] これを多いと見るか、少ないと見るかですが……。

どういう人に起こりやすいかということを調べたのですが、パーソナリティ障害、あるいは、その傾向のある人たちに使われた場合に、よりアクチベーションが起こりやすいというような結果が出ました。アクチベーション症状が見られた人でも抗うつ薬の服用が自傷行為につながってしまったと判断された人は一人もいませんでした。もちろん、アクチベーション症状の発現には細心の注意を払うべきことは言うまでもありませんが、そう目くじらを立てるような数字ではないのかなという気がしますがいかがでしょうか。

その後、添付文書も改訂されて、処方する際には、患者さんにアクチベーションの内容を、つまりこういうことが起こり得るということを、十分説明しなさいとなっています。

*** Harada T, Sakamoto K et al: *Depress Anxiety* 25: 1014-1019, 2008

原則はそうだと思うのですが、アクチベーションの内容をそのまま説明することが、本当に患者さんのためになるのかということも思います。患者さんによっては、不安感が煽られて絶対に服薬したくないとなってしまう人が少なくないと思います。きちんと服薬すれば改善が見込める患者さんがいるのはもちろんのことですが、そういう方のためにはならないですよね。

双極性障害への抗うつ薬投与の是非

坂元　双極性障害に対する抗うつ薬処方の是非については、学会のシンポジウムやディベートなどでも取り上げられてさかんに議論されましたが、今でも十分に解決していない問題です。

　当初は、双極性うつ病に対してもうつ病と同様に、抗うつ薬は推奨されていたんですね。二〇〇三年 *American Journal of Psychiatry* 誌に出た研究では、アルトシュラーらは、双極性うつ病（双極性障害の抑うつエピソード）に抗うつ薬を長期投与したほうが再発予防に貢献できるし、躁転も増やさないと言っています。[*] さらに二〇〇四年にはギスマンらは、やはり *American Journal* 誌で、気分安定薬に抗うつ薬を併用したほうが寛解率が高く、躁転率を高めることもないという報告をしています。[**] このように双極性うつ病にはむしろ抗うつ薬を使うべきだという動きがあったわけです。

　それが、一変したのが、おそらく二〇〇七年のＳＴＥＰ−ＢＤの一環として行われたサックスの報告[***]の影響が大きかったのでしょうね。*The New England Journal of Medicine* に出た大規模試験で、気分安定薬に抗うつ薬を併用しても効果はない。しかし、躁転率は高

* Altshular LL et al: *Am J Psychiatry* 160: 1252-1262, 2003

** Gijsman HJ et al: *Am J Psychiatry* 161: 1537-1547, 2004

*** Sachs GS: *N Engl J Med* 356: 1711-1722, 2007

めない、というあの研究のインパクトはかなり大きかったのではないでしょうか。あれからぐっと風向きが変わって、双極性うつ病には抗うつ薬は使わないという方向に来ているように思うんです。しかし、その後、アムステルダムらは、二〇〇八年、二〇一〇年、二〇一六年にそれぞれ双極Ⅱ型うつ病には、気分安定薬に加えてフルオキセチン、あるいはベンラファキシンの投与をするほうがよいという結果を報告しています。**** 特に二〇一六年の研究では、双極Ⅱ型うつ病にはリチウムよりもベンラファキシン単剤のほうが有効だと報告しています。

そのように、双極性うつ病に対する抗うつ薬投与の効果やその是非についての見解は完全に一致しているわけではありません。先ほど、神庭先生が紹介されたＩＳＢＤの勧告が二〇一三年に出ていますね。そこでは、抗うつ薬投与の是非に関する二者択一ではなくて、どういう場合に使うのか、どういう場合には使わないのかということを明示したという点で、意味があったと思います。

そこで言われたのは、まず「過去に抗うつ薬に良好な反応が見られた場合には使用してもよい」ということでした。それは当たり前ですよね。それから、「ラピッドサイクラーや二つ以上の主要な躁症状を伴う場合は、抗うつ薬投与はしない」とされています。これも当然のことです。「抗うつ薬を使うのであれば、密なモニタリングを行い、躁あるいは軽躁、精神運動性激越（psychomotor agitation）の徴候が見られた場合には、抗うつ薬を中止すべきである」「過去に抗うつ薬による軽躁転あるいは躁転が見られた場合には、抗うつ薬を使用すべきではない」とも指摘されています。それから、「ＳＮＲＩ、そして、三環系、四環系は、他の抗うつ薬が試された後に行われるべきである」と述べられています。こうした点がその勧告のメインだと思うのですが、エキスパートの最大公約数的な見

**** Amsterdam JD et al: *Br J Psychiatry* 208: 359-365, 2016

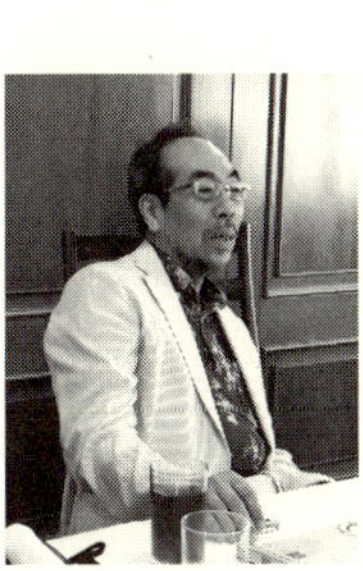

解であって診療にそのまま役に立つような勧告ではないかなと思います。

双極性うつ病に対する抗うつ薬に関しては、その使用の是非をめぐる問題とは異なり、うつ病に比べて双極性うつ病での有効性は低いということでは見解が一致しているように思います。しかし、なぜ双極性うつ病では抗うつ薬の効果が出にくいのかということの理由についての検討はほとんどされていません。これはどうしてでしょうか。

このことに関しては、混合状態のところでお話ししたゴールドバーグのSTEP-BDの結果*がヒントを与えてくれると思います。双極性うつ病一、三八〇名のうち、一四・八%もこのDSM-Ⅳの混合性エピソードを満たしたという結果には違和感があるとは言いましたが、この研究結果の最も重要な点は、双極性うつ病の七〇%はなんらかの躁症状を伴っているという結果ではないかと思います。つまり双極性うつ病の大多数は広義の混合状態であり純粋なうつ病ではないということです。双極性うつ病への抗うつ薬の有効性が低いことの理由の一端はここにあるのではないでしょうか。

* Goldberg JF et al: *Am J Psychiatry* 166: 173-181, 2009

リチウムは本当に第一選択か

坂元　ところで、双極性うつ病の治療で、しばしば第一に推奨されているのはリチウムです。日本うつ病学会のガイドラインでも、リチウムを第一に推奨しています。私もそれに従って、今までずいぶん使ってきましたが、私の経験では「なるほど、よかった」というのがあまりないのですけれど……。

樋口　リチウムを使っても、双極性うつ病に対する効果が明らかとは言えないということですか。程度もあまり変わりませんか。

坂元　それが、リチウムが効いたと思える例があまりなくて……。効果があったと思えたのは、一年間種々試してもだめで結局リチウム単剤にしてさらに一年間じっくり続けていたら改善したというケースぐらいでしょうか。でもそれもリチウムが有効であったのか自然経過なのか判然としません。

そうこうしているうちに、先日、ある臨床研究の存在を知りました。これはちょっと古いのですが、二〇一〇年のヤングらの研究です。** クエチアピンとリチウム、プラセボを双極性うつ病に使った研究でエンボルディン・スタディ（EMBOLDEN STUDY）とも言われています。かなり大規模な研究ですが、そこではリチウムの双極性うつ病に対する効果が否定されてしまいました。

神庭　決着はついていないと思いますが、プラセボと差がなかった。

坂元　はい。他にそのような大規模研究がないということから考えると、リチウムを双極性うつ病に第一に推奨することは再考を要するのではないかと思います。

神庭　ＣＡＮＭＡＴ／ＩＳＢＤガイドライン（二〇一八）でファーストラインがクエチアピンとなり、リチウムはラモトリギン、ルラシドン（本邦未発売）と並んでセカンドラインに位置づけられています。

坂元　それまでのボルダー・スタディ（BOLDER STUDY）**／*** で双極性うつ病へのクエチアピンの有効性が認められて、さらに駄目押しということでエンボルディンをやって、その中にリチウムを入れてみたら、クエチアピンは三〇〇ミリグラムでも六〇〇ミリグラムでもきっちりと有効性が示されたのですが、リチウムはプラセボとの差が出ませんでした。

もちろんこの一つの研究で否定されたからと言って、それでリチウムは双極性うつ病に効果がないとは言い切れないと思うのですが、今後の大きな課題です。

** Young AH et al: *J Clin Psychiatry* 71: 150-162, 2010

** Calabrese JR et al: *Am J Psychiatry* 162: 1351-1360

*** Thase ME et al: *J Clin Psychopharmacol* 26: 600-609, 2006

樋口　今のは双極性うつ病の話だからですが、全体的なことを言うと、そのクエチアピンを単剤で使っていって、クエチアピンがリチウムに取って代わる力を持っているかどうかという点はどうなんですか。長期投与していって、双極性障害のエピソードを予防するのかどうか。

坂元　そうですね。クエチアピンは、双極性うつ病に対する効果はあります、また躁病に対する効果もあります。ただ、維持療法に関するエビデンスは抑うつエピソードの予防効果は示されていますが、躁エピソードに対する予防効果がまだ十分明確にはなっていないようですね。

樋口　それがあれば、リチウムに置き換わってしかるべきだと思うんだけれども。今のところ、われわれがバイポーラー、特にバイポーラーⅠの人に対して使うとしたら、スタンダードはやっぱりリチウムを最初に選択する。リチウムは、単独でいくとそんなにきれいにバイポーラー・デプレッションを改善するとは思わないから、一般的には、そこにクエチアピンとかラモトリギンを併用しつつ、基剤としていちばんスタンダードのリチウムは外さずに使っているわけですよね。だけど、今の話だと、外せるかもしれない。要するに、リチウムに取って代わるパワーが維持療法も含めて検討されれば、クエチアピンを選択するという可能性があるわけです。

神庭　クエチアピンは、抑うつエピソードの予防効果では、いちばんに推奨されているみたいです。推奨というか、ネットワーク・メタ解析*では第一位に来ています。クエチアピンが日本のガイドラインで第一位に持ってこられなかったのは、二〇一二年には適応がなかったからなんですよね。適応がとれたので、今回改訂したガイドラインのまとめのところを見ますと、抑うつエピソードの治療で、クエチアピン、リチウム、オランザピン、ラモ

*二四二頁脚注（***）Miura T et al, 2014

トリギンと、順位をつけずに並べています。二〇一七年の日本うつ病学会の最新版ですね。

坂元　ラモトリギンも双極性うつ病に推奨されていますが、これもやはり条件付きだということを考えないといけないですね。五つのＲＣＴがあって、四つの未発表試験で効果が否定されてしまったという経緯があるんですね。その後、ゲデスが再解析をして、ハミルトン尺度で二五を超える重症例に限っては有効であるという結果を示しています。** ラモトリギンを処方する際にはこのことも考慮しなければいけないのではないでしょうか。本来、ラモトリギンは双極性障害の維持療法の薬として認可されたわけですが、現在は、双極性うつ病のときから使われ始めるというケースが大多数ですね。

**Geddes JR et al: *Br J Psychiatry* 194: 4-9, 2009

神庭　そうですね。

坂元　初めから予防を考えて使うと言うよりは、うつだから使う。ですから、こういう制約があるということも考慮しなければいけないと思います。

そもそも気分安定薬の定義がまだしっかりしていないですね。双極性障害と診断されると治療はまず気分安定薬となりますが、本来、気分安定薬の定義は、「双極性障害の急性躁病・急性うつ病・病相予防のいずれにも有効なもの」というのであったはずですが、それから言うと、現時点では気分安定薬は存在しないということになってしまいます。

神庭　厳密なことを言えば、ないということになる。

坂元　日本うつ病学会の双極性障害のガイドラインには、「気分安定薬には諸説があり、一定の見解はない。本ガイドラインでは通例に従い、リチウム、ラモトリギン、バルプロ酸、カルバマゼピンを気分安定薬とした」と記載されていますが、いつまでその状態を続けるのか、いかがでしょうか。

神庭　そうですねえ、たしかに。概念上は「ある」とみんな思っているわけですよね。でも、実際に、厳密に当てはまるかどうかと言うと、話は変わってきますものね。抗うつ薬にしても、気分安定薬にしても、抗精神病薬にしても、今はそもそもの定義から外れて広く使われるようになっているわけですよね。抗精神病薬は、双極性障害にも、うつ病の難治例にも使われていますから。抗うつ薬は不安障害にも有効ですので、ＣＩＮＰでしたか、今、新しい分類名を考えています[*]。ただし専門性が高く複雑で、臨床的には使える状態にはない。

　厳密ではないけれどある程度わかりやすく利便性が高いという意味で、従来の分類はこれからもしばらくは用いられていくのかなと思います。

坂元　それから、「適応外」の問題があります。うつ病学会のガイドラインにもきちんと明記されてはいますが、やはり適応外が多すぎる。これはべつにガイドラインの問題ではないのですが、やっぱり大きな課題ですね。ガイドラインを見ていて、双極性うつ病の治療薬として推奨されている薬剤の多くが「適応外」であると違和感を持ちます。ガイドラインで推奨されているこうした薬剤のいくつかは厳密には保険診療の枠内では使用できないことになってしまう。井上猛先生も、最近の総説の中で、「適応と治療ガイドラインとの乖離は精神疾患の中では双極性うつ病において最も顕著である」と指摘されていますが[**]、その通りだと思います。

樋口　基本的には、治験ができていないわけです。だから、特に最近問題になっているのは小児です。小児の薬物というのは、向精神薬に限らず、本当の意味では適応がないんです。それを、何とか適応やエビデンスをしっかり作ろうとしています。なかなか困難ですけれども。例えば、子どもさんにＳＳＲＩをプラセボ対照の比較試験でやる場合、一方では、ＳＳＲＩは二四歳以下では自殺のリスクがありますと書かれている。それをお母さん

* Neuroscience-based Nomenclature (NbN)

** 井上猛：精神科治療学 32: 1139-1146, 2017

に説明して、「こんな治験なんですけど」と言ったら、誰も乗ってくれないでしょうね。これから、いくつか小児を対象とした治験を、それでもやろうという話になっていますけれど。

坂元 今まさに始まっていますね。デュロキセチンの児童を対象とした治験ですね。いや、難しいところです。

樋口 そう、難しいんですよ。

神庭 モンガリング[***]、これが意外とやっかいな問題です。要するに、啓発活動には専門家の意見が必要だけれども、それが販売促進にうまく使われてしまうという落とし穴がある。この問題は、新薬あるいは適応拡大の際に常に注意しなければいけないことですね。

樋口 これについては、最近、製薬協（日本製薬工業協会）全体の考え方はかなり変わってきています。今までは、売る、販売というところに絡んで、専門家を動員する流れが続いてきたわけです。ところがこれからは、啓発というか、薬の効果だとかを説明するところでは、そういう専門家を動員しないという。だから、動員するのはまったく薬の効果と無関係、その薬剤とは無関係なところでの疾患啓発、あるいは薬理学的な作用機序の啓発だとか、副作用の問題に関すること、そういうものに限って行っていくという方向に進んできています。

神庭 そうなんですね。

樋口 はい。だからそこは、以前とはずいぶん変わってきているなという感じはします。

***二四九頁も参照。

急性期と維持期の治療の留意点

坂元　ところで話は変わりますが、先ほど、双極性障害の治療で、急性期と維持期の治療が異なるという話が出ました。たしかに細かく見れば異なるのでしょうが、同じでいくのが理想ですよね。

神庭　そうです。

坂元　急性期から維持療法を念頭に置いた薬物選択を行うべきである。具体的に言うと、リチウムということになる……。

神庭　気分安定薬になる（笑）。まあ抗うつ薬を抑うつエピソードに出して、そのまま出し続けるのではなくて、抑うつエピソードが終わったらいったんやめてみるとか、躁エピソードが終わったら、抗精神病薬も減らして、気分安定薬で安定しないかを確かめる。でも、非定型抗精神病薬は、使い方はまた違いますよね。オランザピンやクエチアピン、アリピプラゾールなどは結構長い間飲んでもらうことがあるんですけれども、これに関しては、ご意見はどうですか。

樋口　私も、基本的にはやりますけれど、それは適応ではないんだよね。本来は、ある期間、躁状態なら躁状態に限って使う。これは、よくＰＭＤＡ*が気にするところなんですよ。この薬が、本当にそのエピソードのその期間だけに使われるのかと言うと、そうではないケースが多々あるので。ここは本当に難しい問題ですね。現実の臨床の場で、二カ月と決められているから本当に二カ月でストップして、それで、きちんと安定化させられるのかどうか。気分安定薬に切り替えることで対応が十分可能なのかどうかは、臨床の現場

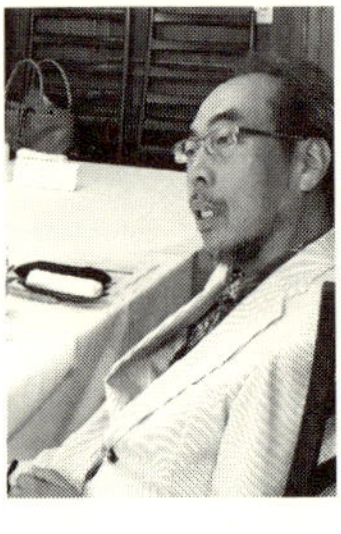

* Pharmaceuticals and Medical Devices Agency 独立行政法人医薬品医療機器総合機構。

ではなかなか難しいところがありますよ。本当に頭の痛いところです。

神庭　そうですね。躁エピソードを抑えるという意味で、抗精神病薬を長く使うことは、あんまりないようには思うんですけどね。躁が治まれば、まあやめていけますよね。長期に使用してしまうときというのは、抑うつエピソードに増強療法で良くなった人たちが、外すとまた悪くなる場合。あるいは、ラピッドサイクラー化が起きているときのようにも思うんです。このような難治の双極性障害の場合は、なかなかやめることができない。それまでに気分安定薬で十分コントロールができない人たちなので、続けざるを得ないことが、少なからずありますね。

昔、気分障害に抗精神病薬を使うと、遅発性ジスキネジアが起こりやすいというような報告があったように思うのですけれども、新規抗精神病薬になってからはどうでしょうか。全般的に錐体外路系副作用は弱くなっているけれども、やはり注意しなければいけない点かなと思います。ほかに何か注意すべき点とかはありますか。

坂元　例えば、非定型抗精神病薬による増強療法の問題ですが、「いつまで続けるか」という明確な指標がないというのは問題ですよね。途中でやめて、また悪くなれば使うのでしょうが、指標がないのでだらだら使い続けるというような問題もあるのではないでしょうか。

神庭　そうですね。注意深く使って、やめられるかどうかというのを、いつも評価していくということでしょうね。

樋口　それしかないんだよね。

神庭　有り難うございました。

第七章　心理教育について

受容しにくい疾患への対処法を学ぶ意義

樋口　「心理教育」というのは、もちろん精神障害に限って行われるものではなくて、例えば、エイズの場合などでも、非常に重要だとされています。

受容しにくい、あるいは偏見のある障害では特にそうです。患者あるいは家族などに対して、心理面に十分配慮しながら、正しい知識や情報を伝えて、その疾患によってもたらされるさまざまな問題、困難などへの対処法を習得してもらう。だからそれは、「疾患教育」「患者教育」というふうに呼ばれたりもするわけですが、これらを「心理教育（psychoeducation）」と呼んで定義しているわけです。

別の言い方をすると、専門家が、患者さんあるいは家族の方々に対して、ご自分の健康に関わる行動を変化させて、健康状態を自ら改善させることに取り組んでいただく、そのためのプロセスということになるでしょう。

心理教育というのは、歴史は比較的浅いわけで、日本でこれが注目されてきたのは一九八〇年代に入ってからで、最初はうつ病よりも統合失調症を対象として行われていました。特に、日本の場合、家族の表出感情、いわゆる「High EE」* の問題が、再発の頻度と

* expressed emotion　五三頁も参照。

かなり関連するということが報告されて、できるだけ家族に対してその病気のことを理解してもらい、共にその病気を克服する、あるいは病気に対する対応の仕方を学んでいただく、ということで行われました。日本でも、当時、国府台《こうのだい》病院で伊藤順一郎さんが一九八〇年から「High EE」の研究をやっていました。それが、双極性障害、あるいはうつ病についても広がっていったということになります。

その「心理教育」には、どんな効果があるのかということについてもまとめられています。最初は、病気あるいはその障害をきちんと理解するということがいちばん大きな意味であろうと思います。

二番目には、そういった状態をどういうふうにして管理するか。「管理」という言い方がいいかどうかわかりませんが、病気をきちんと受容して、自分なりに対処の仕方を身につける。その方向と意味合いを理解するということです。

それから、自らの行動決定のための技能を向上させていくこと、周りの人も含めてインフォームドコンセントに関する意識を高めていくこと、さらには、リスク管理や安全性の向上といったことで、「心理教育」が意味を持ってきます。

比較的最近、バイポーラーの心理教育マニュアルの翻訳が、秋山先生と尾崎先生の監訳で出されています。** 中身をまだ見ていませんので、どんな章立てになっているかということとだけご紹介しますと、「心理教育」の方法、そして「心理教育」のプログラムとしては、ここに掲げているような、障害、疾患への気づきから始まって、薬物アドヒアランス(adherence)***、再発の早期発見から規則正しい生活習慣とストレスマネジメントまで具体的なプログラム、セッションを含んで、かなり細かく記載されているようです。

「心理教育」として、一般的に行われるようになってきた背景と、ごくごく簡単な現状

**F・コロン、E・ヴエタ著／秋山剛、尾崎紀夫監訳『双極性障害の心理教育マニュアル――患者に何を、どう伝えるか』医学書院、二〇一二

***『計画・決意・規則を固守すること』を意味する言葉として「コンプライアンス」に代わって「アドヒアランス」が使われるようになってきている。

ということをまとめました。

神庭　はい、有り難うございました。坂元先生、追加はありますか。

心理教育を臨床にどう取り入れるか

坂元　「心理教育」の効果に関してですが、樋口先生が示されたように、コロン*たちの研究**で実証されているんですね。彼らは、このマニュアルに基づいて、「心理教育」を行ったグループと通常の診療を受けたグループとでは、明らかにその後の再発率に差があるということを実証したのですが、この結果は、非常に重要です。「心理教育」をきちんと行うことが、双極性障害（おそらくうつ病でもそうだと思うんですが）の再発予防に明らかに効果的だということは、もう疑いようがない。

　ただ、問題は、われわれの多忙な日常診療場面で、どのように「心理教育」を取り入れていくのかということではないでしょうか。例えば、心理士さんたちにお願いして、そういうグループを作ってやってもらうという方法もあり、実際私たちもそのようにしたことがありますが、どの施設でもいつでもそれができるわけではない。では、どうするか。パンフレットあるいは何か推薦図書を患者さんに読んでもらうということになると思うんです。

　うつ病学会に、双極性障害の患者さんと家族のための冊子（『躁うつ病（双極性障害）とつきあうために』）がありますよね。これはとても有用だと思うんです。私は、双極性障害の患者さんには、これをご本人あるいはご家族にダウンロードしていただいて、ある程度状態の良いときにきちんと読んでいただいて、質問があれば持ってきてもらって一緒に読

* Colom F

** Colom F et al: Arch Gen Psychiatry 60: 402-407, 2003

み合わせをする、ということを必ずやるようにしているんです。これも立派な「心理教育」だと思うのですが、こういう形で日常臨床に取り入れたらいいのではないかと考えています。

あとは、「反心理教育」と言いますか、ネットに溢れる本当にひどい誤解、ひどい情報が目に余りますよね。患者さんはそれに結構左右されてしまう。正しい情報を患者さんがどうしたら得られるか。あるいは、そういうまったく根拠のない情報に惑わされないようにするにはどうしたらいいのかということも考えています。その点はどうでしょうか。今は何でもネットで調べる時代ですので、「そんなもの、信じるな」と言うだけでは不十分です。そういう悪影響について、樋口先生、いかがでしょうか。

樋口　われわれが「ここに書いてあるのは間違いですよ」とか、「正しいんですよ」とか言っても、あまり意味がないような気がしますね。有効なのは、患者さんご自身が入ったグループセッションです。だから、日常診療、例えば外来診療なんかではできないわけです。それなりの一つのセッションを組んで、そこに参加したい患者さんに入ってもらって、ほとんどは心理士やワーカー、看護師さんだとかが、時間を作ってやっていました。

別の単科の精神科の病院でも、その流れを汲んで、家族教室の形でやっています。これは家族対象ですね。家族でやるのがいいと思うのは、家族も一人ひとり非常に不安が強いわけです。病気の始まりの頃とか、最初の入院をしたときなどは特に不安が強い。そういう人たちが、家族同士でお互いにエデュケーションができるという側面が大きくて、ピアの役割みたいなものもその中に入ってくる。そこで自然に「これはうまくないよ」とか、「これはうまい、こういうやり方が望ましい」というコンセンサスのようなものが出来上がってくる。そういうのが、私は意味があるのかなと思うんです。

実際には、患者さん同士でもそういう会話がなされる。そこにスタッフが多少は役立つ。そんなふうに、全体のアレンジをすることを通して心理教育というものをやっていくことが大事なのかなというふうに、今は思っています。

神庭　そうですね。グループセラピーですよね。グループで、患者さん同士が自分の経験を伝え合う。「こうしたら良くなったよ」とか、「こういうことで悪くなった」とか、経験を言い合うことは、影響力が大きい。ピアの力と言うのでしょうか。今後はさらに広がっていくといいと思うのですが、どこでもなかなかできるわけではないので、僕は外来でできる範囲でやっています。

双極性障害のほうがフォーミュレーションしやすいです。先ほどご紹介があった、『躁うつ病（双極性障害）とつきあうために』はかなりよく出来ていて、これをダウンロードして読んでいただく。それで、わからないところは聞いてもらうという形で外来でも使えます。「心理教育」は、双極性障害に関してはしやすくなったなと思うんです。もう少し専門的なことを理解したいということであれば、ガイドラインを読んでもらうという形で行える。

樋口　ある意味、うつ病のほうが難しいよね。

神庭　うつ病の「心理教育」のほうが難しいですね。多様性があるので、一概に書けないところがあって、やはり、その人をどう診立てるかということがあって、個々のアドバイスが異なる。総論として、抗うつ薬を飲んでもらって、休んで、リハビリをしていくのがいいということは言えるのですが、やっぱり個々のバリエーションが大きいので、「この本を読んだらいいですよ」というのがなかなか言えない。

坂元　うつ病学会の「うつ病のガイドライン」は、とてもよく出来ていると思うので、今後はぜひあの患者さんバージョンも発行すべきでしょうね。

樋口　今やっていますよね。渡邊衡一郎先生が、ガイドラインのさらに先を進めていくということをやっています。その中には、「当事者の代表に入ってもらって」というようなことを、彼は言っていましたからね。

神庭　そうですね。「心理教育」というものが大変有効で、重要な治療法、治療の一つのアプローチであるということが広く共有されてきたのは最近のことですね。

坂元　日本で気分障害に「心理教育」が行われるようになったのは、いつ頃からですか。

樋口　今世紀になってからだと思いますね。

坂元　前の『気分障害の臨床』を読み直したんですけれども、この中で、「心理教育」が重要だと、神庭先生が何度も何度も言っている。「心理教育です」「心理教育です」と。

神庭　やっていたとしても、今のようにフォーミュレーションはされていなかったですね。うつ病に関しては、心理教育を個別で、テーラーメイドでやっていたんです。双極性障害は、かなり構造化させられてきましたね。

樋口　はい、はい。そういうことですね。

神庭　それでは樋口先生、次に「対人関係療法」についてお願いします。

第八章　気分障害への精神療法的アプローチ

対人関係療法

樋口　私は専門領域ではないので、本当にごくごく簡単にサマライズします。

ご承知のように、ＩＰＴ（Interpersonal Psychotherapy）は、サリヴァン*の対人関係理論に基づいて構築された個人精神療法です。そのバックグラウンドは、もともとは精神分析の流れがあってのことでしょうけれども、その延長線の中で、サリヴァンの「対人関係が基本である」という考え方が出発点になったということです。「対人関係の学問」というふうに彼は言っているわけですが、人間の精神的体験とか、情緒的体験、あるいは、パーソナリティというのは、人間関係の視点から理解できるというふうに考えて、この対人関係療法を構築していった。だから、有名な言葉ですが、治療者は患者と人間関係という点において、「自ら関与しながら観察する」ということが重要だというふうに考えられたわけです。

これは、その後、クラーマン**、ワイスマン***によって受け継がれて、彼らはうつ病の発症に人間関係が強く影響するということから短期対人関係療法の創設をしました。短期対人関係療法では、患者と重要な他者との関係に注目して、患者との人間関係上直面している

* Sullivan HS

** Klerman G

*** Weissman M

問題に焦点を当てて問題の解決を図る。特に対象喪失に伴う悲哀、対人不和、役割の変化、対人関係の欠如というものが、その対人関係療法の中で取り扱われるものとしては重要であるとしています。

ご承知のように、日本では、水島広子先生が第一人者です。他にも精神療法がたくさんある中で、なぜ対人関係療法が認知行動療法と並んで取り上げられるかと言うと、RCT****で証明されているというのが大きな強みです。ただ、日本で対人関係療法を実際に実践しておられる人というのは、それほど多くはないんですよね。だから、そこはちょっと問題なのかという気がしているんですけれど。

認知行動療法

樋口　次に認知療法についてですが、「うつ病は気分の障害である」というのが従来の考え方であったのを、ベックは、「認知」のあり方に働きかけることで情緒の状態を変化させることが可能なんだと言ったわけです。

一般的には、気分が落ち込むから、いろいろなものに対して悲観的、否定的になると見るわけですが、その逆です。認知のあり方に働きかける、それが認知行動療法の基本なんだと思います。ベックが、抑うつ状態と、ゆがんだ認知過程、特にうつ病に特徴的な否定的認知との関係を明らかにしたことが出発点です。

そのベックの所で学んできた大野裕先生や、何人かの方々が日本に認知行動療法を導入し、かなりの影響を及ぼすに至っている。国も、これを非常に重視して、今や保険診療で認知行動療法ができるようになるところまで来ています。最初の段階では、精神科医が三

****Randomized Controlled Trial　ランダム化比較試験。

○分以上かけて初めて保険診療になるということだったから、実際上、ほとんど使えないできたわけですが、たぶん、次の診療報酬改定では、コメディカルの実施が認められるようです。特に看護師ですかね。

神庭　今回の改定ですか。

樋口　今回です。臨床心理士は国家資格ではありませんので、今年（二〇一八年）の秋の試験を経て、公認心理師の国家資格が成立して初めてその流れになるのでしょう。当面は、どういう実施のしかたになるのかはわからない。看護師が指定されるのかどうか、とにかくコメディカルの方が医師の指導の下で行うことに診療報酬、点数化がされるだろうというふうに言われています。そうなると、かなり現実的なものとして広がってくるだろうと思います。今は、正式にそれが認知行動療法と呼べるかどうかわからないけれども、臨床心理士を抱えている医療機関、診療機関の中では、いわゆる保険外診療としてではありますが、認知行動療法をやっている所がかなり増えてきていると思います。

思考・認知過程のゆがみに、大きく分けると二つのレベルがあるということが言われています。一つが「自動思考」の問題。これは、ある状況において自然に、勝手にと言うか自動的にわき起こってくる思考やイメージがあるということです。

それからもう一つ、もっと深いところでの精神的な過程として「スキーマ」の存在がある。基本的な人生観、人間観といったものがその個人には存在していて、それがある意味では、確信を持って備わっている。そこに働きかけて、自分なりにそれに気づき、修正していく。それが認知過程の修正ということになるのだと思います。

否定的な自動思考や、認知のゆがみに自分で気づく。他にもこういう考え方があるんだ、こういうところに自分の自動思考があって、それが認知のゆがみを生じているのだということを、まずは自分なりに検証していくプロセスがある。次に、もう少し柔軟性のある認知とスキーマを形成していこうとする。その結果として、新しい認知の反応、行動反応を習得する。つまり、うつ病の認知の変換を通して、最終的にはうつ病の気分障害というものの主体が改善していく、こういうことです。

日本はこれまで、精神科の治療で言うと、たぶん戦争直後ぐらいからずっと、あったのは唯一薬物療法だけだと言えると思うのです。途中で精神分析療法というのは認められましたけれども、ごくごく限られています。「治療」と言えば「薬の投与」しか行われてこなかった。そこは、欧米諸国の治療環境とは大きく違っていた。その根底にあるのは、言ってみれば精神科低医療費政策だと思います。要するに、お金をかけないで、どうやったらできるかと考えてきた。薬は、医療費としてはお金もかかりますけれども、精神療法などをやると、もっと時間がかかるし、人も大勢必要となる。医者だけでやるのではなくて、心理士だとか、看護師だとか、いろいろな職種の人が、多職種で関わってやっていくということになるわけです。そういうものは、これまで、少なくとも日本では行われなかった。それが大きな反省点として出てきたわけですよね。比較的最近の話です。

それに大きな影響を及ぼしたのは、一つは、（ごくごく最近の話で言うと）医療観察法病棟だと思います。その中で、ようやく、真の意味での多職種による医療が行われるようになって、なかでもやはり認知行動療法が非常に重視されて、薬物と認知行動療法、それから、いわゆる作業療法的なものやグループセラピーなどが行われ、治療の幅がうんと広げられた。それは、それなりの人材を登用したから成立したのだと思います。一般の精神科医療の中でも、やはり今までの薬一辺倒できた治療の考え方を根本的に再検討すべきであるということが、ようやく国の施策の中にも反映されるようになってきたということではないかと思います。

神庭　はい、有り難うございます。対人関係療法にしても、認知療法にしても、どちらもアメリカで作られて、有効性に関してもエビデンスが出され、説得力を持って日本に輸入された治療法ですよね。エビデンスがあるということが、この二つの精神療法を際立たせています。また、認知行動療法に関しては、日本では研修システムもしっかりできて、若い人が学びやすい環境が作られてきているように思います。

これ自体は大変歓迎すべきことなのですが、ではエビデンスが乏しい精神療法、例えば、力動精神療法とか、森田療法とかいうものはもう学ばなくていいのかと言うと、そうではない。エビデンスがないということは、効果がないとか、意味がないということにはならない。精神療法について学ぶべき大切な教えがたくさん詰まっています。基本はしっかりと押さえてほしいなというふうに思います。この二つの治療法に（マインドフルネスもそうなんですけれども）あまりに光が当たりすぎて、森田療法や力動精神療法が忘れ去られてもまずいのではないかなと思います。必要に応じてあの手この手が使えるほうがよい。

坂元先生、精神療法に関してはどうですか。

坂元　そうですね。認知療法に関してですが、はっきりしたエビデンスもあって、その効果は疑いようがないところだと思うのですが、何でもかんでも認知療法というのは、ちょっと考えるべきかなと思っています。

比較的軽症例には、うつ病の認知行動療法というのは、考え方や物事の捉え方をしなやかに、柔軟にすることで、抑うつ気分と認知・行動の負のスパイラル、悪循環を断ち切ろうという、とてもいい方法だと思います。ですが、より重症のうつ病の場合には、どうでしょうか。抑うつ気分がプライマリーでそれが「こんこん」とわき出てくるようなときに認知と行動を変化させようというのは難しいのではないでしょうか。

もちろん、うつ病の認知行動療法をされている先生は、そういう重症例には適用しないと思うのですが、何でもかんでも、どんな人にでもというわけにはいかない。適用例に関する記載が少ないのが気になりますね。厚労省のマニュアルはとてもよくできていると思うのですが、うつ病でもこういう例はまず薬物療法とか、何かそういうガイダンスがないのはちょっとどうなのかなという気がします。特に、軽症から中等症、あるいは、薬物療法でパーシャル・リスポンスぐらいまで来たところでやるのがいいのかなと思います。いや、むしろ認知行動療法は、それこそ再発予防に非常に威力を発揮するのではないのかなと考えています。

対人関係療法では、いくつかの問題領域を取り上げます。その中で、「役割の不一致」や「役割期待のずれ」というのが発症に強く関係するような例、例えば、夫婦間葛藤が目立つような例は、外来で結構経験するのですが、そういう人には最適です。これは非常に有用な方法であろうと考えています。

こういう方法で治療したいと思う症例があるのですが、ただ、問題は、誰に頼めばいいいんだろうということです（笑）。水島先生の『対人関係療法でなおす　うつ病』*をじっくりと読んでみました。私たちには、本格的な対人関係療法はできないのですが、それを薄めた形で、参考にしたり応用したりしながら、日常臨床でそのエッセンスに近いところを実践しようとする場合にはとてもいい指針を与えてくれているなと感じています。

樋口　神庭先生、バイポーラーの人に対しての認知行動療法というのは、かなり多く行われていますか。

*水島広子、創元社、二〇〇九

神庭　バイポーラーのうつに対して認知の修正は、あまりされていないのではないでしょうか。生物学的な気分の障害、という理解が一般的なせいでしょうか。

第九章　リワークプログラムの現状と課題

リワークプログラムの成立

坂元　では、「リワーク」ということですが、実は、企業の休職者の大半が精神疾患によるものなのです。これはどの企業でも同じだと思います。休職に至った場合に、何とか復職できても容易に再休職となることが少なくない。そういう現実への対応として生まれてきたのが「リワーク」あるいは「リワークプログラム」ではないかと思います。例えば、こんなデータがあります。産業医大の堀輝《ひかる》先生のデータ*ですが、通常の精神科外来治療で復職した場合、復職六カ月の時点の再休職率は五五・九％と非常に高い。しかも、その人たちの二割は、最初の一カ月で再休職していた。

　精神科主治医の復職可能の判定は、「症状の改善」をもとにしていることが多く、職場が求める「業務遂行能力の回復」が適切に評価されていないために、復職後の再燃・再発・再休職につながりやすいと言われています。つまり、症状が寛解したから、それで復職してよいというのではなくて、業務遂行能力の回復を目指すのが「リワーク」の一つの目的です。もう一つの目標が再休職の予防でこれが「リワーク」の最終目標になると思います。

*堀輝ほか：精神科治療学 28(8): 1063-1066, 2013

リワークの歴史ですが、二〇年前には、「リワーク」という言葉すらなかった。一九九七年にNTT東関東病院で職場復帰援助プログラムが開始されたのが最初のようです。二〇〇二年にMDAジャパンが設立され、樋口先生が理事をされていて途中で私も理事として加えていただきました。二〇〇二年から二〇〇三年には、各都道府県の障害者職業総合センター臨床研究部門でリワーク支援が開発されたという経緯があります。そして、二〇〇四年には、厚労省が「心の健康問題により休業した労働者の職場復帰支援の手引き」というものを発行しています。そして、二〇〇五年、メディカルケア虎ノ門で「リワーク」が開始された。二〇〇八年、三二の医療機関によって、うつ病リワーク研究会が設立され、二〇一〇年にはうつ病リワーク推進協議会が設立されました。そして二〇一八年には、一般社団法人「日本うつ病リワーク協会」が設立されるに至っています。

気分障害のリワークプログラム

坂元　現在、約二〇〇の医療機関（独立系クリニック五一％、精神科病院三〇％、サテライトクリニック一一％、大学病院五％、その他三％）でリワークプログラムが行われています。リワークが行われている大学病院というのは非常に少ないですね。

気分障害のリワークには、三段階があるのではないかと思います。まずは「導入」ならびに「治療と休養」が主体の時期、そして、「個別的なリワークプログラム」を行う時期、その上で「集団プログラム」に参加して復職となります。

主に双極性障害、そのなかでも特に双極性Ⅱ型の人を対象にしたリワークの論文*の内容を参考にして、それぞれの段階の内容について少し紹介してみたいと思います。

*奥山真司、秋山剛：臨床精神医学 40(3): 349-360, 2011

「導入」でポイントとされているのは、まず「診断の再確認」です。うつ病なのか、あるいは双極性が見逃されていないかということを再確認する。双極性であれば、患者さんとその診断の確認・共有をする。その上で、「双極性」に対するねぎらいを行う。「あなたは、社会のためになろうとしてきたのですね」と。そして、適切な安静・休養の指導、ゆるやかな心理教育を行っていく。周知のように双極性うつ病は大変治療が難しいわけです。それまでの治療内容をもう一度見直すということも考える。

次の段階の「個別的なリワーク」ということですが、これは文字通り個人で行うリワークです。いちばん大事なことは、社会行動のリズムの確立です。そのために、「社会行動リズム表（活動記録表）」を記録していただく。「症状管理シート」を記録していただくこともあります。それから、模擬職場的リハビリを行う。具体的には、図書館へ行くことですね。近所の図書館に行って、ある一定の時間いて、本を読む、新聞を読む、あるいは、読書した内容を要約するという作業もするわけです。

また、「ライフチャート」で人生を振り返ってもらうこともします。どういうライフイベントがあると、どういう気分変調が起こりやすいのかということを理解していただく。そして、それを再発予防に活かす。最近は、双極性の患者さんがよく活動記録表を持ってこられますよね。これは何の役に立つかと言うと、双極性障害に有効とされる社会リズム療法につながるわけです。このような表に日々の睡眠や活動を記録してきちんと「社会リズム」を保つということが再発予防にも有用ではないかと思います。

それでは、いよいよ「集団プログラム」に参加という時期ですが、どうなったらリワークのグループに参加できるのかという目安があると思うのです。それは、病状が安定して、睡眠覚醒リズムも回復し規則正しい生活が送れていることですね。そうでなければ毎

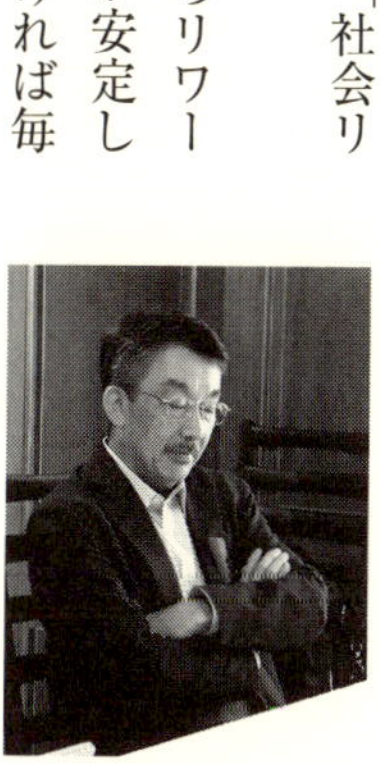

日の通所（通院）が可能となりません。その上で半日から八時間に及ぶ座業が可能であるということも条件となります。

リワーク「集団プログラム」の治療構造ですが、症状的寛解、生活リズムの回復といったベースの上に、まず集団になじむことです。そして心理教育を適切に行い、生活指導も適切に行う。なぜ休職に至ったのかということを自己分析してもらって内省を促す。ただ、この自己分析が適切なものかどうかわからないので、やはりスーパーヴァイズされる必要があると思います。そして、さらに認知行動療法などの心理プログラムや行動療法的な集団プログラムへと進んで復職です。復職した後も、フォローアップセッションに通ってもらうというようなこともオプションで行われています。

リワークプログラムの参加者の中で、双極性障害の人はかなり多いというのが実態だと思うのですが、気をつけなければいけないのは、軽躁的あるいは軽躁状態になったときに集団の和を乱したりプログラムの進行を妨げたりすることがあるということです。双極性障害は、うつ病に比べれば再発性が高く、リワークプログラムの再休職防止効果が得られにくいという問題も指摘されています。

逆に利点としては、軽躁というのは、意外に診察場面では見逃されてしまいがちで、集団の場で現れやすいものです。診察場面で見逃されていた双極性が明確に評価され、診断把握や状態評価がより正確になる可能性があります。集団プログラムを通して、本人が職場などで発露してきた（軽躁的な）特性に気づいてもらい、それを修正していくことが可能になるのではないかと思います。

「リワーク」と一口で言ってもいろいろあります。「医療リワーク」というのは、医療機関で行うリワークプログラムで、精神科治療と再休職予防を最終目的としたリハビリテーションを行います。

もう一つは、「職リハリワーク」です。各都道府県の障害者職業センターのリワーク支援で、目的は、労働者の職場適応の促進と雇用主の支援です。病状を回復させるための治療を目的とはしていません。

「職場リワーク」は、企業内あるいはEAPで復職時に実施するプログラム（いわゆる「試し出勤」「リハビリ出勤」）です。「リハビリ出勤」では、系統的なリワークプログラムが実施されることはあまりありません。各企業で、初めは半日からとか時間を制限して、コアタイムから少しずつ時間を延ばし、業務量も増やしていく、というようなリハビリ出勤が行われています。

「医療リワーク」は、医学的治療を目的としたリハビリテーションで、期間は三〜六カ月、要するに復職まで行われ、医療保険が適用され、休職中の本人が対象となります。毎日病院に通院して、デイケアプログラムに参加します。スポーツ・陶芸・PC作業・簿記などの作業療法や集団プログラムもあります。

障害者職業センターの「リワークプログラム」は、原則として期間は六カ月。厚生労働省の事業のため無料です。対象者は、休職中の本人および事業所。人事／労働部門の同意、つまり会社側の同意が必須です。毎日職業センター（または事業所）に通所し訓練を行います。個別カウンセラーによる個別プログラムもありますし、集団プログラムもあります。

「リワークプログラム」としては、各施設でいろいろと工夫されたものが行われていますが、ここでMDAジャパンで行われているものの内容を少し、ご紹介したいと思います。月曜日から木曜日は一〇時〜一六時、土曜日は一四時〜一七時、あるいは一八時〜二一時。毎回ウォームアップ・近況報告・朝礼・夕礼があります。通勤基礎体力・生活リズムの回復を目指すプログラムやストレス対処法や症状自己管理法を学んだりもします。また集団認知行動療法の時間もあります。

さらには日経ビジネスセミナー、企業講演会・展示会などに参加して、マーケティングリサーチをして、情報分析・資料作成・プレゼンテーションを行うという課題もあります。管理職としてのビジネスマナーや会社での社交術まで学び、ディベート・問題解決技法・マッピングなども行うようになっています。

なんでもかんでも「リワーク」でいいのか

坂元　おわりに、「リワーク」の課題ということですが、まずは「リワークプログラムが復職や再休職予防に有効である」というエビデンスは十分なのかということです。まだ不足しているのではないでしょうか。例えば、オランダで行われた復職プログラムの効果に関するRCTが六報あるのですが、そのうち四報では、復職プログラムによる復職日数短縮効果は見られなかったのです。しかもそのうち二報は、科学的根拠に基づいて作成された産業医向けの復職ガイドラインに準拠した研究であったにもかかわらずです。

日本では、「リワークプログラム利用者は、非利用者に比べて有意に復職後の就業継続率が高い」というデータの報告があります。しかし、まだ数が限られているし、ある特定の施設からの報告に限られているということも考えねばなりません。さらには、どのような「プログラム内容」が有効なのかというエビデンスも不足しています。例えば、卓球や陶芸をすることで本当に再休職の率が下がるのかとか、極端な話、カラオケを歌ったり映画鑑賞するといったレクリエーション的な活動が本当に復職や再休職防止につながるのかといったようなことです。どのプログラム内容がどう有効なのかというエビデンスが現状では不足しているということです。

一方、職場側の問題としては、本来職場側が行わなければならない取り組みがおろそかになり、職場復帰支援の中心が、単に勤労者をリワーク機関につなぐことになるような風潮が拡大する懸念です。リワークが必須というのはいいのかもしれませんが、「とにかくリワークしてきなさい。そうでなければ復職させません」と言って、職場が復職に対する取り組みをおろそかにするという問題がないのかどうか。

さらにもっと大きな問題は、日本の勤労者の大多数を占める中小企業で働く人々の復職問題への取り組みがほとんどされていないことです。中小企業では復職支援体制が整っていないことが多く、リワークが必須どころか、リワークに参加できるような十分な休業期間が保証されておらず、数カ月以内に復職できなければ解雇というところもけっして少なくないというような問題があるように思います。さらには、賃金労働者の約四〇%を占めると言われる非正規雇用の方々は、たとえ勤め先が大企業であっても同様の問題に直面していることも忘れてはいけません。

神庭　有り難うございました。樋口先生、追加のご発言をよろしくお願いします。

樋口　リワークプログラムというのは、この一五年ぐらいの間に急速に発展し、今や、さっきのお話だと二〇〇カ所ぐらいですか、そして一定の役割を果たしているという点では画期的なことだと思います。

私が実際に受け持っている患者さんで経験することですが、最近多くなってきているのは、先ほど坂元先生が言われたように、企業が半ば自動的に「リワークをやっていらっしゃい」と言って受けさせているケース。産業医から、あるいは健康管理センターのほうから「リワークをやってこないと、復職できませんよ」と言われて、ご本人はあまりモチベーションがないけれども、それをやらないと復帰できないということでやっているケースも増えてきました。

リワークが、本当にその方にとって意味のあるプラスになることだと評価して、アセスメントがきちんと行われているのかどうか。すべてではありませんが、少し懸念を抱かざるを得ないケースがあるのを、私も体験しています。どういうことなのかと言うと、一つは、今や「精神科医の診断書は信じるな」というのが行き渡っていて、産業医あるいは健康管理センターも、「精神科医の診断書だけでは即復帰をさせることはできない」という考え方が非常に強くなってきた。たしかに、冒頭で坂元先生が言われているように、私たち精神科医は診療の場で見ていることだけ、つまり、その方の症状が改善し、うつ病の症状がほとんど取りきれて寛解状態になっているということをもって「復帰可能である」という診断書を書いてきたのは、その通りだと思います。症状が取れて寛解をしたからと言って、必ずしも即職場復帰できる機能的なものを評価しているということではないのも事実だから、そういう指摘については甘んじて受けなければならないところも多々あると思います。

ただ、私の最近の経験で言うと、「診断名：適応障害、復帰可能」という診断書を出した患者さんが、「はい、三カ月のリワークをやっていらっしゃい」というふうに言われている。本当に、中身をきちんと精査されているのだろうかと思います。例えば、「適応障害」と言っても、いろいろあるわけですよね。あるケースは、職場の上司との関係が悪くてパワハラに遭い、うつ状態になって休んでいる。そういう人を、職場の側では体制をどうするかということをあまり考えることもなく「リワークをしていらっしゃい」と言うのは、どうなんだろう。「適応障害ですよね」という思いがこちらにはあります。

こんなふうに、産業医が半ば自動的に「リワークをやっていらっしゃい」という指示を出して、「まあ自分たちはとにかくやるべきことはやった」と、ある意味、そのプロセスをもって責任を果たしたふうになっているのは、ちょっとどうなのかなというのが一つです。

現代型うつ病と発達障害を伴ったうつ病

樋口 もう一つは、これは五十嵐先生に聞いて、「そういうことなのか」と思ったんですけれども、ほとんどが「現代型うつ病」であるということです。坂元先生が言われたバイポーラーもたしかに入っているみたいですが、多くが現代型うつ病であるのと、最近では、発達障害を伴ったうつ病が圧倒的に多くなっているようです。メディカルケア虎ノ門では、発達障害外来を新設して対応するようになったと言っておられました。

だから、うつ病と言っても、いわゆる従来のメランコリー親和型のうつ病で、しかも中年の人というのはあまり出てこないですね。ほとんどが若い人です。そういう人たちは、うつ病の概念の広がりとともに出てきました。こういう若い人の中で、ある意味、少し中核的なうつ病とは異なる「現代型のうつ病」と言われているような人たち、あるいは、発達障害を伴った人たちがリワークの対象になっている。そこも、みんなで共有しておかないといけないだろうと思います。うつ病すべてがリワークの対象になるというわけではないだろうと思うのです。

つまり、いわゆる企業内の職場復帰トレーニング、例えば、職場に毎日通っていらっしゃいとか、そういうトレーニングをしたり、制限勤務から始めるというのも、あってしかるべきで、一律全部三～六カ月のリワークをやってこないとだめよというのは、ちょっと行き過ぎなのではないですかと言いたいわけです。

神庭　いろいろな感想があるのですが、たしかに、職場の労働環境、産業衛生を考えたときに、今はもうどこもメンタルヘルスの問題が中心ですよね。精神科医と内科医がいればいいという話になってしまっています。ところが、産業医の多くは相変わらず内科医です。

樋口　内科医が圧倒的に多いですね。

神庭　精神科をバックグラウンドとした産業医がもっと生まれてこないと、外の医療機関と職場復帰とのリエゾンがうまく行かないと思うのです。どうしても紋切り型の治療になってしまって、必ず「リワークに行きなさい」とか、「通勤の練習をしなさい」とかになる。

個別の理解ができないからそうなっているのだろうと思います。五五歳で常務になった人がうつ病になったとしたら、「リワークへ行け」と言うでしょうか。言わないですよね。そこまで適応してきた人は症状を病み抜けるし、病み抜いたら職場に戻れることも多い。半自動的に「リワーク」となるのは、やっぱり新型とか発達障害の特徴を持っている人たちへの見方が、ちょっと冷たいからじゃないかという気がします。今まで人事部がそれだけ痛い目に遭って失敗を繰り返してきているということもあるのだと思いますが、現代型とか新型とかのレッテルを貼りがちですものね。発達障害の人は、「空気が読めない困った人たち」とか。

樋口　レッテル貼り。うん、そうですね。

神庭　そこは、やっぱり産業医がしっかりしていかないと、外からの力ではなかなか変えられないような気がするのです。

もう一つは、双極性障害です。双極性障害の抑うつエピソードはなかなか治らないのですが、双極性障害もうつ病も同じに扱って、「では、リワークで」「通勤電車で」とやってしまう。「この人は復帰したらもう大丈夫ですか」と聞かれても、双極性障害の場合は「大丈夫」と確信を持って言えないですよね。ケースバイケースで、主治医の意見が通るようなシステムになっていかないと、患者さんたちが割りを食うんじゃないかなと思います。リワークについては、大きく進歩したのですが、企業に逆手に取られてしまったという感じもしますね。

樋口　しますね。それから、やっぱり圧倒的に数の多い中小企業が体制をまったく持っていないこと、これがいちばん大きな問題だと思います。今のあのリワークのやり方や、デイケア併設のリワークには乗り切れないわけです。三カ月、六カ月、ある期間休職してもらうという悠長なことができない企業です。だから、今やっているリワークのシステムはもちろん充実させていく必要がありますけれど、その一方で、中小企業に対応できるシステムづくりも必要だと思います。外に独立した形で作ったものではなかなか難しいので、それら中小の企業が、これなら乗れるという新しいシステムをもう一つ作らなければいけない。

神庭　それは政策で誘導していくしかないですよね。

樋口　まあ政策で誘導することと、やっぱり何処かでそのモデルを作らないといけないような気がしますね。政策は、モデルがないとできないし、やらないですから。

神庭　僕のいる所は福岡と言っても、ちょっと行くともう農家なんです。農家の患者さんたちにはリワークなんか必要ないんですよ。

樋口　ああ、そう（笑）。

神庭　農業をやることがリワークなんです（笑）。「畑に一日数時間出てごらんなさい」。それだけでいいわけです。ところが、なぜリワークが必要かと言うと、今の都市型の産業が、高度なサービス業だったり、高度に知的作業だったりするので、そこをつなぐのにリワークが必要なんですよ。発達障害の人が営業に配属になったら、これは適応障害を起こしますね。

樋口　起こします。

神庭　高度に知的な職場、企画や商品開発をするようなところでは、適応障害を起こしやすいかもしれませんよね。そういうふうに見ると、やっぱり企業の中に職場のバラエティが減ってきているように思います。外に出せる単純作業は全部外注にして、残しているのは、開発だとかサービスですから、企業が必要とする資質を持った人が限られてくるんです。ＡＩの進歩もありこの傾向は、どんどん先鋭化していくと思います。

それで、一つ期待しているのは「働き方改革」なんですけれども、これがどこまでうまく行くか。労災で自殺をされた方は不幸にもいますけれども、改革は動き出したわけです。これに関しては、樋口先生はどう思われますか。

樋口　その「働き方改革」の中に、今先生が言われたようなものが本当に含まれてくるのかどうか……。何か逆のこともあり得るのかなと思いますけれど。

最近テレビでもやっていましたが、今までは、民間企業も副業を認めなかった。要するに、アルバイトはいけませんと。公務員はもちろんのこと、厚労省の指針が出ていて、民間の一般企業もほとんどの所は副業を禁止していた。ところが、「働き方改革」で厚労省がそれを書き換えたのです。「アルバイトをやってよろしい」と。例えば、自分の会社では週四日働いて、一日はフリーにして、一日は外で自分の好きな仕事をやっていらっしゃい。そのかわり賃上げはしませんよ。そのエクストラで実質的な収入は上がりますよね、と。そういうことも考えられているんです。

神庭　なるほど。

樋口　だから、「働き方改革」がもたらすものが何なのか、まだよく見えないところがあります。下手をすると、企業にとっては働き方が改革できて、経営上も成り立つんだけれども、個人の側はどうなのかなという危惧があります。

神庭　そうですか。坂元先生はどうですか。

坂元　まあリワークも大事ですが、そもそも、なぜそれほど多くのメンタル不調者を企業が出すのかということも考えなくてはいけないですよね。もちろん個人の資質の問題もあるのでしょうが、発達障害だ、現代型だと、個人の特性のせいにされてしまって、職場そのものの問題点についての論議がほとんどされていない。その点についてもっと真剣に考えるべきではないでしょうか。パワハラや過重労働の問題も含めて、なかなか企業は改めようとしない。過酷な現場を知らない、そしてそうした現場で苦労したことがない人たちが主導する「働き方改革」に私は懐疑的です。

樋口　前にパワハラの話が出たときに一つの例として少しお話ししましたけれど、私が今やり始めているものの一つにエスピス（ＳＰＩＳ）*と呼んでいる活動があるんです。例えば、うつ状態になって受診してきた人がいて、いろいろ話を聞いてみると、職場の中での人間関係であるとか、仕事の出来・不出来、自分に合っている・合っていないとか、そういう問題を抱えている。それでクリニックでは、もちろん薬を処方したり、精神療法をやったりして治療をします。けれども、それだけでは問題は解決しないわけです。

そういう人たちは、上司との関係で、例えばパワハラに遭っていても、なかなかものが言えないわけです。人事の担当者に少し愚痴をこぼしてみたりはするけれども、だからと

*二三二～二三三頁も参照。

言って何かが動くわけではない。そこをもう少し、言ってみれば、抱えている問題を共有できるようなシステムを作ったらどうなのかという発想から生まれたものなんです。

実際、どういうことをやるかと言うと、そのご本人と上司の二人だけではコミュニケーションがうまく行かないので、そこに第三者として、クリニックのケースワーカーが関与する。要するに、このトライアングルで、メールのやり取りなり、今で言うソーシャル・ネットワークなりを全部共有していくわけです。

だから、本人と上司が話をした内容は、全部そのケースワーカーも共有する。そうすると、上司にかなりブレーキがかかるわけです。下手なことは言えないとかね。それから、本人も、上司と二人の関係だけでやると、すべてもみ消されてしまうかもしれないけれども、このケースワーカーがそれを知ってくれているというので、三角関係がうまく機能していく。その三角関係だけではちょっと不十分なので、さらにもう一つ、その上部の三角関係というのがあります。企業側は人事担当者と健康管理センターのスタッフ、こちら側は主治医の私です。それがもう一つ上の三角関係です。この上の三角関係までが動員されるようになると、相当重症のケースですけれども、たいていは、普通の三角関係で、ご本人のメンタルもいろいろなストレスもずいぶん軽減されます。上司は上司で対応の仕方も変わってくるのです。こういうのは企業の中でできることなので、もう少し広げたいなと思っています。

神庭　いろいろと工夫ができますよね。

少しそれますが、毎日夫からDVを受けて抑うつ状態になっている女性を適応障害と診断することに違和感があるように、パワハラによる適応障害も変な話です。

だいぶ時間が過ぎました。今日はお疲れさまでした。どうも、有り難うございました。

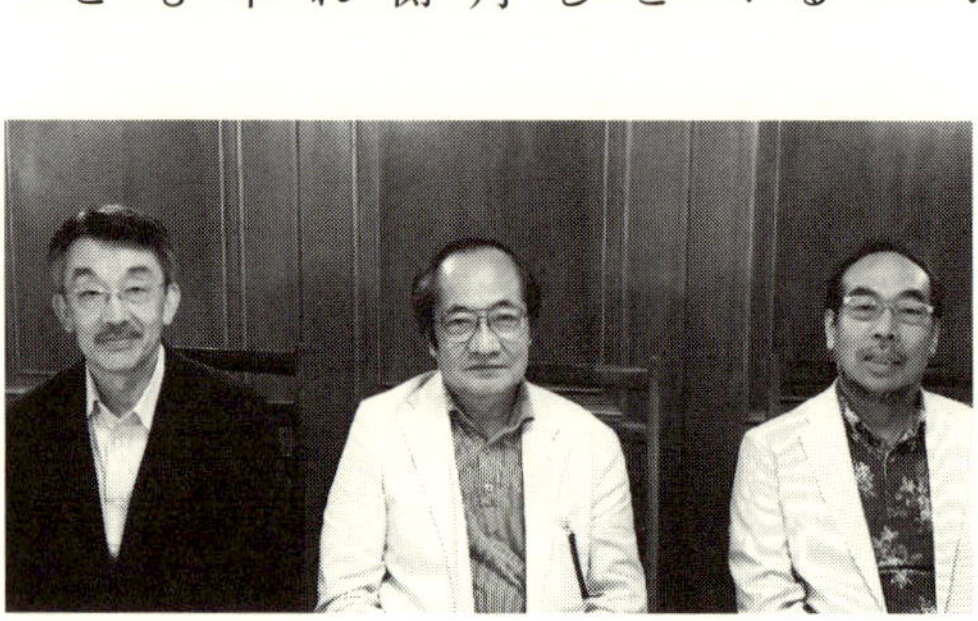

座談会を終えて

神庭　重信

今日は平日の月曜日で、朝の八時を少し回ったころである。ぼくは東京丸の内のコーヒー専門店にいてこの原稿を書いている。窓の外では、東京駅から人々が潮のように押し寄せてきては各々のビルへと去って行く。ぼくは、このあと向かおうとしている企業に、平成元年から今に至るまで、非常勤嘱託医として勤務してきた。

企業の健康相談室では、病院にいては得られない経験ができる。なかでも、職場ごとに違いはあっても、その時代精神、経済状況が企業で働く者のメンタルヘルスに直接に影響を及ぼすのだという事実を目撃することができたことは大きい。

その当時すでに「過労死」は一般的に使われていたが、もっぱら身体疾患が注目されていたのであり、メンタルヘルスへの対策は先進的な大企業でようやく始まったばかりであった。その頃起きたいわゆる電通事件（一九九一）は、うつ病という精神疾患を国民の誰もが知る病気へとたちまちのうちに変えてしまった。そして職場の安全配慮義務をめぐる紛争が法廷に持ち込まれだすと、大手企業の人事部は素早く対策を打った。あちこちの企業から慶應の精神科医局（当時の所属先）に精神科医の派遣要請が相次いだ。ぼくも、短期間であったが、官庁や大手新聞社の健康相談室に勤めたことがある。

話しが飛ぶようであるが、この展開と無関係に思えないのが、典型的な内因性うつ病の減少である。もっとも大学病院と企業の診療所で診ているぼくの患者に少ないだけなのかもしれない。あるいはよく言われるように、社会の精神風土が内因性うつ病の病前性格、すなわち執着、几帳面、熱心などを以前より強く育まなくなったことも一因かもしれない。とともに、うつ病の啓発が進み、職場、家庭、教育現場などでメンタルヘルス対策が進んだことも大いに関係しているのではなかろうか。

メンタルヘルス対策がもたらしたものは、病気の進展・悪化を早期介入で防ぐという意味で、血圧への健康意識が脳卒中の減少へとつながった現象と似ているのではないかと思う。つまり、この間の諸活動により、抑うつ症状への気づきが健康意識に一定程度は組み込まれた。加えてうつ病のイメージがかつての精神病から〝コモンな病気〟へと変わり、たとえ発症しても、精神科への早期受診や入院治療などが以前より抵抗なく行われるようになり、症状の重篤化を食い止めることができるようになったのではなかろうか。

その代わりに増えてきている病名が適応障害である。適応障害は、さらに重い精神疾患へのゲートウェイ（前駆状態）だということがわかっている。しかし鼎談でも話し合われたように、長いことゴミ箱診断とみなされていたためか、適応障害についての研究は未だに少なく今後の研究が待たれる。

「現在われわれにできることで、まずやらなければならないことは、貧困と無知に対するたたかいだ、貧困と無知とに勝ってゆくことで、医術の不足を補うほかはない、わかるか」(『赤ひげ診療譚』より)。これは、山本周五郎が、〝赤髯〟の口を借りて、医師になりたての保本登に向かい、吐きつけるように言わせた言葉である。医術が進歩した今も真実をついた言葉だと思う。きっとそれを裏づける疫学データもあるだろう。

目の前の患者さんへの医療提供とともに、私たちは社会へと働きかけ、貧困はともかくとして、少なくとも無知による病を予防し減らしていく努力を続けなければならない。今日、「無知」からの解放とは、うつ病をより良く理解するための研究および予防法、診断・治療法の研究を推進し、そこで得られる知識をさまざまな形で社会に還元し、うつ病とその近接疾患の実像を広く知ってもらうことなのだと思う。

座談会を終えて

坂元　薫

米国では、二〇〇〇年までは双極性障害は顧みられてこなかった疾患とされ、その後急速に関心が高まったという経緯があります。日本ではそれに遅れること七、八年してから注目されるようになったと記憶していますが、二〇年前の私たちの座談会を改めて読み直してみると双極性障害に相当の比重が置かれていることが分かります。点前味噌ですが、先見の明があったのかなと思ったりもします。

一方、今日、双極性障害と並んでと言うかそれ以上に注目度が高まっている発達障害についてはまったく触れられていません。代わりにボーダーラインがずいぶんととりあげられていました。境界例を診る機会が減ったのではないかとよく耳にするようになりましたし、自分でもそのように感じています。当時、境界例として問題にしていた人たちの一部は、もしかしたら発達障害やその傾向のある人たちの不適応の一つの表れだったのかとも感じていますが、もちろんそれだけで説明のつくことではないと思います。また発達障害にしてもそういう人たちが増えたわけではなく、各症例を病前性格よりも発達特性という次元を重視して評価するようになったからではないでしょうか。もしかすると一〇年後、二〇年後には、現在のことを「発達障害バブル」の時代であったという反省がなされているかもしれません。

またうつ病の多様化もこの二〇年間で明らかになったことかと思います。多様化と言ってもそれは重症例で起こっていることではなく軽症例で見られた変化ではないでしょうか。つまりうつ病の軽症化現象の一つで、社会構造の変化や現在の若者の気質の変化だけでなく受診閾値の低下、早期受診ということも関係しているのではないかと思います。こうした軽症うつ病にどう対応するかという点について議論できてよかったと思います。

双極性障害と不安症の併発率が日本と米国であまりに違うという問題については、残念ながら二〇年経ってもすっきりとした解答が得られませんでした。日本での体系的なデータがぜひほしいところです。読者の方でこのテーマに取り組んでくださる方が現れることを強く期待します。

治療に関しては、種々の新規抗うつ薬がうつ病治療に供されるようになったのが大きな変化です。薬物療法に関しては治療手段がずいぶんと増えたものです。双極性障害に関しては、この七、八年の間に第二世代抗精神病薬の適応拡大が行われました。DSM-5になって、気分障害が双極性障害と抑うつ障害とに分離され、双極性障害がうつ病と統合失調症の中間に位置づけられたようにも思われますが、それは遺伝子研究や画像研究で双極性障害と統合失調症に共通性が見いだされたことに加えて第二世代抗精神病薬の適応拡大も関係しているのではないでしょうか。

現代精神医学の最も難しい課題の一つとも言われた双極性うつ病の治療にも進歩が見られました。今回の座談会が終わって間もなくの二〇一八年三月にCANMAT／ISBDが双極性障害の最新の治療ガイドラインを発行しました。神庭先生も著者のお一人です。これまでの治療ガイドラインでは、ファーストラインやセカンドラインの薬剤が列記されていても、どの薬剤から使用すべきかの指針はありませんでした。今回の改訂版では、徹底的にエビデンスを重視して、ファーストラインの中でも使用すべきランキングを明示しています。双極性うつ病ではクエチアピン、リチウム、ラモトリギンの順、維持療法では、リチウム、クエチアピンという順になっています。

気分障害の薬物療法は確実に進歩していると思うのですが、一つ大きな問題があります。というのは、患者さんの精神科薬物療法に対する抵抗感がなおも強いことです。これには昨今のメディアの影響もあるのかもしれません。

以前出版した『うつ病の誤解と偏見を斬る』（日本評論社、二〇一四）という本の中で、岩手医大の星先生のデータを紹介したことがあります。「あなたはうつ病が薬で治ると思いますか」という問いに対して岩手県久慈市の約三、〇〇〇人の一般住民を対象とした調査で「治ると思う」と回答した人は約二〇％でした。これは十数年前の岩手県でのデータなのですが、例えば現在の東京ではどうなのでしょうか。先日、都内で一般の方対象のうつ病講演会で薬物療法の話をしたのですが、同じ質問をしてみました。そうしたところ、約一〇〇人の参加者のうち「治る」と回答された方はわずかに五人のみでした。一般の方の精神科薬物療法に対する期待感の低さと裏返せば抵抗感の強さに驚きました。

いくら薬物療法が進歩してもそのアドヒアランスが担保されなければまったく意味がありません。精神医学関連の学会では、薬物療法に関するテーマの発表は多いのですが、薬理や薬効に関するメカニズムやエビデンスの話に終始してしまいがちです。今後は、薬物療法に対する抵抗感を緩和して期待感を増し、そして服薬アドヒアランスをいかに向上させるかという研究が盛んになることを期待します。

薬物療法が奏功するためにも適切な心理教育が不可欠なのですが、もちろん心理教育は薬物療法だけでなく精神療法の根幹もなすものです。認知行動療法にしても対人関係療法にしても最初は心理教育や治療への動機づけから始めるのだと思います。ただ、これら十分なエビデンスの裏付けのある精神療法はいつでもどこでも出来るわけではありません。通常の外来診療では、認知行動療法のエッセンスを十分に取り入れたブリーフサイコセラピーの技を磨くのが一つの目標となるのではないでしょうか。

二〇年前の座談会の最後に、神庭先生が、一〇年後、二〇年後にもう一度集まって、その間に得られたエビデンス、経験、技について語りましょうとおっしゃいましたが、それがこうやって実現して感無量です。さらに二〇年後というのはやや難しいかもしれませんが、一〇年後にでもまた座談会の機会を持てたらいいなと強く感じています。

座談会を終えて

樋口　輝彦

今回の座談会では二〇年前には登場しなかったキーワードがいくつか加わった。例えば、「ストレスチェック」「リワークプログラム」「現代型うつ病」「認知行動療法」など。この二〇年間で何が変化したか、あるいは変化しなかったかを改めて考えてみる。

うつ病が倍増したと言われる。本当にうつ病が増えたのか、受診する人が増えたのか。この点は疫学研究の結果をみなければ本当のところはわからない。

うつ病に対する社会の認知度はあがった。これは間違いないであろう。企業では休職者の多くがうつ病であり、企業が生活習慣病と並んでメンタルヘルスへの取り組みを強化するに至った。それまではうつ病は特別な人が罹る病気と考えられ、うつ病に取り組む企業は必ずしも多くはなかった。この二〇年の間にうつ病が増え、休職者の多くがうつ病である事実。これはアブセンティーイズムという言葉を生み、多くの企業が対策を考えるに至った。うつ病が増えたことがうつ病への取り組みを強化するという皮肉な事態にはなったが、うつ病に対する偏見が少し和らいだことは歓迎される。

この二〇年の間に基礎医学の一分野である脳科学は目覚ましい進歩を遂げた。分子遺伝学の領域、脳のイメージング研究の領域、認知科学の領域、ＡＩなどの生み出す研究成果はおびただしい。にもかかわらずうつ病はじめ精神疾患の病因・病態解明は期待通りには進展していない。

一九六〇年代に生まれた「うつ病のモノアミン仮説」に基づく抗うつ薬を超える新たな仮説、新たな抗うつ薬は残念ながら生まれていない。したがってうつ病の発生予防を期待することは時期尚早である。うつ病が単一の疾患と考えることには無理があり、今日では「うつ病は症候群」とすることが「常識」になっている。したがって、うつ病の原因・病態を一つの仮説を立てて検証すること自体が意味をなさないのかもしれない。

しかし、このような状況の中で手をこまねいていることは許されない。今、重要なことは発生予防を原因解明以外の観点から追求することである。また、二次予防、すなわち再発予防に力を注ぐことである。「ストレスチェック制度」や「リワークプログラム」が生まれた背景には、このような事情があり、公衆衛生学的観点からの研究が進んだことは評価される。

また、わが国のうつ病治療が薬物療法に偏っていた前世紀から、二一世紀になり非薬物療法に光が当たるようになったことで治療の幅が広がったことは大きな変化である。特に、認知行動療法を中心とした心理療法が導入されたことはうつ病の治療の点のみでなく再発予防の点からも評価される。今後の課題としては、現在、うつ病で休職しその後リワークを経て職場復帰するまでにかなりの時間を要しているケース（アブセンティーイズム）に対して、休職に至らないようにする一次予防の方法の確立であろう。これからの時代は「予防の時代」であることは間違いない。

人名索引

〈ら 行〉

薬品名索引

〈な 行〉

〈は 行〉

〈ま 行〉

〈や 行〉

〈た 行〉

〈さ 行〉

〈か 行〉

索　引

※（　）ページは、脚注にのみ当該項目がある場合を示す。

欧文略語索引

事項索引

〈あ 行〉

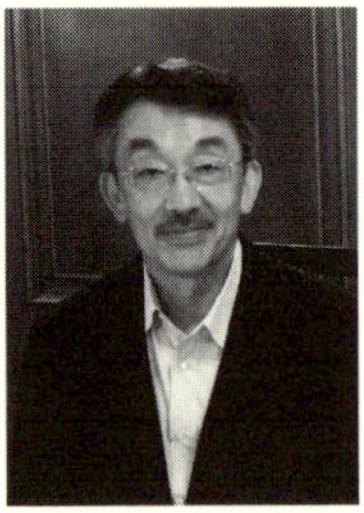

神庭 重信（かんば しげのぶ）
九州大学医学研究院精神病態医学分野教授

1954年	福岡県生まれ
1980年	慶應義塾大学医学部卒業、慶應義塾大学医学精神神経科入局
1982～87年	米国メイヨクリニックへ留学、精神薬理学フェロー、その後、精神科レジデント終了 同アシスタント・プロフェッサー
1993年	慶應義塾大学医学部講師（一時期漢方クリニック兼務）
1996年	山梨大学精神神経医学講座教授
2003年より	現職
2017年	日本精神神経学会理事長

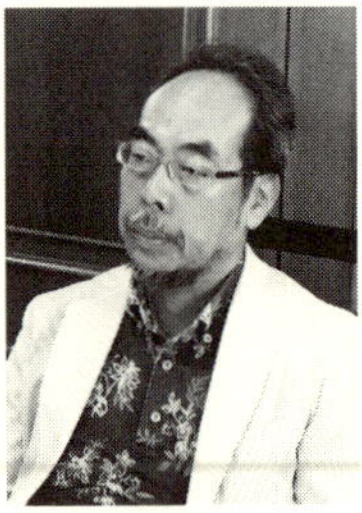

坂元　薫（さかもと かおる）
赤坂クリニック坂元薫うつ治療センター長

1956年	東京都生まれ
1982年	東京医科歯科大学医学部卒業後、東京女子医科大学神経精神科にて研修
1985～87年	旧西ドイツ政府給費留学生としてボン大学精神科留学
1993年	東京女子医科大学神経精神科講師
1999年	同助教授
2007年	同教授
2016年より	現職

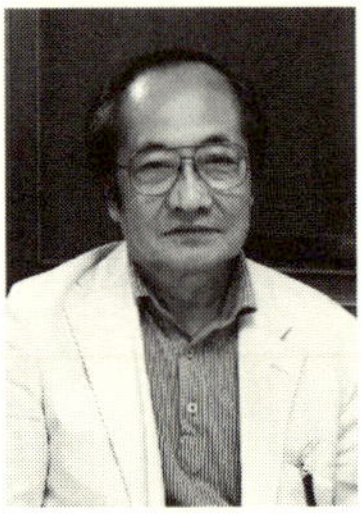

樋口 輝彦（ひぐち てるひこ）
国立精神・神経医療研究センター名誉理事
日本うつ病センター理事長

1945年	兵庫県生まれ
1972年	東京大学医学部卒業
1976年	埼玉医科大学精神医学講座助手、講師
1989年	群馬大学医学部精神医学講座助教授
1994年	昭和大学藤が丘病院精神科学教授
1999年	国立精神・神経センター国府台病院副院長、院長
2004年	国立精神・神経センター総長
2010年	国立精神・神経医療研究センター理事長・総長
2016年３月	同センター退職、４月より現職

気《き》分《ぶん》障害《しょうがい》の臨床《りんしょう》を語《かた》る

——変《か》わること、変《か》わらないこと

2018年11月10日　第1版第1刷発行

著　者　神庭重信・坂元薫・樋口輝彦

発行者　矢部敬一

発行所　株式会社 創元社

〈本　　社〉〒541-0047　大阪市中央区淡路町4-3-6
電話　06-6231-9010(代)

〈東京支店〉〒101-0051　東京都千代田区神田神保町1-2　田辺ビル
電話　03-6811-0662(代)

〈ホームページ〉http://www.sogensha.co.jp/

印　刷　株式会社 太洋社

ISBN978-4-422-11696-9　C3047

私の臨床精神医学

――九大精神科講演録

神庭重信 編著

A5 判、上製、372 頁
ISBN：978-4-422-11576-4

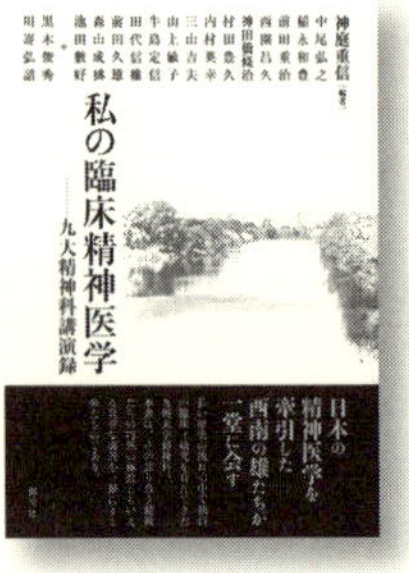

日本の臨床精神医学の世界に、多彩で有能な人材を輩出しつづけてきた九州大学医学部精神科。本書は、その自由で大らかな気風と、豪放かつ気骨のある精神風土が生んだ14人の名物教授たちの講義録。連綿と受け継がれてきた同門の精神とは何か。逆に、脳生理学の権威から著名な作家まで、同じ学府から何故これほどまでに幅広く多彩な人材が育ったのか。名講義の数々を読みながら、精神医学の広がりと深みに想いを巡らせるのも楽しい。

現代うつ病の臨床

その多様な病態と自在な対処法

神庭重信・黒木俊秀 編

A5 判、上製、320 頁
ISBN：978-4-422-11423-1

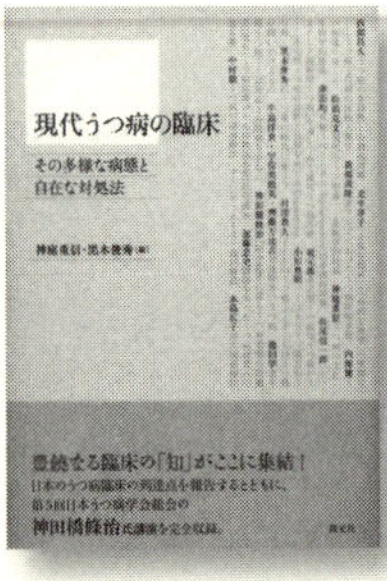

複雑な現代社会において、うつ病は実に多様な相を示し、診断をはじめその予防や治療には全体を俯瞰する視点と、個々の症状に合った方法を見いだす熟練した臨床の技が必要とされている。本書は、第5回日本うつ病学会での発表や講演、シンポジウムを基にして新たに書き下ろされたもので、現代日本におけるうつ病治療の最前線を伝えるものとなっている。うつ病を多角的にとらえた内容は、臨床医のほか、心理学関係者、研究者など多方面の人たちに役立つ。